U0294736

痤疮
病因与实用治疗

Acne
Causes and Practical Management

人民卫生出版社

图书在版编目（CIP）数据

痤疮：病因与实用治疗 /（美）F. 威廉·丹比
（F. William Danby）原著；丛林，尹志强主译. — 北
京：人民卫生出版社，2019
  ISBN 978-7-117-28577-3

  Ⅰ. ①痤⋯ Ⅱ. ①F⋯ ②丛⋯ ③尹⋯ Ⅲ. ①痤疮 -
诊疗 Ⅳ. ①R758.73

  中国版本图书馆 CIP 数据核字（2019）第 110255 号

人卫智网	www.ipmph.com	医学教育、学术、考试、健康， 购书智慧智能综合服务平台
人卫官网	www.pmph.com	人卫官方资讯发布平台

痤疮：病因与实用治疗

主　　译：丛　林　尹志强
出版发行：人民卫生出版社（中继线 010-59780011）
地　　址：北京市朝阳区潘家园南里 19 号
邮　　编：100021
E - mail：pmph @ pmph.com
购书热线：010-59787592　010-59787584　010-65264830
印　　刷：北京盛通印刷股份有限公司
经　　销：新华书店
开　　本：787×1092　1/16　印张：14
字　　数：402 千字
版　　次：2019 年 7 月第 1 版　2024 年 3 月第 1 版第 10 次印刷
标准书号：ISBN 978-7-117-28577-3
定　　价：152.00 元
打击盗版举报电话：010-59787491　E-mail：WQ @ pmph.com
（凡属印装质量问题请与本社市场营销中心联系退换）

痤疮
病因与实用治疗

Acne
Causes and Practical Management

原　著　F. William Danby

主　审　张建中

主　译　丛　林　尹志强

副主译　徐宏俊　廖　勇

译　者　（以汉语拼音为序）

丛　林　解放军总医院第七医学中心

董禹汐　中国医科大学附属第一医院〔原〕　知贝健康

关　欣　北京大学第三医院

廖　勇　解放军总医院第七医学中心

刘光金　新泰市中医院

苏国雄　北京悟空皮肤科诊所

徐宏俊　首都医科大学附属北京友谊医院

许德田　上海市皮肤病医院

尹志强　江苏省人民医院（南京医科大学第一附属医院）

人民卫生出版社

敬告

本书的作者、译者及出版者已尽力使书中的知识符合出版当时普遍接受的标准。但医学在不断地发展，随着科学研究的不断探索，各种诊断分析程序和临床治疗方案以及药物使用方法都在不断更新。强烈建议读者在使用本书涉及的诊疗仪器或药物时，认真研读使用说明，尤其对于新的产品更应如此。出版者拒绝对因参照本书任何内容而直接或间接导致的事故与损失负责。

需要特别声明的是，本书中提及的一些产品名称（包括注册的专利产品）仅仅是叙述的需要，并不代表作者推荐或倾向于使用这些产品；而对于那些未提及的产品，也仅仅是因为限于篇幅不能一一列举。

本着忠实于原著的精神，译者在翻译时尽量不对原著内容做删节。然而由于著者所在国与我国的国情不同，因此一些问题的处理原则与方法，尤其是涉及宗教信仰、民族政策、伦理道德或法律法规时，仅供读者了解，不能作为法律依据。读者在遇到实际问题时应根据国内相关法律法规和医疗标准进行适当处理。

图字：01-2018-8055

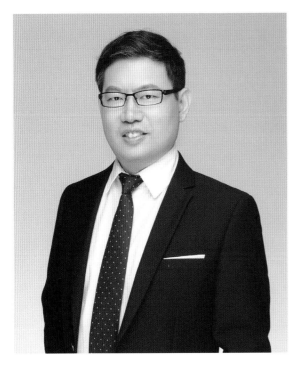

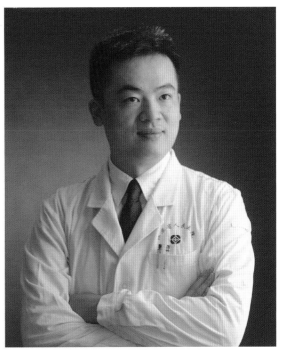

丛林 博士

　　解放军总医院第七医学中心皮肤科副主任医师，从医 20 余年。擅长敏感性皮肤、激素依赖性皮炎、痤疮等损容性皮肤病的诊治。现任中华预防医学会皮肤病与性病预防与控制专业委员会科普教育学组委员、中国医疗保健国际交流促进会皮肤科分会皮炎学组委员。在国内外发表学术论文 30 余篇。获军队医疗成果二等奖、三等奖各 1 项。参编参译专著 6 部。《敏感性皮肤综合征》副主译，《新编传染性皮肤病学》副主编。科学护肤倡导者，长期从事皮肤问题科普，创立微信公众号"丛博士护肤课堂"。

尹志强 博士

　　主任医师，副教授，硕士生导师，江苏省人民医院皮肤科副主任。江苏省"333 高层次人才培养工程"第三层次培养对象，江苏省"六个一工程"卫生拔尖人才，江苏省"科教强卫工程"青年医学人才，主持国家自然科学基金 2 项。担任多个 SCI 期刊编委。发表 SCI 论文 20 余篇。美国密歇根大学和英国卡迪夫大学访问学者。担任中华医学会皮肤性病学分会治疗学组委员、中国医师协会皮肤科医师分会过敏亚专业委员会委员、中国医疗保健国际交流促进会皮肤科分会委员、中华预防医学会皮肤病与性病预防与控制专业委员会青年委员、中国整形美容协会医美与艺术分会理事、江苏省医学会皮肤性病学分会工作秘书、江苏省免疫学会科普工作委员会副主任委员。创立微信公众号"强哥每日科普"，获 2018 年江苏"十大科普自媒体"奖。

中文版序
Preface to the Chinese Edition

痤疮是一种常见的慢性炎症性皮肤病，在青少年中的发病率达到 80% 以上。全球疾病负担研究组估计，痤疮的人群发病率可以达到 94%。目前，痤疮已成为全球第八大常见病，给患者及其家庭带来了很多身体和经济上的负担。相对于痤疮的高发病率，国内外与痤疮相关的专著却少之又少——近十余年，除一些痤疮图谱外，鲜见有关于痤疮的专著或译著出版，在国内图书市场上反而可见到大量非皮肤科医生撰写的关于"青春痘"的书籍。这些书由于是非专业人士所写，因此，对痤疮的描述不够专业，治疗方案不够准确，传达给大众的信息也不够规范，有时甚至会误导患者，耽误患者的治疗。

近年来，国内皮肤科学发展迅速，不少国外专著被翻译为中文出版。我欣喜地看到，国内一些中青年皮肤科医生将美国 William Danby 教授所著的《痤疮：病因与实用治疗》（*Acne: Causes and Practical Management*）翻译为中文出版。本书全面介绍了痤疮（包括寻常痤疮及其他少见痤疮类型）的发病原因及治疗方案，配有大量皮疹照片及模式彩图，用近一半的篇幅介绍了痤疮的各种治疗方法，强调实用性，可使国内皮肤科医生学习到国外先进的痤疮治疗方法。此外，正如本书原作者 William Danby 教授所说，"说到底，这本书是为患者而写"。全书用通俗的语言写就，兼具学术性与科普性。痤疮患者可以通过阅读本书获得关于痤疮的正确的科普知识。

由于语言习惯的不同，本书的翻译相当有难度。译者克服困难，使译文基本达到了"信、达、雅"的标准。相信本书的出版会成为国内皮肤科医生一本宝贵的参考书。我更殷切地希望，广大痤疮患者能通过阅读此书有所收获，能够认识到"痤疮"是皮肤病，而不是简单的生理过程，进而配合医生进行恰当的治疗，从而达到控制甚至治愈痤疮的目的。

北京大学人民医院皮肤科主任
中华医学会皮肤性病学分会第 13 届主任委员

原著序
Preface

写这本书的初衷很简单。

有人说是 Wiley 出版社的 Martin Sugden 建议我写这本书。其实我之前就打算写这样一本书——事实上，是朋友和同事们鼓励我踏出这一步——但寻找出版商并不容易，而其他的生活琐事（加上一直以来的严重拖延症）也占据了我大量的时间。

正如读者看到的，Martin 的邀请来得正是时候，在痤疮研究方面出现了非常重要的新思想和新认识——事实上，有些新进展还没有传到北美地区，有些尚未发布，有些新观点刚刚出现。这个领域的发展十分迅速，遗漏一些内容是不可避免的，如果你发现我遗漏了一些重要的内容，请务必及时告诉我。

所有新进展都需要经过筛选和评估，以保持整体逻辑一致性，而思考和评估需要时间。对我来说，这样的时间通常是从每天忙碌的生活中挤出来的——我淋浴的时候也会用来思考。事实上，如果说现在的成果是在 40 年的晨间淋浴中完成的（或者至少用于构思和认真思考），并不算太夸张。

说到底，这本书是为患者而写。我们通常会说"饱受痤疮之苦"，但通常意识不到这种痛苦有多深。曾是一个皮肤不好的少女，Janis Ian 能体会到这一点。她在 20 世纪 70 年代初创作并演唱了《17 岁》。辛酸的歌词反映出痤疮对患者自我形象的影响。

我 17 岁那年发现真相
原来爱情只属于选美皇后
还有带着清纯微笑的高中女孩
她们早早结婚，然后退休

情人节与我无关
周五晚上年轻人的猜谜游戏
花在美丽的人身上
17 岁时，我知道了真相

我们带着难看的面孔
缺乏交际的优雅
绝望地留在家里
在电话中寻找爱人
打电话说，"跟我一起跳舞"
喃喃地说着脏话
这完全不像 17 岁该有的生活……

对于我们这些知道痛苦的人
没有收到过情人节礼物
当为篮球选边的时候
那些名字从未被呼唤的人
那是很久很久以前的事了
世界比今天年轻
而对于像我一样的丑小鸭们
唯有梦想是全部……

这些歌词萦绕了我几十年，我一直在寻找解决办法，希望"丑小鸭们"最终能免于"青春的枯萎"带来的痛苦。

我最初用排除法选择激素（痤疮的促发剂）作为研究对象。作为多伦多最后一届皮肤科住院医师，我们每个人都要写一篇关于"基础科学"的综述。我唯一感兴趣且我的上级医师没有涉及的主题是"激素与皮肤"。这是一条漫长的道路，从 24 小时收集生酮类固醇尿液，通过早期透析的游离睾酮，到新发现的 FoxO1 和 mTORC1 的奥秘。

最先将饮食视为痤疮的病因来自我们家族的第一位皮肤科医生，我的父亲。他有一个年轻奶农的病例，患者的井水被农业溴化物污染了（见第 2.3.1 节）。最初的这个病例让我开始怀疑饮食会导致痤疮，部分原因是我对巧克力的作用感到好奇，这些都促成了本书的诞生。我制作了一个半定量患者问卷，涉及几乎所有常见的食物和饮料。在 35 年前做了 2 年的患者回访后，我怀疑痤疮与牛奶有关。Osler 的忠告是，"倾听你的患者，他会告诉你诊断"。

我对"皮肤中的激素"产生了兴趣，一直关注并查阅相关文献资料。直到 20 世纪 70 年代初，Janet Darling 的论文引起了我的注意，我才意识到牛奶中含有激素。"机会往往留给有准备的人"，我发现，Pasadena 市一位名叫 Jerome Fisher 的皮肤科医生从 20 世纪 60 年代初开始就一直在研究痤疮与牛奶的关系，他怀疑牛奶中含有类固醇激素。1966 年，《时代》杂志刊登了他的文章。我在 1979 年联系了他，他给我寄了他 1965 年未发表的手稿复印件。内分泌科的 Charles Bird 帮我们做了第一个"游离睾酮"检测。因此，类固醇激素仍然是我的主要怀疑对象。到 2000 年，我觉得我能够开展一项正式的研究，于是，我申请与哈佛大学公共卫生学院营养学教授兼院长 Walter Willett 会面。

这项研究于 2002 年在哈佛大学进行，当时 Loren Cordain 的论文提出了低血糖负荷饮食（即旧石器时代饮食）在预防痤疮和其他西方疾病中的作用。Cordain 所属的跨国研究小组没有想到，不长痤疮可能是因为缺乏乳制品。电话随访确认了这些部落的乳制品摄取量确实非常低（新几内亚部落）或为零摄入量（巴拉圭部落）。2002 年底，哈佛大学的首席研究员 Clement Adebamowo 在护士健康研究数据（Nurses Health Study）中初步证实了牛奶和痤疮之间的流行病学联系。2005 年初，他的三篇论文中的第一篇论证了这一重要关联。

与此同时，Papua-Paraguay 研究小组的另一名成员返回澳大利亚，参与设计和开展了若干临床研究，这些研究是将低血糖饮食与少数年轻男性痤疮的临床改善联系起来。这支持了澳大利亚人的论点，即痤疮的主要饮食动因是西方饮食的高血糖负荷。最终，

Clement Adebamowo 最积极的研究伙伴 Robyn Smith，在 Clement Adebamowo 因乳制品、牛奶与痤疮的关系而获得理学博士后的短短几年后，凭借高血糖负荷理论获得了哲学博士学位。他们的贡献将在附录 B 中进行综述。

接下来，Bodo Melnik 教授向我们展示了就像拼图游戏的各个部分，让我们看到了疾病的全貌。

了解构成这三种疾病背景的复杂关系对于取得学术成果至关重要，这样一本关于痤疮的书才能满足 Martin 提出的"实用"标准。"实用"这个词里有几个信息，包括为广大读者写作——从研究人员到患者，从忙碌的皮肤科医生到患者的父母。研究人员请忽略本书中偶尔出现的注释内容，而该领域的初学者需要搞清楚（或查阅）一些不可避免的专业术语。虽然本书的大部分内容提供了必要的基础科学来帮助读者理解所讨论的机制，但它不是学术论文。（其他人比我更擅长于此。）这也不是我个人的关于痤疮的论文合集。相反，我认为，从实用的角度来看，这是有参考文献支持的综合观点。

本书的第一个目的是为治疗三种痤疮提供实用指导。与其他关于痤疮的书籍相比，这本书有什么不同之处呢？简单。因为我相信，对于痤疮的病因和发生机制的长久以来的观念，就像其他作者仍然秉持的那样，简而言之，已经过时了。这便引出了本书的第二个写作目的，更新治疗方法及其依据。第三个也是最重要的目标是，鼓励预防导致痤疮并使其长期存在的因素，最终使主动的、昂贵的、基于药物的治疗变得不必要。

我的写作意图就是为患者和医生提供切实可行的治疗选择。同时，我希望它能够推动学者和研究人员朝着未被探索又充满希望的方向前进。

这本书还将指导你进行经济有效的治疗。我对推销东西不感兴趣。虽然目前我正在做的任何事情不会获得经济利益，但如果查阅文献，你会发现我在很久以前参与过有偿临床试验。这意味着我可能会惹恼一些同行。而我的挑战是在不令人不愉快的情况下表达不同的意见。书中描述了疾病的三种变异型，它们有共同的特征和共同的致病过程，这导致不可避免的重复。同时，我会引导读者愉快地阅读。我把书中引用

的参考资料保持在最少，对每一种痤疮都有独立的章节阐述。

在美国，继续医学教育（continuing medical education，CME）标准要求任何药物如果被"超说明书"使用，就必须让使用者知晓，该药物尚未被美国食品药品管理局（Food and Drug Administration，FDA）批准专门用于治疗该特定疾病。皮肤科的大多数药物都是超说明书用药。在本书中，我不会利用宝贵的篇幅去重复这一告诫而使读者感到厌烦。整本书都是用我自己的语言写成，但当其他人比我解释得更好时，我会引用他们的话并加上他们的署名。作为唯一的作者，我为出现错误负责，我将高兴地接受建设性的批评。

首先感谢 Lynne Margesson。她是我 39 年的配偶，我的实习伙伴，我两个孩子的母亲。她毫不犹豫地支持我的写作。我要感谢我的导师，还要感谢以下几位研究人员、教师、作家，以及最重要的——为这一领域作出贡献的思想家。Howard Donsky 敦促他的住院医师要深入研究基础科学。我的父亲，Charles Danby 本身就是一位皮肤科学的创新者。Janet Darling 对牛奶中的类固醇激素水平进行了初步测定。Kenneth Charles Calman 爵士详细描述了毛囊角质形成细胞中存在的第一种内分泌酶。已故的 Jerome Fisher 对牛奶和痤疮的研究以及对激素的怀疑帮助我走上这条路。Loren Cordain 对原住民饮食的研究无意中确定了"没有牛奶，没有痤疮"的基本原则。Peter Pochi 带给我信心，Walter Willett 有礼貌地倾听，然后帮助大家重新审视护士健康研究 Ⅱ 和其他数据。我特别感谢 Clement Adebamowo 所做的繁重工作。Dawn Danby 和 PaulWagg 绘制了"FPSU"的模式图。

在反常性痤疮／化脓性汗腺炎（acne inversa/hidradenitis suppurativa，AI/HS）方面，感谢 Michelle Barlow 对我们的支持。感谢 Gregor Jemec 的支持和持续的合作。感谢 Christos Zouboulis 为我打开这扇门。感谢 Stuart Maddin 鼓励我"一以贯之"（这对我而言永远是个挑战），并鼓励我联系 Zouboulis 教授。感谢 Maximilian von Leffert 教授和 Wolfgang Marsch 教授在"毛囊研究"项目上的合作。还要感谢 Robert Bibb，他是第一个尝试在 AI/HS 中采用零乳制品饮食方法的人。特别感谢那些愿意尝试新疗法的患者，一些是出于对我的要求的默许，一些是出于好奇，还有许多人是因为对一直伴随的 AI/HS 的绝望和沮丧。

这本书概述了我认为的痤疮发生的机制，以及它们在各个阶段是如何进展的。本书还描述了对尚未充分探索的领域的个人观点。我将提出新的假设，探讨有争议的领域，并触及其他需要进一步研究的激素相关疾病。

痤疮以四个维度的形式存在，随时间而变化。它们有共同的原因，但在各自的维度中是独特的。我希望能说服大家像我一样看待痤疮，并学会预防它。如果在预防上失败了，我希望能提供一些创新的治疗方法。

F. William Danby

（徐宏俊 译，丛林 审校）

目录
Contents

写在前面
痤疮实用治疗

三种痤疮有共同特点：毛孔堵塞，形成炎性丘疹、瘢痕，逐渐痊愈。无论患者是否患过寻常痤疮、玫瑰痤疮或反常性痤疮/化脓性汗腺炎（acne inversa/hidradenitis suppurativa，AI/HS），发病与否取决于发生的部位、年龄、性别、家族史、饮食、日光等因素。

现在让我们从头开始。

看看镜子里的你。

痤疮有多严重？

做研究时给痤疮分级是必要的，但给每个单独的病例分级，意义不大。

如果你理解了这层意思，就能明白给痤疮分级与好转与否并无直接联系。

对青少年来说，寻常痤疮就像"生命的终点"，因为这个病他们会被人排挤。

玫瑰痤疮可能会使患者在与人相处时感到尴尬，出现社交障碍或困扰。

反常性痤疮每隔几个月就会"暴发"一次，它可能会毁掉你的生活。

实用方案：

如果你被痤疮困扰，希望尽快摆脱它，那么你需要采取一些实用的疗法。

遗传学

如果你像 90% 的人一样继承了父母的痤疮基因，确实很不幸。但基因是不可改变的。

实用方案：

如果你想降低下一代患痤疮的概率，你应该留心未来伴侣的基因。

饮食

我们都知道痤疮是由双氢睾酮（dihydrotestosterone，DHT）这种雄激素引起的。

DHT 作用于雄激素受体发挥作用。

类似于钥匙插入钥匙孔开门的过程。

雄激素受体（钥匙孔）结合雄激素（钥匙）后，门就打开了。

发病还需要胰岛素和（或）胰岛素样生长因子 1（insulin-like growth factor 1，IGF-1）的辅助。

牛奶和乳制品会提高体内胰岛素和 IGF-1 的含量，从而激活雄激素受体。

糖类也能提高体内胰岛素和 IGF-1 的含量，糖类在激活雄激素受体过程中发挥更重要的作用。

一些能迅速转化为糖类的食物（升糖指数高的食物）也能提高胰岛素水平。

牛奶和乳制品中含有雄激素（开锁的钥匙），并且含有一些能转变成雄激素的激素。

乳制品和含糖食物都能激活雄激素受体。

同时乳制品还能直接提供雄激素而导致痤疮。

乳制品带来了三重麻烦。

实用方案：

改变饮食习惯，养成真正自然的饮食习惯。

避免一切乳制品食物。

尽量选择"低血糖负荷"食物。

内分泌

激素会引起痤疮。

没有激素就没有痤疮。

但消除男性或女性的激素是不现实的。

对男性来说，很少使用控制激素的方法来治疗痤疮。度他雄胺可用于治疗男性反常性痤疮。

对女性来说，激素可以被调整、替换和阻断。虽然这个过程是人工的，但治疗上的确有效。

女性最好服用不含或含低剂量雄激素的避孕药。

可使用屈螺酮、诺孕酯或甲基孕酮，避免使用其他孕激素。

绝经后用什么激素替代治疗呢？只用黄体酮（口

服）和雌二醇贴剂。

　　螺内酯能阻断雄激素，可改善几乎所有女性的痤疮。

实用方案：

　　痤疮是内分泌紊乱所致，因此一定要调控好你的激素水平。

压力

　　压力是痤疮的另一个促发者。

　　压力会使早期痤疮恶化。

　　但对大多数人来说，毫无压力的生活是不现实的。

　　目前我们仍没有安全的、长期的减压药物。

　　减轻压力是可能做到的，只要是在没有压力的情况下去做。比如瑜伽。

实用方案：

　　有些人在镜子里看到脸上的痤疮就会产生心理压

力，应该消除这种压力。

　　怎么做？请遵循本文提出的其他实用性方法。

粉刺（毛孔角栓）

　　寻常痤疮：

　　黑头是毛孔堵塞但毛孔开放的粉刺（图 0.1）。

　　白头是毛孔堵塞但毛孔闭合的粉刺（图 0.2）。

　　两者都叫作粉刺（无论是开口还是闭口），但却是粉刺的两种类型。

　　两者都会继续发展，堵塞物可能从毛孔里排出，但也可能形成高于皮肤表面的丘疹。

　　玫瑰痤疮的毛孔在角栓形成之前就会开放（图 0.3）。

　　反常性痤疮早期，毛孔堵塞不明显（图 0.4）。因为堵塞处往往很深。

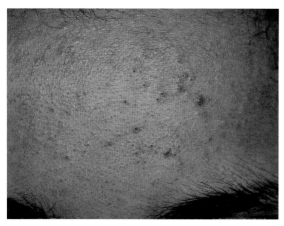

图 0.1　经典的非炎症性开口粉刺，早期炎症刚刚开始

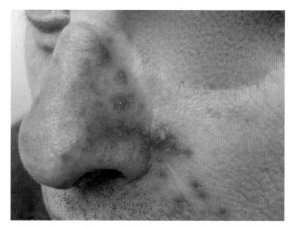

图 0.3　面部中央毛囊性丘疹和毛囊性脓疱，没有粉刺，有较轻的背景红斑

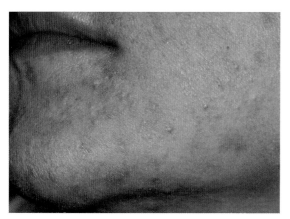

图 0.2　主要是闭合性粉刺，偶尔会出现"黑头"

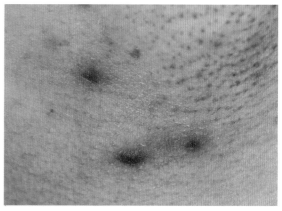

图 0.4　这些小结节是本病的唯一线索，家族史呈阳性

深在的角栓会在出现明显皮损之前排出皮肤表面。

过多的雄激素（男性激素）引起深部的堵塞。

激素会使毛囊内上皮细胞增生，并在尼古丁的帮助下发生毛囊堵塞。毛囊堵塞会导致皮肤深部的病变不断进展。

清洁毛囊最好的办法是使用维A酸类药物，这类药物是视黄醇的类似物，更广为人知的是维生素A（图0.5）。

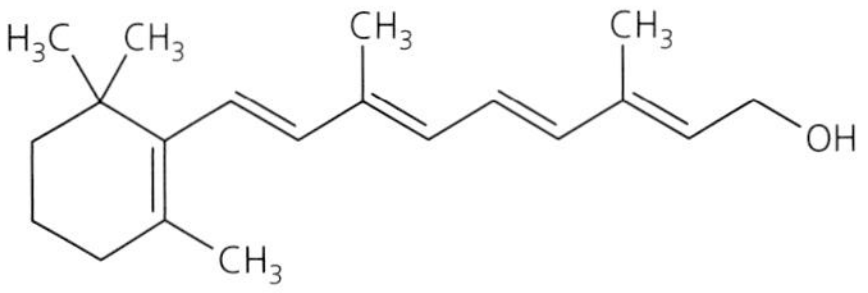

视黄醇

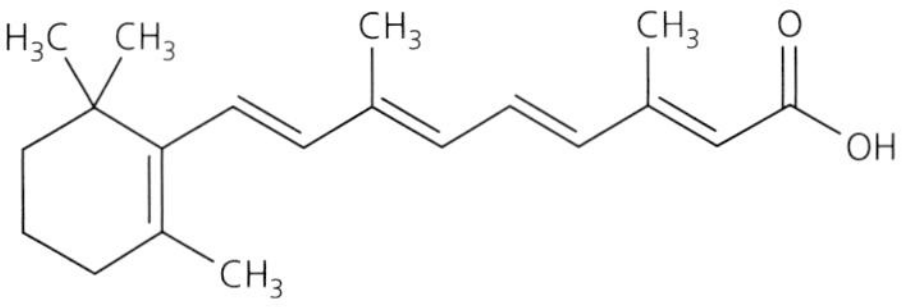

维A酸

图 0.5 视黄醇是经典的维生素A，维甲酸也叫维他命A酸和维A酸，最早上市的是 Retin-A®

口服维A酸类药物最有效，但是这种治疗方法常用于病情最重的病例。

使用低剂量异维A酸的方案是治疗寻常痤疮的"金标准"（图0.6）。

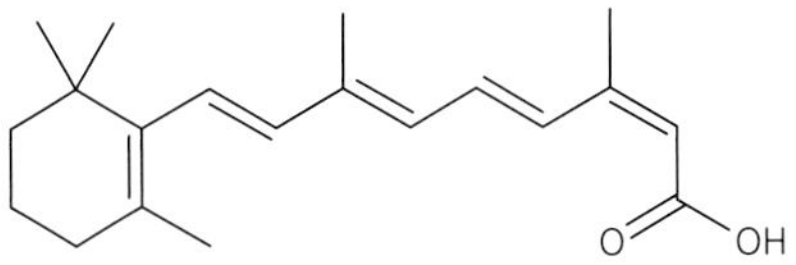

异维A酸

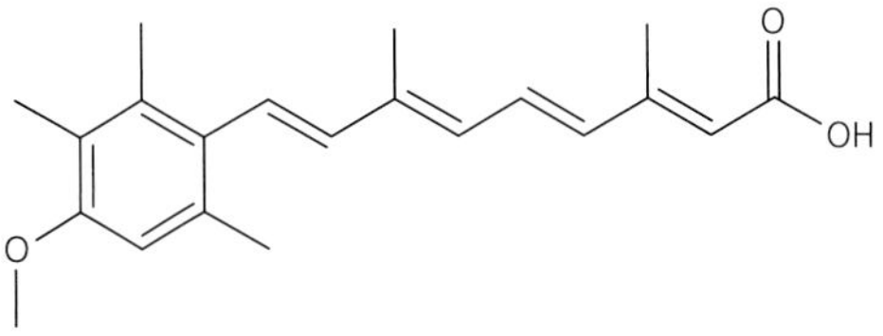

阿维A

图 0.6 异维A酸已广泛使用，最早上市的是 Accutane® 和 Roaccutane®，阿维A是治疗银屑病的药物

低剂量使用异维A酸数月也是治疗玫瑰痤疮的最后手段。

长期多年使用低剂量阿维A是治疗反常性痤疮的

合适方案。

皮肤局部使用的维A酸类药物剂型通常是凝胶、洗剂、乳膏，包括维甲酸（也叫维A酸、维他命A酸）、阿达帕林、他扎罗汀和异维A酸。

维A酸类药物在痤疮中起到三个作用：

· 它们能清洁堵塞的毛孔（无论是开口粉刺，还是闭口粉刺）。

· 它们能预防毛孔堵塞。

· 它们能调节炎症反应。

因此，维A酸类药物应该涂于整片痤疮易发区域，而不是只涂在皮疹处。

实用方案：

无论你得了哪种痤疮，你应该至少使用一种维A酸类药物。

必须避免接触尼古丁。

皮损——简要分类

丘疹是皮肤上小而隆起的疙瘩，通常为红色，质软（图0.7）。

如果丘疹顶部有脓液存在，就形成了脓疱性丘疹（图0.8）。

毛孔开口处若有很多脓液则形成了脓疱（图0.9）。

如果毛囊顶部形成脓疱，则称为毛囊性脓疱。

更大的丘疹和更大的脓疱性丘疹融合形成结节（图0.10）。

这就像一次战斗。

敌人就是困于毛孔、堵塞毛孔的"东西"。

痤疮的形成是你的身体试图摆脱和清除这种"东西"的过程。

究竟是什么堵塞了毛孔？

答案是：细菌、真菌，有时还有螨虫，加上死亡的皮肤细胞、毛发和刺激性的化学物质。

实用方案：

口服（异维A酸）或局部使用维A酸可清洁毛孔。

消除真菌、细菌和其他微生物。

如果可能的话，尽量清除病灶。

有抗炎作用的抗生素可减轻炎症。

过氧化苯甲酰可阻止耐药菌的产生。

必要时使用其他抗炎药如氨苯砜或类固醇激素。

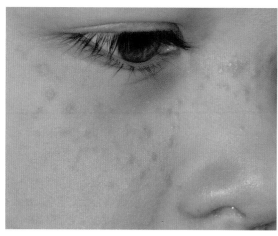

图 0.7   青少年痤疮的粉刺和毛囊性丘疹。除了有阳性家族史，过多的激素来源于乳制品

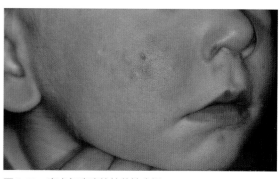

图 0.10   青少年痤疮的结节性皮损

结节

结节常见于反常性痤疮（图 0.11）和寻常痤疮，也见于严重的玫瑰痤疮。

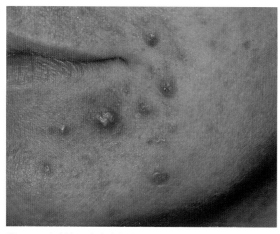

图 0.8   脓疱性丘疹中央间有一个脓疱性结节。患者服用雄激素口服避孕药并且偏爱乳制品

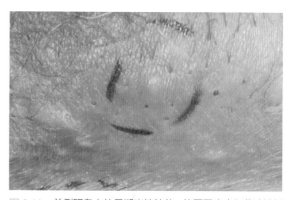

图 0.11   单侧阴阜上的早期炎性结节，伴周围瘢痕和墓碑粉刺

结节是凸起的或深在的，红色或紫色隆起的疙瘩，通常质软（图 0.12）。

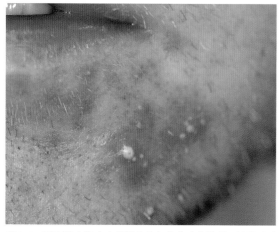

图 0.9   毛囊脓疱性痤疮继发金黄色葡萄球菌培养阳性的脓疱

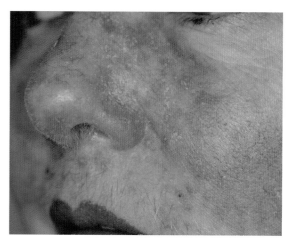

图 0.12   玫瑰痤疮伴面部炎性结节

结节能发生于毛囊皮脂腺单位（folliculopilosebaceous units，FPSU）分布的任何部位。

结节有时会结痂、排出内容物或流血（图0.13）。

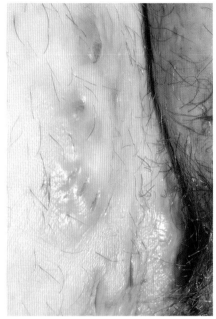

图 0.13 单侧大腿近心端、内侧至腹股沟处可见几个互相融合的反常性痤疮结节，个别表面出血

结节被炎性物质填满，不断发展，发生破溃、愈合或者形成瘢痕（图0.14）。

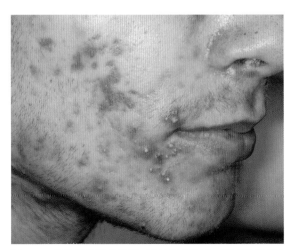

图 0.14 活动期的寻常痤疮可见结节和脓疱，脓疱即将成熟并排出内容物，随后此处会形成瘢痕

在 AI/HS 中，破裂的结节内会形成胶状物质。这种具有侵袭性的、增殖性的胶状物质（invasive proliferative gelatinous mass，IPGM）能侵入皮下深层并在皮下横向蔓延，形成窦道（图0.15）。

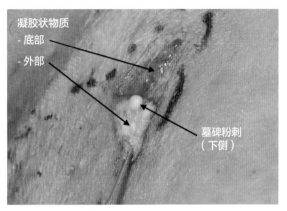

图 0.15 质硬的反常性痤疮/化脓性汗腺炎的皮损经去顶处理。伤口底部可见卵圆形胶状物以及不含毛发（毛根）和皮脂腺的扩大的表皮样囊肿内容物

当窦道破裂时，内容物流到皮肤表面，常会继发感染（图0.16）。

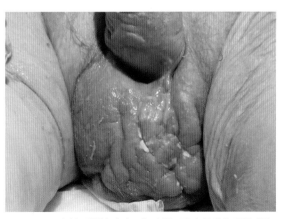

图 0.16 阴囊的反常性痤疮/化脓性汗腺炎继发化脓性感染

实用方案：

寻常痤疮和玫瑰痤疮的结节：

消除真菌、细菌和其他生物。

使用抗炎性抗生素减轻炎症。

尽快使用低剂量异维 A 酸。

同时，立即全面控制饮食和激素。

如果不能使用异维 A 酸，使用效果更强的抗炎方案，包括皮损内注射曲安奈德，可减轻瘢痕。

AI/HS 皮损：

局部使用间二苯酚乳膏可使小结节收敛变干。钻孔清创术可清除新鲜的毛囊性结节。

去顶术可清除大结节和早期的窦道。

定期口服锌和维生素 C、口服抗生素和注射类固醇激素。

继续维持基础饮食和激素水平。

在需要手术治疗之前，逐步使用抗炎类药物来减轻皮损。

瘢痕和窦道

痤疮早期治疗失败和不恰当的治疗会导致瘢痕和窦道的形成。

有些人有瘢痕的遗传倾向（图 0.17）。

有些人即使病变轻微，也得到了早期治疗，却留有严重的瘢痕。

其他具有相同程度痤疮的人一般不会留下瘢痕。

大多数痤疮瘢痕是增生性的，高于原有痤疮结节（图 0.18）。

真正的瘢痕疙瘩会超出原有结节范围，罕见。窦道很可能是由干细胞产生的，仍待证实。必须尽快打开窦道的窦口。

实用方案：

所有痤疮的治疗，特别是 AI/HS，都应积极早期治疗，才能预防瘢痕形成。

起初用强效药物，随后逐渐减量至维持剂量。早期病灶内注射曲安奈德可预防瘢痕产生。

确保所有早期 AI/HS 皮损能尽早行钻孔清创术或去顶术治疗。

支持治疗

最好的支持治疗是鼓励患者保持积极的心态，同时配合"全面"的治疗和预防。

不完整的治疗获得的是不完整的疗效，带来明显的挫败感。

这种挫败感又会形成压力。

为了让患者坚持治疗，最好的办法就是给患者介绍成功案例。

不去尝试治疗，就没有治愈的机会。

如果使用的是不完整的治疗方案，也不会很快取得疗效。

实用方案：

让支持治疗成为解决方案的一部分。

早期开始治疗，保持积极心态，保证完整治疗。明白了吗？那就继续读下去吧。

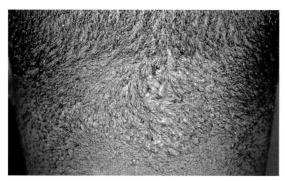

图 0.17　个别毛囊性丘疹中心早期能形成瘢痕，甚至增生性瘢痕。这些瘢痕虽然不是真正的瘢痕疙瘩（会超出皮损以外的区域），但不太可能命名为"肥厚性痤疮"

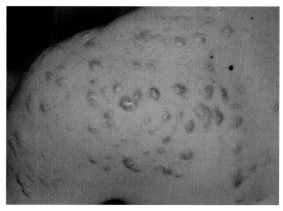

图 0.18　异维 A 酸清除痤疮后遗留的肥厚性瘢痕和肩部早期瘢痕疙瘩

引言
Introduction

100 多年前，von Jacobi 所著的皮肤病图谱出版了[1]。这一经典著作包含了许多皮肤疾病的蜡像模型（即印模）的彩色图片，集合了 1903 年前已经发现的所有皮肤病（图 0.19）。

至于痤疮，之后再版的英文版中记载了痤疮的病因，"还未完全清楚，许多病变过程共同导致了这种疾病"[1]。

Pringle 对 Jacobi 著作的翻译进一步指出，"皮脂腺常处于一种特殊状态，才导致了粉刺的增加"，"在痤疮脓液中发现的各种细菌，其特殊意义是有争议的"[1]。

100 多年以后，争论仍在继续。导致痤疮的三个原因分别是毛孔堵塞、皮脂腺油脂分泌过多、皮脂腺毛囊中细菌定植。过去的 40 年，这三种因素被认为是主要发病机制。Strauss[2-6]、Pochi[7-12]、Kligman[13-17] 和 Shalita[18-22] 在前人的基础上继续探索，认为痤疮发病机制是皮脂分泌过多、毛孔堵塞、粉刺形成。Leyden 等人[23-28] 对细菌微生物及其与抗生素的关系进行了研究。近来，Thiboutot[29-34]、Zouboulis 及越来越多的研究人员[35-41] 进一步探索了痤疮背后的病变过程。

尽管研究很多，但是对寻常痤疮的全面认识直到最近才有了很大的变化。最近的一部专著中，Webster 坚定地认为，"导致粉刺形成的角化异常的原因尚不清楚"[42]。后来，这种原因得到了清楚的解释。Melnik 关于痤疮发生机制的分子水平的模型研究改变了现有认识[43-45]。我们现在对毛孔堵塞和痤疮发生发展的过程都有了合理的解释，这就是临床医生所说的发病机制。

虽然我们还没找到可靠的基于临床试验的病因方面的证据，但我相信现在我们已经知道了最佳的治疗方案。与此同时，痤疮对经济也产生了很大的影响，将来，影响会继续扩大。在美国，痤疮仍是患者就诊皮肤科的最常见疾病。

每年，医生会在痤疮这个疾病上开出数百万张处方，价值数亿美元。痤疮的治疗衍生出了一个行业，形成了一个疾病综合体。痤疮还推动了其他经济产业的发展，从化妆遮盖品到外科手术修复和换肤术。从红蓝光局部光疗发展到光动力疗法（photodynamic therapy，PDT），一些光疗技术开始崭露头角。

被称为"青春的枯萎"的痤疮和与它类似的疾

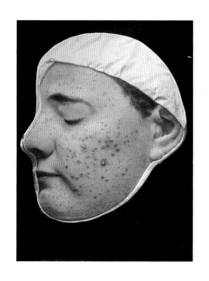
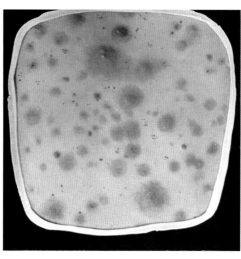

图 0.19 痤疮蜡像模型（印模）最初存放在 Breslau 的 Neisser 诊所里，现在存放在波兰 Wrocław（Breslau）的皮肤病学系 Moulages 博物馆（Muzeum Mulaży）。模型是 Jacobi 在 Breslau 的 Neisser 诊所里所做

病，如玫瑰痤疮、反常性痤疮/化脓性汗腺炎，都经常困扰我们，但是现在我们已经有很多武器对付它们了[41]。

用 Albert Kligman 教授的话来说就是，"医疗活动的最终目标，其实就是预防"[46]。这个目标其实也是本书的最终目标。

术语

三种常见的痤疮是寻常痤疮、玫瑰痤疮、反常性痤疮（美国常称为化脓性汗腺炎）。以上疾病主要是由于毛囊皮脂腺器官发生紊乱引起的，这一器官因其两种产物——毛发和皮脂而得名。

这样就能理解我要讲的内容了，读者需要知道我将用一个稍微不同但更准确的名字来命名这些附属器。首先，我们必须清楚这个小器官是由三部分组成的，而不是两部分。此外，它们各自产生一种产物，总共三种。这三种产物完全不相同，所以三部分是有本质区别的。在讨论痤疮的原因时，通常忽略毛囊部分。它的产物，角化上皮细胞也常被忽略或未被认识到，但其实是痤疮发病的主要因素。幸运的是，附属器将它自己分为了三个截然不同的部分（图 0.20）：

1. 毛囊管是毛囊皮脂腺器官的一部分，其顶端止于毛孔。毛囊管其实是一条管道，主要负责产生上皮细胞，上皮细胞又名角质形成细胞，能产生角蛋白，一种纤维蛋白。这些细胞通常会脱落进入毛囊腔内（毛囊管中央通畅的区域）。管腔大小受很多因素的影响，但是最明显的影响是毛发的大小和通过毛囊单元的毛发。婴儿脸上的毛孔是几乎看不见的，但却能长出几乎看不见的绒毛般的毳毛，男孩可在成年后长出黑色胡须。而女孩脸上可能永远不会长出比"桃子绒毛"更多的毛。毛囊可达 4 mm 深。毛囊如果是直的，可长出直发；如果是弯曲的则可长出小卷发；如果是卵圆形的，可长出大波浪发。至于毛囊管的形状和大小，取决于其下方的毛发生成单元。毛囊管会随着毛发的走向开口于皮肤表面。因此，毛囊是毛发从下面向上生长的被动旁观者或被动引导者。就我们的研究目的而言，重要的是注意毛囊管的内壁细胞。随着研究的进展，我们发现，微粉刺是导致寻常痤疮毛囊堵塞的第一阶段，

是由于毛囊基底细胞层发生了堵塞。虽然可粗略测量开放毛囊中堵塞物的大小，但是却不能精确地量化毛囊单元内壁细胞分泌物的多少，这可能导致几代研究人员走上了错误的道路。

2. 毛发单元位于毛囊管的下方，是毛囊管的延伸。毛发单元负责产生毛发（拉丁语 pilus），这也是它随着毛囊管延伸的唯一原因。毛发受很多原因的影响，如基因、生活环境、营养、药物、激素水平、年龄、健康状况、生活方式，毛发在粗细和形态上有很大差别。虽然具有挑战，但是通过定期剃除一小块区域的毛发并称重，可以精确量化毛发单元的毛发产生量。促进毛发生长药物米诺地尔就是经过了这样的研究证实而上市的[47]。

3. 皮脂腺及其管道的结构与毛发和毛囊一样，是多样的。皮脂腺导管从一侧进入毛囊管，连接区域称为峡部，下界是毛发产生部位，上界是产生角质形成细胞的毛囊部位。有些单独的皮脂腺单元，分泌的皮脂可润滑大片皮肤，常伴终毛，如头皮上的皮脂腺。出生前胎儿的头、脸、颈、肩、上胸部都覆盖一层顺滑的皮脂，叫作胎脂。皮脂腺产生润滑剂，孕妇生产时可防止胎儿被困于产道内[48]。人年老后皮肤会发生真正的老化和干燥，皮肤几乎不能产生任何油脂，这成为了一个大问题。头皮是最后一个产油减少的部位，它也是胎儿最先进入世界的部位。

测量皮脂的量是困难的，但能轻松观察到玫瑰痤疮患者是油性皮肤。这一现象对探索玫瑰痤疮的炎症原因很重要，相信不久就会被阐明。

把这三个术语放在一起就会有点儿拗口——毛囊毛发皮脂腺单位。为了使用更方便，我会在本书使用缩写，FPSU。通常称为毛发毛囊或皮脂腺毛囊的毛囊部分实际上没有不同，因为两者都是毛囊的一部分。毛发和皮脂都会通过毛囊输送到皮肤表面。毛囊有非常独特的使命，它参与各种痤疮的发生，因此它应该有自己的一席之地。后文中，你会看到交界区域（FPSU 单位三个部分相交）的独特之处（图 0.20）。每个部分都以自己的方式参与了各种附属器疾病的发生。现在，请记住，在不同类型的痤疮中，组成FPSU 的三个亚单位起的作用是不同的。

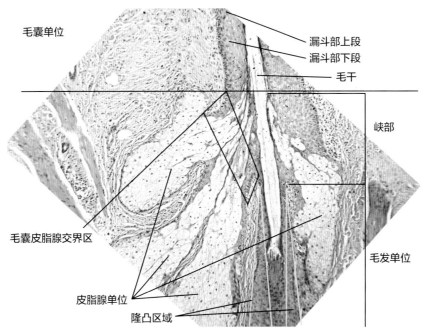

图 0.20 毛囊皮脂腺单位（FPSU）由三个不同的区域构成：毛囊单位、皮脂腺单位、毛发单位。毛囊单位（毛干和皮脂通过毛囊到达皮肤表面）从毛囊漏斗底部（毛囊的最上部，穿入了真皮）一直延伸到毛囊漏斗下部，直到峡部有皮脂腺管汇入，皮脂腺将皮脂排入毛囊管。皮脂腺单位的皮脂腺颈部导管经皮脂腺与毛囊相交部位进入峡部。峡部深部，沿着峡部往下则是毛发单位，毛发单位可产生毛发。在寻常痤疮、玫瑰痤疮、反常性痤疮/化脓性汗腺炎这些疾病中，毛发可能很细小，FPSU活检时毛发并不明显。膨大的部位是毛发单位上部增厚的部位，位置低于峡部-毛囊皮脂腺交界区的基底部。此处是干细胞的来源，可以重新补充受损的表皮、毛发和皮脂腺。此 FPSU 病理图可能来自一位白皙毛发者的头皮

三种痤疮和分级

寻常痤疮

　　寻常痤疮很常见，有很多表现形式。当FPSU的毛囊部分被堵塞时痤疮就形成了，会形成两种毛孔堵塞（粉刺），分为闭口和开口。开口粉刺是经典的黑头（图 0.21 和图 0.22），闭口粉刺又叫白头粉刺（图 0.23 和图 0.24）。

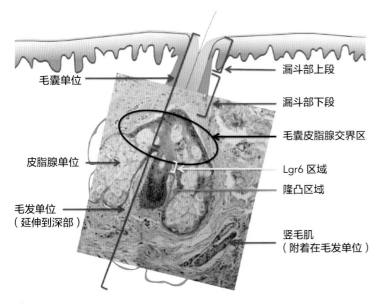

图 0.21 含细节的毛囊皮脂腺单位，箭指向毛囊皮脂腺交界区。黑色的椭圆形表示出了毛发毛囊管峡部的上端和下端的部位。插入峡部的皮脂腺导管颈部环绕 360°形成了毛囊皮脂腺交界。隆凸区域也 360°环绕毛发单元的上半部分。这个部位由一系列干细胞组成——离毛囊皮脂腺交界区最近的是Lgr6，可能是侵袭性增殖性凝胶状物质（IPGM）的来源，本书将会进一步讨论

图 片 来 自：http://upload.wikimedia.org/wikipedia/commons/7/7c/Insertion_of_sebaceous_glands_into_hair_shaft_x10.jpg

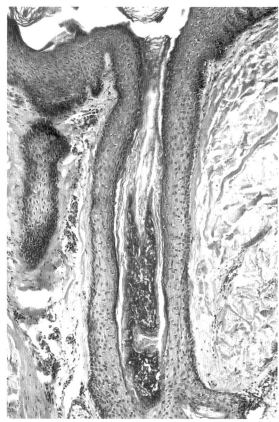

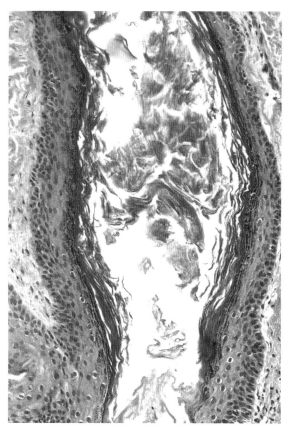

图 0.22　Plewig 所说的皮脂细丝——毛囊堵塞最早期的形式，可见内壁的角质形成细胞组成的的紧密粉红色薄片、一条几乎看不见的细毛以及紫色的厌氧痤疮丙酸杆菌。请注意，毛发顶部附近的角质层和导管内角质层薄而松散，表明终末分化和脱屑是正常的

图片来自：*Acne and rosacea*, 2e, Kligman, Albert M; Plewig, Gerd

图 0.23　早期粉刺始于毛囊单位漏斗下段的深处出现内容物的积聚，显示多层致密角蛋白下的角质层增厚，因为终末分化失败

图片来自：*Acne and rosacea*, 2e, Kligman, Albert M; Plewig, Gerd

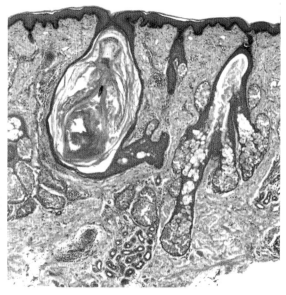

图 0.24　闭合性粉刺也有一个开口通向皮肤表面，但是开口太小，扩张的毛囊单位中紧实的角蛋白不能排出。内容物可能会变得越来越大，形成表皮样囊肿。术语"皮脂腺囊肿"属于命名错误，皮脂腺很少出现在囊肿中，但常被"挤出"到囊肿内

图片来自：*Acne and rosacea*, 2e, Kligman, Albert M; Plewig, Gerd

小贴士

含脓液的"白头"叫脓疱。皮肤病学家用"白头"这个术语来描绘毛孔被角蛋白堵塞（而不是脓液），毛孔没有明显通向皮肤表面的开口。

每一个粉刺都可能有不同的结局。

开口粉刺可能会停止增长，排出粉刺内容物，然后消失。也可能会继续长大，存在数月甚至数年。可能会发生感染，发展成毛囊性脓疱（图0.25），将内容物排到皮肤表面，然后逐渐修复。但是也可能朝深处发展（图0.26），从而导致炎性痤疮丘疹。附近的粉刺、丘疹、脓疱也会参与这个过程（无论是开口的还是闭口的），从而形成痤疮结节。如果大量的结节聚合，结节间的炎症组织就会分解从而形成炎性肿块，称为"聚合性痤疮"（图0.27）。如果这种类型的痤疮突然发生关节疼痛和发热，则称为"暴发性痤疮"。

闭口粉刺可能转变成开口粉刺，此后的发展如上所述，但是闭口粉刺也可能直接暴发，形成丘疹或脓疱。

炎症逐渐消退时，瘢痕也逐渐形成。可能是看不出来的轻微瘢痕或是随时间逐渐消退的色沉（炎症后色素沉着或PIH）。

炎症导致的组织破坏会造成全部或部分FPSU损伤和各种大小的凹坑。若机体试图修复炎症造成的损伤，就会在皮下形成窦道，这种窦道是永久的（图0.28）。如果在修复过程中机体发生过度增生反应，就会形成肥厚性瘢痕，痤疮活动区域会形成光滑而隆起的肿块（见图0.18）。

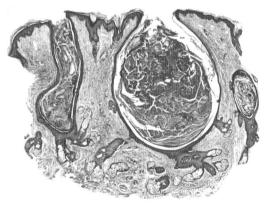

图0.25　开口粉刺内的堵塞物并不是静止地堵在毛囊里。新角质形成细胞会不断包裹原有内容物并成为内容物的外层，堵塞物会试图从毛囊开口中缓慢排出

图片来自：*Acne and rosacea*, 2e, Kligman, Albert M; Plewig, Gerd.

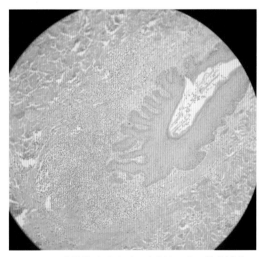

图0.26　毛囊单位内壁破裂后内容物可从导管中排出，导致毛囊周围炎症，并使炎性细胞进入导管

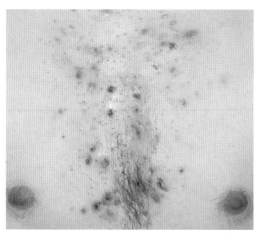

图 0.27 炎性丘疹、脓疱、结节以及瘢痕性痤疮，同时存在广泛的非炎性粉刺

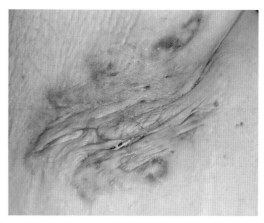

图 0.28 反常性痤疮 / 化脓性汗腺炎可能形成严重的蹼状瘢痕，如右腋窝的这个例子，可能是破坏性和侵袭性的，难以愈合

小贴士

　　痤疮后瘢痕常常为肥厚性瘢痕，其在伤口处垂直生长。

　　皮肤科医生使用"瘢痕疙瘩"这个术语来描述皮损范围超过原有范围的瘢痕，例如烧伤瘢痕。

玫瑰痤疮

　　玫瑰痤疮不会出现粉刺，原因会在书中讨论。诊断是基于面部中心、脸颊和前额皮肤表面上的毛囊性丘疹（图 0.29）和脓疱性丘疹（图 0.30）的临床表现。因皮肤背景颜色是玫瑰粉色，"玫瑰痤疮"因此得名（图 0.31）。玫瑰痤疮常在青少年以后发病，一直持续到中老年。

　　可能伴毛细血管扩张（图 0.32）。这种玫瑰痤疮亚型被定义为红斑毛细血管扩张型玫瑰痤疮[49]。后面会作详细介绍（见附录 A）。也可能出现一种特殊的增厚组织。鼻子是最常见的发病部位，但脸颊、下颌或面部其他部位也可肿胀、增厚，最终质地变硬（图0.33）。这被称为"*phyma*"（希腊语，意为结节或肿胀），最典型的是鼻部形成鼻赘。因病因未知，本病可能波及眼睛的软组织，会发展成眼型玫瑰痤疮（图0.34）。

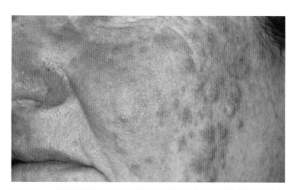

图 0.29 玫瑰痤疮本质上是针对毛囊管内物质形成的毛囊中心炎症。炎症的深度和程度取决于毛囊内容物的成分、患者不同的免疫反应和不同的治疗方案。这位女士对外用甲硝唑和口服四环素类抗生素治疗无反应，但是针对蠕形螨和马拉色菌的治疗方案是有效的

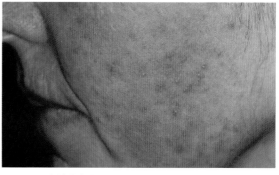

图 0.30 这些非常表浅的毛囊性脓疱是蠕形螨参与玫瑰痤疮发病的典型表现

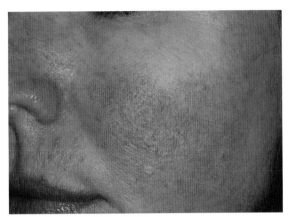

图 0.31　这是玫瑰痤疮患者使用一种刺激、干燥的，含有沉淀硫和磺胺类抗生素的外用洗剂后的皮肤表现。部分红色是因为药物的刺激，部分红色是因为毛囊炎症，还有部分红色是因为血管扩张

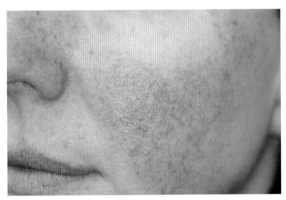

图 0.32　扩张的浅表静脉和毛细血管产生了玫瑰色的背景，这种痤疮因而得名"玫瑰痤疮"。血管扩张的主要原因是光损伤，日光损伤了血管支持结构，使血管扩张，并充盈更多的红细胞。这种光化性毛细血管扩张症可单独存在，也可成为后遗问题。在此例中，玫瑰痤疮已经好转，但仍有扩张的血管

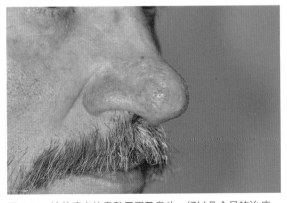

图 0.33　这位患者的鼻赘只累及鼻头。经过几个月的治疗，病损只对口服低剂量异维 A 酸有反应。持续的纤维化使鼻头突出，但比起最初亮红色的肿胀状态，仍有明显改善

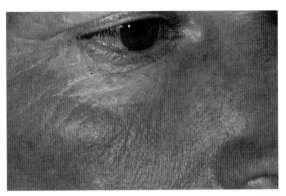

图 0.34　眼型玫瑰痤疮。注意，尽管积极治疗，仍然发生结膜血管扩张和结膜水肿

反常性痤疮（化脓性汗腺炎）

　　本病发生在 FPSU 堵塞区域，皮脂腺毛囊交界处深部的毛囊壁会破裂。本病常见于腋窝（图 0.28）、腹股沟皱褶处、会阴、生殖器（图 0.35）和肛周；可发生在 FPSU 存在的任何部位，包括躯干（图 0.36）、面部（图 0.37）、耳后、藏毛窦部位（图 0.38）、头皮（图 0.39）；后者被称为"头部脓肿性穿掘性毛囊周围炎"（头皮穿掘性毛囊炎）。本病早期看不到粉刺，首发表现常是单个、深红 - 紫色疼痛性结节，经常被误诊为感染形成的"疖子"。皮损可能会高于皮肤表面并排出内容物；肿块可能向一侧扩大发展，并向深部发展形成窦道，窦道可相互沟通，窦道表面被覆鳞状上皮。可能继发感染，甚至以后数月至数年窦道内都会流出脓性物质。继发的瘢痕会扩大，治疗方案也很复杂（图 0.40）。多头粉刺，即 FPSU 毛囊内的残留物，是受损 FPSU 形成的"墓碑粉刺"。

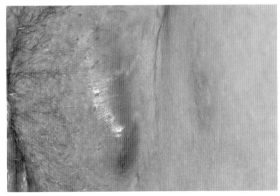

图 0.35　反常性痤疮 / 化脓性汗腺炎的典型部位，左侧腹股沟皱褶深处，摩擦及压力会破坏薄弱部位的毛囊皮脂腺单位的结构

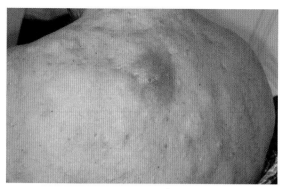

图 0.36　除了其他部位典型的反常性痤疮／化脓性汗腺炎、寻常痤疮皮损，这位男性患者终身都有表皮样囊肿破裂后形成的瘢痕

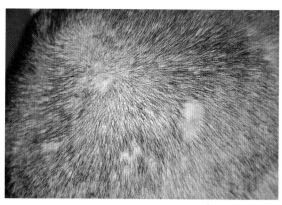

图 0.39　当反常性痤疮／化脓性汗腺炎波及毛囊时，炎症会更深。如果毛乳头和干细胞受损，损伤将是永久性的

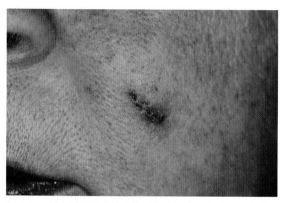

图 0.37　特征性浸润性炎症物质在皮下水平移动，形成这种无痛性、浸润性线状瘢痕

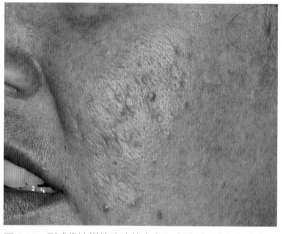

图 0.40　形成像这样的瘢痕使患者和皮肤科医生都很心痛，如果早治疗，这种情况是可以避免的。患者的母亲不允许患者服用任何口服药，并坚持认为食用健康的乳制品可以使病情停止发展

本病的一种特殊类型集合了 AI/HS、藏毛窦（囊肿）、头皮穿掘性毛囊炎，以及聚合性痤疮这四种疾病，被称为"毛囊闭锁四联症"[50]，但是它们本质上是同种疾病在不同部位的变异型。

三种痤疮的分级

寻常痤疮

几十年来，研究人员都在探索评估痤疮严重性的方法，研究仍在进行中，但现在已经确立了基本评判标准。痤疮专家小组认为"理想的痤疮全球分级量表应该包含痤疮基本的临床表现，如主要皮损、数量、程度、面部和面部以外波及的范围"；量表应具备可

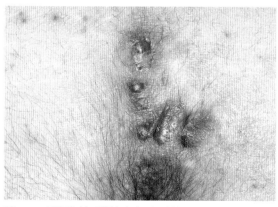

图 0.38　骶尾部的反常性痤疮／化脓性汗腺炎，由于久坐的压力经常复发，这种侵袭性的肿块和窦道会因为压力的原因而加重

衡量性、可分类性、高效性和可接受性等特点[51]。

目前有三种评价量表包含了面部以外部位：Leeds 量表[52]、综合性痤疮严重性评价量表（Comprehensive Acne Severity Scale，CASS）[53]、痤疮综合分级系统（Global Acne Grading System，GAGS）[54]。Leeds 量表有点儿复杂，但有随访记录和一个独立的评价非炎性痤疮的子量表。CASS 经过验证，但无法区分炎症性和非炎症性皮损。而 GAGS 还未经验证。第四个是整体痤疮严重程度量表（Global Acne Severity Scale，GEA），是专门为法国等欧洲国家设计的[55]，可能会有所调整，纳入对面部以外部位的评价。

玫瑰痤疮

2004 年，国际玫瑰痤疮专家委员会提出的玫瑰痤疮分类和分级量表仍在使用。从皮肤泛红到肿块样变化，病损的每一个特征都被分为：无、轻微的、中等的或严重的，作为医生对亚型严重程度的评分和患者的整体评估[49]。尽管这些量表有主观的缺点，但它们是相当准确的、可复制的，且在临床上通常是可控的。

反常性痤疮 / 化脓性汗腺炎

本病的两种分级系统都遵循另外两种类型痤疮的模式之一。最初的 Hurley 的三阶段系统很简单，可用于临床[56]。三种严重程度分级为皮肤科医生和外科医生之间交流疾病的严重程度提供了桥梁。

更精细、更客观、更复杂的 Sartorius 评分[57]以及它的修订条目，对研究人员来说要比对临床医生更有用。作为一种复杂疾病，评分系统乍一看很复杂，但是随时间进展，它能追踪并提供患者病情的重要评价结果[58]。其他的评价系统可以用来量化生活质量和疼痛缓解程度，一个全面的整体评估系统应包括疾病所有方面的后续随访，全面的评价系统还有待开发[59]。

总之，在临床上面对一个接一个的患者，评估和分级所有痤疮的类型时，询问"你还好吗？""你现在最大的问题是什么？""我可以看一看吗？"这三个问题是难免的。第一个带教我的外科住院医师告诫我，"在其他诊断手段都不管用时，一定要对患者进行体格检查"。这三个问题及其答案是最好的评分系统，并且自然而然地直接指向最重要的问题——"我

该如何帮助他？"。

（尹志强 译，丛林 审校）

参考文献
References

1. von Jacobi E. Atlas der Hautkrankheiten. 1st ed. Berlin: Urban & Schwartzenberg; 1903.

2. Strauss JS. Editorial: the sebaceous glands. N Engl J Med 1974 Jul 4;291(1):46–7.

3. Strauss JS, Pochi PE, Downing DT. Skin lipids and acne. Annu Rev Med 1975;26:27–32.

4. Strauss JS, Pochi PE, Downing DT. The role of skin lipids in acne. Cutis 1976 Mar;17(3):485–7.

5. Strauss JS, Stranieri AM. Changes in long-term sebum production from isotretinoin therapy. J Am Acad Dermatol 1982 Apr;6(4 Pt 2 Suppl):751–6.

6. Strauss JS, Stewart ME, Downing DT. The effect of 13-cis-retinoic acid on sebaceous glands. Arch Dermatol 1987 Nov;123(11):1538a–1541.

7. Pochi PE, Strauss JS. Sebum production, casual sebum levels, titratable acidity of sebum, and urinary fractional 17-ketosteroid excretion in males with acne. J Invest Dermatol 1964 Nov;43:383–8.

8. Pochi PE, Strauss JS, Rao GS, Sarda IR, Forchielli E, Dorfman RI. Plasma testosterone and estrogen levels, urine testosterone excretion, and sebum production in males with acne vulgaris. J Clin Endocrinol Metab 1965 Dec;25(12):1660–4.

9. Pochi PE, Strauss JS. Effect of cyclic administration of conjugated equine estrogens on sebum production in women. J Invest Dermatol 1966 Dec;47(6):582–5.

10. Pochi PE, Strauss JS. Sebaceous gland suppression with ethinyl estradiol and diethylstilbestrol. Arch Dermatol 1973 Aug;108(2):210–4.

11. Pochi PE, Strauss JS. Endocrinologic control of the development and activity of the human sebaceous

gland. J Invest Dermatol 1974 Mar;62(3):191–201.

12. Pochi PE. Endocrinology of acne. J Invest Dermatol 1983 Jul;81(1):1.

13. Kligman AM, Wheatley VR, Mills OH. Comedogenicity of human sebum. Arch Dermatol 1970 Sep;102(3): 267–75.

14. Kligman AM. An overview of acne. J Invest Dermatol 1974 Mar;62(3):268–87.

15. Kligman AM. Pathogenesis of acne vulgaris. Mod Probl Paediatr 1975;17:153–73.

16. Kligman AM. Postadolescent acne in women. Cutis 1991 Jul;48(1):75–7.

17. Kligman AM. How to use topical tretinoin in treating acne. Cutis 1995 Aug;56(2):83–4.

18. Shalita A, Miller B, Menter A, Abramovits W, Loven K, Kakita L. Tazarotene cream versus adapalene cream in the treatment of facial acne vulgaris: a multicenter, double-blind, randomized, parallel-group study. J Drugs Dermatol 2005 Mar;4(2): 153–8.

19. Shalita A. The integral role of topical and oral retinoids in the early treatment of acne. J Eur Acad Dermatol Venereol 2001;15 Suppl 3:43–9.

20. Shalita AR. Acne revisited. Arch Dermatol 1994 Mar;130(3):363–4.

21. Shalita AR, Freinkel RK. Acne. J Am Acad Dermatol 1984 Nov;11(5 Pt 2):957–60.

22. Shalita AR. Acne vulgaris: current concepts in pathogenesis and treatment. Int J Dermatol 1976 Apr;15(3):182–7.

23. Leyden JJ, Del Rosso JQ, Webster GF. Clinical considerations in the treatment of acne vulgaris and other inflammatory skin disorders: focus on antibiotic resistance. Cutis 2007 Jun;79(6 Suppl):9–25.

24. Leyden JJ. The evolving role of *Propionibacterium acnes* in acne. Semin Cutan Med Surg 2001 Sep;20(3):139–43.

25. Leyden JJ, McGinley KJ, Cavalieri S, Webster GF, Mills OH, Kligman AM. *Propionibacterium acnes* resistance to antibiotics in acne patients. J Am Acad Dermatol 1983 Jan;8(1):41–5.

26. Leyden JJ. Antibiotic resistant acne. Cutis 1976 Mar;17(3):593–6.

27. Leyden JJ, McGinley KJ, Mills OH, Kligman AM. *Propionibacterium* levels in patients with and without acne vulgaris. J Invest Dermatol 1975 Oct;65(4):382–4.

28. Leyden JJ, Marples RR, Mills OH, Jr., Kligman AM. Gram-negative folliculitis—a complication of antibiotic therapy in acne vulgaris. Br J Dermatol 1973 Jun;88(6):533–8.

29. Thiboutot D. Regulation of human sebaceous glands. J Invest Dermatol 2004 Jul;123(1):1–12.

30. Thiboutot D, Jabara S, McAllister JM, Sivarajah A, Gilliland K, Cong Z, *et al.* Human skin is a steroidogenic tissue: steroidogenic enzymes and cofactors are expressed in epidermis, normal sebocytes, and an immortalized sebocyte cell line (SEB-1). J Invest Dermatol 2003 Jun;120(6): 905–14.

31. Thiboutot DM. Endocrinological evaluation and hormonal therapy for women with difficult acne. J Eur Acad Dermatol Venereol 2001;15 Suppl 3:57–61.

32. Thiboutot D, Gilliland K, Light J, Lookingbill D. Androgen metabolism in sebaceous glands from subjects with and without acne. Arch Dermatol 1999 Sep;135(9):1041–5.

33. Thiboutot D, Martin P, Volikos L, Gilliland K. Oxidative activity of the type 2 isozyme of 17beta-hydroxysteroid dehydrogenase (17beta-HSD) predominates in human sebaceous glands. J Invest Dermatol 1998 Sep;111(3):390–5.

34. Thiboutot DM, Knaggs H, Gilliland K, Hagari S. Activity of type 1 5 alpha-reductase is greater in the follicular infrainfundibulum compared with the epidermis. Br J Dermatol 1997 Feb;136(2):166–71.

35. Ganceviciene R, Bohm M, Fimmel S, Zouboulis CC. The role of neuropeptides in the multifactorial pathogenesis of acne vulgaris. Dermatoendocrinol 2009 May;1(3):170–6.

36. Zouboulis CC, Picardo M, Reichrath J. Letter from the editors: endocrine aspects of acne and related diseases. Dermatoendocrinol 2009 May;1(3):123–4.

37. Kurokawa I, Danby FW, Ju Q, Wang X, Xiang LF, Xia L, et al. New developments in our understanding of acne pathogenesis and treatment. Exp Dermatol 2009 Oct;18(10):821–32.

38. Zouboulis CC, Eady A, Philpott M, Goldsmith LA, Orfanos C, Cunliffe WC, et al. What is the pathogenesis of acne? Exp Dermatol 2005 Feb; 14(2):143–52.

39. Zouboulis CC, Bohm M. Neuroendocrine regulation of sebocytes—a pathogenetic link between stress and acne. Exp Dermatol 2004;13 Suppl 4:31–5.

40. Chen W, Thiboutot D, Zouboulis CC. Cutaneous androgen metabolism: basic research and clinical perspectives. J Invest Dermatol 2002 Nov;119(5): 992–1007.

41. Danby FW. New, relevant information and innovative interventions in the management of acne. G Ital Dermatol Venereol 2011 Jun;146(3):197–210.

42. Webster G. Overview of the pathogenesis of acne. In: Webster GF, Rawlings AV, editors. Acne and its therapy. New York: Informa; 2007. p. 1–7.

43. Melnik BC, Schmitz G. Role of insulin, insulin-like growth factor-1, hyperglycaemic food and milk consumption in the pathogenesis of acne vulgaris. Exp Dermatol 2009 Oct;18(10):833–41.

44. Melnik BC. FoxO1—the key for the pathogenesis and therapy of acne? J Dtsch Dermatol Ges 2010 Feb;8(2):105–14.

45. Melnik BC. Evidence for acne-promoting effects of milk and other insulinotropic dairy products. Nestle Nutr Workshop Ser Pediatr Program 2011;67: 131–45.

46. Kligman A. Letter of welcome, Second International Conference on the Sebaceous Gland, Acne & Related Disorders. Rome; 2008.

47. Savin RC. Use of topical minoxidil in the treatment of male pattern baldness. J Am Acad Dermatol 1987 Mar;16(3 Pt 2):696–704.

48. Danby FW. Why we have sebaceous glands. J Am Acad Dermatol 2005 Jun;52(6):1071–2.

49. Wilkin J, Dahl M, Detmar M, Drake L, Liang MH, Odom R, et al. Standard grading system for rosacea: report of the National Rosacea Society Expert Committee on the classification and staging of rosacea. J Am Acad Dermatol 2004 Jun;50(6): 907–12.

50. Plewig G, Steger M. Acne inversa (alias acne triad, acne tetrad or hidradenitis suppurativa). In: Marks R, Plewig G, editors. Acne and related disorders. London: Dunitz; 1989. p. 345–57.

51. Tan J, Wolfe B, Weiss J, Stein-Gold L, Bikowski J, Del RJ, et al. Acne severity grading: determining essential clinical components and features using a Delphi consensus. J Am Acad Dermatol 2012 Aug;67(2):187–93.

52. O'Brien SC, Lewis JB, Cunliffe WJ. The Leeds revised acne grading system. J Dermatol Treat 1998;9:215–20.

53. Tan JK, Tang J, Fung K, Gupta AK, Thomas DR, Sapra S, et al. Development and validation of a comprehensive acne severity scale. J Cutan Med Surg 2007 Nov;11(6):211–6.

54. Doshi A, Zaheer A, Stiller MJ. A comparison of current acne grading systems and proposal of a novel system. Int J Dermatol 1997 Jun;36(6):416–8.

55. Dreno B, Poli F, Pawin H, Beylot C, Faure M, Chivot M, et al. Development and evaluation of a Global Acne Severity Scale (GEA Scale) suitable for France and Europe. J Eur Acad Dermatol Venereol 2011 Jan;25(1):43–8.

56. Hurley HJ. Axillary hyperhidrosis, apocrine

bromhidrosis, hidradenitis suppurativa, and familial benign pemphigus: surgical approach. In: Roenigk RK, Roenigk HH, editors. Dermatologic surgery. New York: Dekker; 1989. p. 729–39.

57. Sartorius K, Lapins J, Emtestam L, Jemec GB. Suggestions for uniform outcome variables when reporting treatment effects in hidradenitis suppurativa. Br J Dermatol 2003 Jul;149(1):211–3.

58. Sartorius K, Killasli H, Heilborn J, Jemec GB, Lapins J, Emtestam L. Interobserver variability of clinical scores in hidradenitis suppurativa is low. Br J Dermatol 2010 Jun;162(6):1261–8.

59. Poli F, Jemec GBE, Revuz J. Clinical presentation. In: Jemec GBE, Revuz J, Leyden JJ, editors. Hidradenitis suppurativa. Heidelberg: Springer; 2006. p. 11–24.

Chapter 1

三种痤疮及其影响

寻常痤疮和玫瑰痤疮好发于暴露部位，会使患者感到痛苦，并影响人际交往。而发生在隐匿部位的反常性痤疮（化脓性汗腺炎）会影响患者最基本的社会活动。由于痤疮对患者最深刻的影响在心理方面，我将重点讨论这一部分。但在此之前，我们首先要知道我们要讨论的是什么。

1.1 寻常痤疮

Vulgaris 是拉丁语，意思是"常见的"。这个描述性的词形容得非常准确，因为在发达国家，有"西方"饮食习惯的人一生中患痤疮的风险是 85% ~ 90%。事实上，寻常痤疮真的非常普遍，连非常了解此病的资深皮肤科医生也曾说过，"7 岁的儿童也可以出现轻度的、以粉刺为主的症状，这通常是一种正常的生理现象"。

如果我同意痤疮是"正常的"（或"生理性"）的说法，那么本书就没有意义了。我写这本书的目的是把大量观点，无论是新的还是旧的，都汇集在一起。我想定义这个问题，然后解释这种"疾病"是如何产生的。只有这样，我们才能做到用最合理的方式对各种类型的痤疮进行治疗。

现在，让我们从头说起。

在皮肤中分布着形成皮脂和毛发的结构，我们称之为毛囊皮脂腺单位（folliculopilosebaceous units，FPSU）。当毛囊皮脂腺单位的导管部位出现堵塞时，痤疮就形成了。

还有其他一些位于皮肤下层的小"器官"：小汗腺几乎遍布全身，产生普通汗液；大汗腺分布于腋窝和腹股沟，这里形成的汗液含有一种特殊的化学物质、信息素。乳房的乳腺也是以同样的方式形成的，但明显较其他汗腺更发达。这些都被称为皮肤附属器，当它们出现异常时可引起各种疾病，可能会导致痤疮。

1.1.1 术语

导致痤疮的最初始的栓塞发生在毛囊皮脂腺单位的毛囊部，起源于一个叫皮脂细丝[1]的结构。最先在毛囊管中积聚的是微小的内壁细胞，即角质形成细胞（图 1.1A）。这些细胞产生角蛋白，我们皮肤的表层就是由角蛋白构成的。当角蛋白形成长而细的纤维时，就形成毛发；而当它形成厚而扁平的紧密薄片时，就形成指甲。角质形成细胞产生薄层的角蛋白分布在皮肤表面，并汇集在毛囊皮脂腺单位的毛囊部分。发生在毛囊导管及皮肤的角蛋白形成过程叫作角质化。角质形成细胞在毛囊导管的积聚导致了微粉刺的形成（图 1.1B）。随着毛囊导管内壁角质细胞越来越多，微粉刺进一步发展，导致毛囊导管堵塞。随着堵塞的加重，出现了微生物的定植和先前存在的细菌和酵母菌群的过度增殖。毛囊导管内阻塞物的增加会引起毛囊的膨胀、渗漏，最终出现破裂。

在痤疮早期，毛囊中的毛发不受影响，头发继续生长，但其中一些可能会困在堵塞和扩张的毛囊单位中。在青少年时期（特别是男孩），头发通常变得越来越粗，这可使青春期增大的毛囊皮脂腺单位保持开口通畅并减少痤疮的发生。

皮脂腺单位也在增长并产生更多的皮脂。正常体温下，这种皮脂是液体，它穿过或绕过"栓塞"静静地渗透到皮肤表面，并且与 von Jacobi 所说的"特殊脂溢性状态"相关，即我们常见的痤疮患者的油性皮肤状况[2]。这些皮脂恰好是进入毛囊单位的微生物

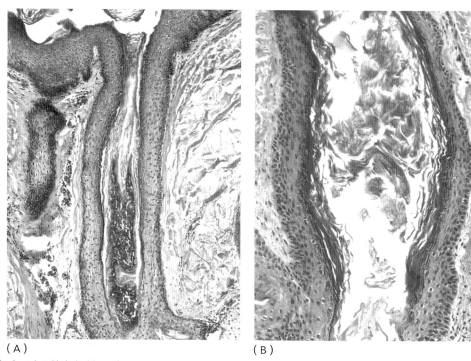

图 1.1 （A）毛囊导管中内壁细胞（角质形成细胞）的首次少量积聚。（B）这些扁平细胞在毛囊导管中的积聚导致微粉刺形成

的首选食物，可以促进其繁殖。关于这些微生物更多的介绍见第 6.0 节。

毛囊的泄漏和破裂与炎症密切相关，这个过程非常复杂，有数百篇论文着重讨论这个问题。截至撰写本文时，自 1952 年以来已有 619 篇论文。我不打算在这里全部回顾它们，但是你需要知道关于这个问题引发了多少争论。是先发生了毛囊单位的堵塞，以至于压力增加引起渗漏进而导致炎症？还是早期的炎症刺激导管堵塞以致产生数量过多的导管细胞[3]？我个人的看法是，激素水平变化导致毛囊堵塞，引起毛囊扩张和渗漏并诱发炎症。我的推理很简单：被认为能够诱发炎症并进而导致角化的微生物存在于几乎每个人的生命过程中，并且在痤疮患者中的数量并不高于正常人[2]。如果这些机制是始动因素，那么我们所有人在任何年龄都会发生痤疮。一定有一个能解释人群中痤疮发生的时间规律的非常重要的因素，在青春期开始，在成年期消失。详见后面章节（第 2.6 节）。此外还需要将毛囊导管中角质形成细胞的增生与炎症联系起来的触发因素。最近发现毛囊导管内的压力和缺氧是可能的触发因素，详见后文。

不论是炎症导致了堵塞还是毛囊皮脂腺单位内物质外漏引起了炎症，缓解炎症都是治疗的重要目标。数百年来，医生们一直在试图通过抑制炎症来治疗痤疮。在本书中，我会试着说服你，治疗炎症就像扑救已经烧起来的大火，而更重要的是预防火灾。

"炎症过程"不只是炎症，人们常常忘记它的主要任务是修复已经造成的破坏。有时，炎症过程停止，毛囊壁会简单愈合。在没有修复的情况下，炎症反应则继续进展，这将导致更多的破坏。扩张的毛囊内容物泄漏到皮下组织中，引起炎症扩大并导致瘢痕形成。这种长时间的破坏性炎症活动是导致"丑陋的"结节的原因。一些顽固的结节，不经治疗可存在数年。这被称为痤疮的"暴发"，它会导致毛囊皮脂腺单位的部分损伤，甚至整个破坏，可能留下严重的瘢痕。

1.1.2 治疗出发点

痤疮治疗的主要目标当然是改变形成毛囊细丝以及微粉刺的环境[1]。所有其他事件都是"下游"和"继发"事件。这些下游事件被称为"副现象"（epiphenomena），即"表面现象"。对痤疮的治疗已经有 1 个多世纪了，治疗的重心一直集中于抑制这些"副现象"，而忽视疾病的真正原因。

现在是解决病因的时候了。

1.2 玫瑰痤疮

出现在面部的经典玫瑰痤疮是痤疮的一个变异型（图 1.2）。它由很多以毛囊单位开口为中心的皮损组成，包括小隆起（毛囊性丘疹）和小脓疱（毛囊性脓疱）。这些小丘疹和脓疱出现在玫瑰红色的背景上。"玫瑰痤疮"这个词已经作为修饰"痤疮"的形容词用了几百年，玫瑰痤疮确实只是玫瑰红色的痤疮 *。

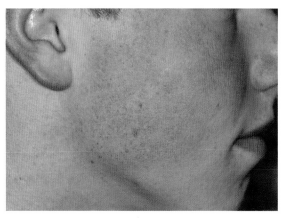

图 1.3　一些皮肤科医生认为这是"玫瑰痤疮前期"。仔细检查可发现一些小的粉刺——在 15 岁少年中非常常见。他需要终身的、真正广谱的防晒，以防止光化性毛细血管扩张症的恶化；他需要无乳制品的饮食以及温和的外用维 A 酸制剂

正如寻常痤疮始终以毛囊栓塞开始，成熟时表现为粉刺。真正的玫瑰痤疮总是具有毛囊性脓疱性病变。实际上，当存在粉刺时，玫瑰痤疮通常不被作为第一诊断，因为玫瑰痤疮与寻常痤疮常会同时出现。

1.2.1 第一部分，丘疹

小丘疹和脓疱是由机体的免疫系统对进入毛孔的异物产生反应所致。这是一种针对某些物质［包括细菌、酵母菌、一些小寄生虫（如蠕形螨）和少量向内生长的毛发］的自动排异反应。

这种反应是固有免疫系统的职责。"固有"的意思是生来就有的，它是免疫系统的一部分，不需要"学习"如何处理外来物质。我们的身体从出生开始就能够识别各种异物，而这部分免疫系统可以自动识别毛孔中或从毛孔溢出的任何物质，并将其视为异物。可以触发这种反应的物质很多，小到病毒，大到逆生毛发（第 7.1 节）。

此外，还有适应性免疫系统引起的第二部分反应。当固有免疫系统需要额外的帮助时，这部分免疫被启动。它的工作是识别、定位并清除外来物质。但需要一段时间后才能开始，因为它需要时间来学习如何适应一种新的威胁（第 7.2 节）。

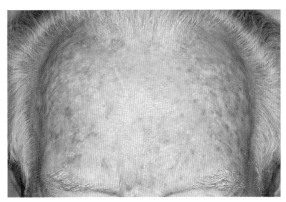

图 1.2　玫瑰痤疮好发于凸出的、暴露在阳光下的皮肤，这些部位的毛囊皮脂腺单位常受到日光刺激

"玫瑰痤疮"这个词常在公众的视线和一些皮肤病学文献中出现，形容词已经成为名词，玫瑰痤疮本身就成了"疾病"或"症状"。有关名称更改的更多信息，请参阅附录 A。

我们需要明白，玫瑰痤疮实际上包括三部分独立的面部表现。第一部分是丘疹，第二部分是红色的背景颜色（图 1.3），第三部分是皮肤增厚。有时也有眼睛的累及，即第四部分表现。

---

* 译者注：现代医学认为，玫瑰痤疮为一种独立的疾病，并非只是玫瑰色的痤疮。

1.2.2 第二部分，红斑

玫瑰痤疮的红斑由三个独立的部分组成：结构性红斑、功能性红斑、炎症性红斑。

第一种结构性红斑是由血管扩张引起的。有时它们被称为"破损"的血管，但其实并没有真正被破坏。这些血管在结构上是扩张的，这意味着它们的直径增加，因此携带的血液比平时多（图 1.4）。血管中更多的血液使皮肤比平常更红。血管的结构性扩张是由于血管壁的逐渐薄弱导致血管隆起形成。轻微的损伤可引起面部小血管的早期隆起，最常见的是由日光照射引起的。即使是婴儿（通常不会受到阳光直射）也会出现粉红色的脸颊。这是光化性毛细血管扩张症的最早征兆，即皮肤上永久和可见的扩张血管。1976年，Ronald Marks 博士在给《英国医学杂志》（*British Medical Journal*）的一封信中写道：

我们已经指出，玫瑰痤疮中的真皮上层明显异常。有证据表明，玫瑰痤疮患者皮肤的日光性弹力组织变性明显高于正常中年英国人，以及其他难以分类的营养不良性改变。氚化胸腺嘧啶核苷注射后放射自显影及酶组织化学检测表明，小的真皮血管也参与玫瑰痤疮的形成（可能是次要的因素）。根据这些发现，我相信该病主要是由于"风化作用"（日晒、风吹和寒冷）造成的皮肤营养不良以及对这一过程的内在敏感性。这种方式产生的皮肤萎缩导致乳头状静脉丛缺乏真皮支撑，使得这些血管（和相邻的淋巴管）明显扩张。玫瑰痤疮中出现的潮红很可能是血管扩张的结果，而不是其原因。血液的持续和集中汇集导致扩张的血管功能异常，反过来可能导致有害大分子和炎症介质扩散到真皮中 [4]。

我同意 Marks 博士对此疾病的假设，而且想不到其他更合理的假设来解释我们所看到的特征。Kligman 在关于这个问题的论文中支持这一观点，他说，"我们认为，玫瑰痤疮从根本上说是血管疾病" [5]。

在为撰写本章而查阅文献的过程中，我很高兴能够为我的推测找到如此有价值的支持（后面会简要介绍）。在阅读了专家的支持意见之后，下面的问题当然是：什么是血管异常？导致它的原因是什么？Marks 和 Kligman 没有解决这个问题，但是 Kligman

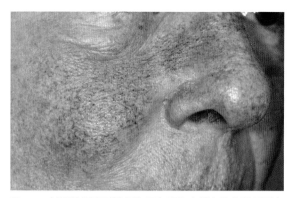

图 1.4　长期的阳光暴露损伤了包裹和支撑血管的胶原蛋白和其他组织，使血管扩张。血液增多而显示暗红色，就像这个人的鼻子一样

指出，"玫瑰痤疮的组织病理学总是表现出真皮基质损伤的典型表现，即弹力纤维变性、胶原溶解和黏多糖增加"。他认为这些变化与高加索人皮肤（通常白皙且多雀斑）的晚期光损伤很相似。想把这两者区分开来非常困难，因为他们可能是伴随发生的。

但他和 Marks 教授都没有指出，这种光化学损伤可能会损伤该部位的其他胶原支持组织。我猜测毛囊皮脂腺单位的毛囊部分的支撑结构同时受到损伤。此外，我建议 Marks 和 Kligman 深思熟虑，承认这种可能性。

事实上，正如 Kligman 所述，玫瑰痤疮和光化性损伤"可能同时发生"的原因非常简单。我相信它们是同一个过程。对真皮胶原蛋白的影响导致皱纹；日光对包裹血管的胶原蛋白的影响导致血管扩张，产生的症状被称为光化性毛细血管扩张症（在本节中讨论）；对包裹毛囊皮脂腺单位的胶原蛋白的影响使得毛囊部分在受到内部压力时扩张，失去保护的毛囊扩张后可能破裂。在哪里破裂？正如你想的那样——在受到日光辐射最严重的地方——毛囊顶部。衰老且胶原蛋白破坏的毛囊单位根本没有机会制造黑头粉刺，尤其是皮肤浅层的短小毛囊（比如在凯尔特人白皙的皮肤中），它们没有深而大的毛囊皮脂腺单位，没有形成深的、破坏性粉刺的条件。这些较短小的毛囊单位首先泄漏或破裂，产生经典玫瑰痤疮的丘疹和脓疱，因为它们不能保持其结构完整性以支持粉刺形成。

光化性是指由日光引起的，毛细血管扩张症是具有大量光化性毛细血管扩张的状况（多发性毛细血管扩张）。如果你仔细观察，即使用放大镜观察，在早期也只会看到粉红色。但随着时间的推移，扩张的小血管壁吸收了更多来自太阳的紫外线，这会导致更多的日光损害。在秘鲁库斯科附近山区的儿童的脸颊上很容易观察到阳光损伤所致的广泛毛细血管扩张。高原（约3800米）以及日常暴露加剧了这一损害。

要了解问题的机制，先了解一下血管的构造。运输血液的血管内壁非常脆弱。在它周围是一层支撑组织，看起来像在花园软管的管壁上看到的同心圆编织线，最外层是支撑材料。血管的大部分支持物质都是胶原蛋白。胶原被紫外线损伤后会变性，这是造成皱纹的原因。在显微镜下观察染色的皮肤切片，可观察到年轻健康皮肤真皮层的粉红色和高度结构化的胶原蛋白以及阳光受损皮肤中的灰蓝色糊状物。我认为，同样的情况发生在缠绕血管的支持结构上。由于原有健康结构的损坏，血管壁变得更加脆弱，这使它们能够扩张并携带更多的血液。血管的结构在横截面积上扩大，可以近距离观察到它们。

随着扩张时间延长，这些血管变得更加明显。明显到在社交场合，甚至在房间的另一头都可以看见。形成这种面部背景红斑的倾向部分是遗传的，这一点Marks教授也提到了，并被Kligman教授着重强调，他估计"苏格兰-爱尔兰-威尔士的凯尔特人血统的成年女性的患病率可能接近35%"。此外，他还认为玫瑰痤疮属于光敏性疾病的一种。日光照射是玫瑰痤疮产生和恶化的原因，因此皮肤白皙和长雀斑人群的发病风险最大。

这种血管损伤本身不是玫瑰痤疮。纯粹是简单的光化性毛细血管扩张——由光损伤引起的血管扩张。用口服抗生素或局部外用霜、乳液、凝胶、泡沫或软膏是不可能清除的。结构性红斑的最佳治疗方法是预防，包括：

1. 终身积极地防晒；
2. 真正有效地防晒，如使用帽子和防晒服；
3. 使用广谱（UVA和UVB）防晒霜以降低光损伤。

其次，是激光或强脉冲光（intense pulsed light，IPL）治疗的主动选择性光热解作用。详见第8.8节。

第二类红斑是功能性红斑，与扩张血管中的血流增加有关。增加的血流反映了血管的暂时扩张，这种

变化是可逆的。单纯的少女脸红是一种典型的暂时性高血流状况，它可以在几秒钟内出现，不到1分钟内消失。更年期的"潮红"或"潮热"可能会令人尴尬，这是一种更为突出且持续时间更长（但仍是暂时性的）的高血流现象的"变化"的标志。其他导致更持久功能性红斑（但仍是暂时性的）的因素有阳光、寒冷、风、热饮、含咖啡因的饮料、烟酸等药物，以及各种酒精饮料。

此外，还有一种特殊的第三类红斑，由炎症引起，被称为炎症性血管扩张，既是功能性的也是结构性的。这是唯一可以被药物治愈（并非全部）的红斑。如果能够消除炎症，红色将在一定程度上减轻，这将有助于减轻红斑。四环素类抗生素针对此类红斑很有效。

请注意，减少或消除细菌、酵母菌或蠕形螨诱导的炎症只能减少炎症性血管扩张，但对结构扩张引起的红斑没什么作用。值得注意的是，导致功能性红斑的炎症也会损害和削弱血管壁，加重结构性扩张。

为什么要强调这一点？因为我们有必要让患者了解，药物只对部分红斑有效。多年来，我见过数十位长期使用抗生素和其他药物（无论是外用还是口服）的患者，他们因药费、副作用以及红斑不能消退而感到沮丧。为患者设定合理的期望值将大大减少治疗带来的失望。不解释这一点可能会引起医患之间的误解和冲突。抗炎药物无论是局部应用还是口服，对于纯粹的结构性红斑或功能性红斑都无效。局部外用溴莫尼定凝胶或羟甲唑啉滴鼻剂或喷雾剂只能让红斑暂时变淡。

1.2.3 第三部分，纤维化

玫瑰痤疮的"终末期"典型表现是鼻赘，或称"酒渣鼻"。幸运的是，这种情况相对较少。它的形成是由于受累组织的增厚引起的，这种组织的增厚被称为"*phymatous change*"，来源于希腊语"*phyma*"，意思是"结节"或"肿胀"（图0.33）。尽管脸颊、前额和下巴也可受累，但鼻子最常见。W. C. Fields是最常与鼻赘联系在一起的演员，但克林顿总统的鼻赘可能更广为人知。饮酒被怀疑是一种促发因素，但不是必要因素。真正的原因可能是类似下肢慢性水肿区域的渐进

性纤维化，这是活检中常见的淤积性皮炎的一个组成部分。有些人可能只是很容易在下肢或面部真皮淤滞的情况下产生。其次，如 Marks 教授所认为的，日光造成的损伤不仅限于小静脉，也导致淋巴管损伤。这可能引起蛋白质渗漏并诱导纤维化反应，使得面部皮肤组织变厚。只有部分患者进展到鼻赘期的原因仍然是一个谜。本病可能有遗传倾向，但显然，患者无法重新选择父母。

1.2.4 第四部分，眼玫瑰痤疮

如果伴有玫瑰痤疮的其他症状，并出现眼睛发痒、干涩或沙砾感，则考虑眼玫瑰痤疮的诊断。常见巩膜表面（眼白）血管扩张，眼周组织肿胀，特别是眼睑和睑缘（见图 0.34）。这种疾病并不常作为一种孤立的眼科疾病出现，所以它似乎确实与玫瑰痤疮有关。然而，其发病机制与玫瑰痤疮一样仍是个谜。

1.2.5 关联性

虽然不能否认玫瑰痤疮常与玫瑰色背景红斑相关，但此类患者可能单独出现红斑和潮红。其他患有光化性毛细血管扩张症的患者可能会单独出现丘疹或同时出现丘疹和脓疱，伴或不伴结节形成（患处皮肤增厚），以及伴或不伴眼玫瑰痤疮。临床上常同时出现六种特征，但真正的玫瑰痤疮始于毛囊皮脂腺单位——这一结构存在于我们除了少数几个区域之外的体表所有部位。

那么红斑与丘疹以及小脓疱的关联在哪里？我们需要回顾之前的内容，然后把它们联系在一起。

首先，我们需要回顾一下我们知道的导致这种疾病的皮肤附属器。如前所述，我们需要使用解剖学上更准确的术语，因为毛囊异常在所有痤疮患者的发病机制中的作用还没有完全搞清楚。这些皮肤附属器有三个结构，称之为毛囊皮脂腺单位（FPSU）（图 0.20）。

在经典的玫瑰痤疮中，有类似于寻常痤疮的丘疹和脓疱，但是没有粉刺，这是了解其发病机制的一个重要线索。如果仔细观察玫瑰痤疮的病变，并与患者

交谈，会发现两个事实。首先，毛囊性丘疹出现很快，并且很快转变成毛囊性脓疱，然后快速暴发，再愈合。当暴发时，毛囊性脓疱中没有"核"或"栓塞物"，除脓液外通常没有可见的物质。痤疮手术（第8.7.1 节）也不需要去除残留的异物。FPSU 中的导管壁很快会损伤、渗漏，然后破裂，就像寻常痤疮一样。玫瑰痤疮不同于寻常痤疮，它发生更快、皮疹更浅。为什么会这样呢？看起来，在寻常痤疮和玫瑰痤疮中，FPSU 经历了相同的过程，却出现了完全不同的结果。为了解释这一点，我们需要回顾一下关于光化性毛细血管扩张症的部分（第 1.2.2 节，红斑部分）。是什么导致毛细管扩张形成？Marks 和 Kligman 教授一致认为，这是由真皮上层毛细血管壁支撑结构的破坏所致。是什么导致了这种破坏？是紫外线（ultraviolet，UV），特别是波长在 280～400nm 具有破坏性的 UVA 和 UVB。这与损伤胶原蛋白（保持面部皮肤容光焕发的物质）的原因一致。另一种可出现粉刺的疾病是 Favre-Racouchot 综合征*。这种疾病并不常见，但它的表现和位置是典型的例子，说明过多的紫外线照射可对面部产生什么影响。很明显，支持组织、纤维根鞘及其类似物的破坏或减弱（第 0.4节）使导管扩张，并形成该疾病的经典症状。事实上，Favre-Racouchot 综合征的完整描述性名称应该是"伴有粉刺的光化性弹力组织变性"（图 1.5）。

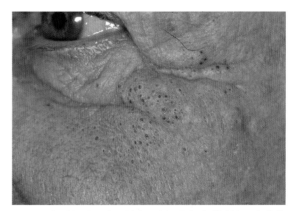

图 1.5　长时间的日光照射会逐渐损伤包裹并支撑毛囊单位的胶原蛋白和其他支撑组织，使它们扩张。角蛋白和一些皮脂在其中淤滞，甚至变黑，如图中这个男性的面颊一样

---

* 译者注：又称日光弹力纤维综合征。

形成这张照片中的皮疹需要很长时间，但皮损发生的位置——颧骨、眼眶边缘以及面部颧骨凸出区域加上相关的光化性损伤，证明了其发病机制可能是由光损伤介导。这种包裹在 FPSU 周围的支持结构像塑料手套一样，根本就没有足够的伸展性将这些黑头从薄壁扩张的毛囊管中推出。如果你有机会挤压 Favre-Racouchot 综合征的病灶，你就会知道角质团是软的、糊状的和油腻的。其形成机制是导管的薄弱、导管的扩张以及顺应性增高的毛囊壁无法容纳角质团块，也不能产生清空被动填充的毛囊单位所需的压力。这是产生寻常痤疮硬的角质栓塞的机制和事件的顺应性变化。

让我们将所知的光损伤的知识应用于玫瑰痤疮。看看经典玫瑰痤疮的丘疹、脓疱与光化性毛细血管扩张症之间的密切关系。它们基本上是相互关联的。虽然这导致了对这种疾病的新分类，但我认为，这种疾病的这两个特征之间的密切关系被误解了。这不仅仅与不同地域相关，单一环境因素即可造成这种疾病的两个最突出的特征。

我认为 UVA 和 UVB 的辐射足够强烈且具有穿透性，以至于能够破坏支持毛囊单位的胶原蛋白鞘。在青年时期，这种支撑结构相当强大，形成一种自然的收缩阻力。新形成的角质形成细胞和皮脂由于这种阻力而被迫向皮肤表面移动，从而使导管排空。这使得微粉刺没有时间累积，且在青年时期由于紫外线损伤导致胶原蛋白鞘损伤是很少见的。但是被日光损伤的导管的支持结构偶尔会破裂，而日光照射引起的寻常痤疮暴发也时有发生。更重要的是，这支持了一些假设，关于玫瑰痤疮中没有粉刺的原因以及玫瑰痤疮皮损持续时间短且形式单一的原因，其答案是相同的。

原因很简单，紫外线损伤 FPSU 的毛囊部位，也导致光化性毛细血管扩张。玫瑰痤疮患者缺乏抵抗毛囊导管早期扩张的能力，导管很快破裂。事实上，在毛囊导管有机会出现明显的粉刺之前就破裂了。破裂发生在毛囊的顶端，因为那是日光破坏最严重的地方。同样，这些脆弱的毛囊导管变得很薄、容易渗漏，这导致先天性和适应性免疫系统的早期激活，因此脓疱形成、FPSU 上端的破坏也在早期发生。

总之，玫瑰痤疮是称作痤疮的毛囊堵塞性疾病的一个独特变异型 *。所有类型痤疮的皮损的基本病因是相同的，但由于日光照射，玫瑰痤疮有其特殊的分布以及完全不同的特征。

1.2.6 玫瑰痤疮的炎症性副现象

三种痤疮中的每一种都是不同的。区别包括发病部位、持续时间、环境因素的影响、治疗反应、皮损类型和触发因素。玫瑰痤疮主要发生在面部和暴露在日光下的部位，常表现为毛囊堵塞、早期破裂、炎症反应和愈合。本章将解释堵塞和破裂的原因，并在后续章节中讨论预防、减轻和治疗它们的方法。除此之外，还有很多在炎症反应形成中发挥重要作用的因素。

与所有痤疮一样，玫瑰痤疮的炎症是由免疫系统对可能构成威胁的物质产生反应所导致的。如第 7.1 节所述，这意味着任何在基底膜外的物质都被认为是"敌人"（见图 2.7）。皮肤表面的异物如果由于划伤或割伤而进入体内，将受到攻击。同样，在表皮下捕获的任何东西（如内生毛发）或停留在毛孔中的物质（一些微生物）都有可能带来麻烦。

有五组麻烦制造者占据了 FPSU 的毛囊部分：

1. 寻常痤疮的经典入侵者是第 6.1 节中描述的"痤疮杆菌"。它现在被称为痤疮丙酸杆菌（propionibacterium acnes，P. acnes）。60 多年来，它一直是皮肤科医生使用抗生素的目标。由于一些原因（后文将解释），痤疮丙酸杆菌可能不是玫瑰痤疮的主要病因。

2. 下一个讨厌的入侵者是一种螨虫，一种微小的可自由移动的小虫子，叫作毛囊蠕形螨（图 1.6），它与引起疥疮的疥螨有亲缘关系。虽然通常简称为蠕形螨，但它们约有 65 种。这些小家伙们头向下生活在我们开放的毛囊开口中。雄性通常在晚上于皮肤表面交配，然后回到毛孔中。人们怀疑雌性是否也是夜行者，否则，这种感染如何蔓延？多年来，许多

---

* 译者注：现代医学认为，玫瑰痤疮为一种独立的疾病，并非痤疮的一种类型。

皮肤科医生认为螨虫只是无辜的旁观者，但最近有线索表明，它们可能与玫瑰痤疮的某些病例（尽管可能不是全部）有密切关系[6]。其中一条线索就来自对患者脸上出现的小脓疱中的物质进行的采样。

粉刺中间。就像内生毛发，它们似乎很容易引起玫瑰痤疮标志性的急性炎症，并且有时会在准备用于KOH检查的标本中看到它们（这些标本取材于脓疱内容物）（图1.7）。

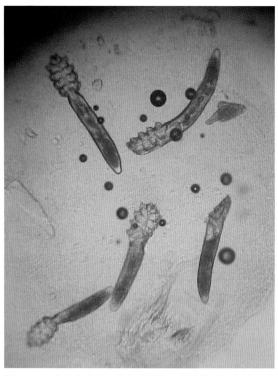

图1.6 这个由老中青三代组成的蠕形螨家族生活在某个玫瑰痤疮患者的额头上的一个脓疱中，背景显示脓液和角化栓（外加一些圆形气泡）

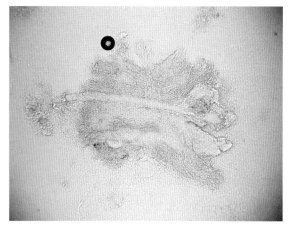

图1.7 固有免疫系统对生长在玫瑰痤疮中的内生毛发发生免疫反应，即使是像这样细小的毛发。该标本取材于玫瑰痤疮患者脓疱中的毛囊角栓

3. 有一种有趣而且可信的解释：部分与蠕形螨相关的免疫反应不是由于螨虫本身引起，而是由另一种微生物，青霉芽孢杆菌（bacillus oleronins, *B. oleronius*）的增殖引起的。这种细菌存在于蠕形螨的肠道中，显然对用于治疗玫瑰痤疮的抗生素敏感[7]。更有趣的是，有证据表明玫瑰痤疮患者的血清对来自*B. oleronius*的抗原具有免疫反应性[8]。

4. 第四种因素不是活的有机体。这是由FPSU自身产生的毛囊内容物。即使在面部毛发最少的区域也会产生微小的毛发。它们可能非常小，基本上看不见，但是它们会出现在由玫瑰痤疮患者的皮肤制备的显微切片中。在寻常痤疮中，它们从毛囊向上生长到皮肤表面，但有时可以看到它们紧紧地卷曲在

内容物中可能还存在一些黏附的角质形成细胞，皮下松散的角蛋白通常不受固有免疫系统的欢迎。当表皮样囊肿在皮肤下破裂，暴露释放出角蛋白时，它虽然是无菌的，也会引起剧烈的炎症反应，常常被误认为是感染引起的炎症反应。通过简单地去除角蛋白及其周围的生发上皮解决这种皮损的方法既快速又令人印象深刻。同样，只需开放这些小脓疱，皮损就可以迅速好转。

5. 关于痤疮的文献中，最后一个麻烦制造者没有被很好地描述，但我发现它是我治疗的大多数玫瑰痤疮病例的一个因素。事实上，微生物在寻常痤疮的发病机制中也非常重要，这一事实被忽视了30多年，这方面的问题在寻常痤疮部分（第1.1节）[9]已经有所涉及。这种微生物就是马拉色菌（第6.2节）。似乎只有其中一个物种与痤疮有关，但由于三个简单的事实，很难科学严谨地将其与每一种特定疾病联系起来：

首先，它无处不在。从该菌的天然寄生地——头皮取材培养，结果几乎都呈阳性。它喜欢生活在其天然食物——油脂较多的地方。

其次，它并不总是导致疾病。事实上，有证据表明，它是受害者，而不是侵略者。

第三，共有 14 个种属的马拉色菌，而球形马拉色菌（*M. globosa*）可能是造成脂溢性疾病的原因之一[10]。

由于这三个事实，真正证明马拉色菌与皮肤病之间的关系十分困难。马拉色菌被认为在花斑糠疹中具有致病作用，并且同样的情况也适用于上背部、上胸部和肩部的马拉色菌毛囊炎。但是其在脂溢性皮炎、银屑病、特应性皮炎中的作用还存在争议。至于寻常痤疮和玫瑰痤疮，在目前的文献中几乎没有被提到。

为了证明马拉色菌在这些疾病中的作用，首先要搞清一个概念性问题。早期医学院的教学通常认为，脓液意味着感染，需要培养鉴定。传染病专家、研究型皮肤科医生和一些临床皮肤科医生的习惯是培养脓液，看看有什么菌生长。如果有人这样做，并将玫瑰痤疮脓疱中的脓液送到一个细菌实验室，报告将会是"无菌群生长""正常皮肤菌群""无葡萄球菌或链球菌生长证据"或"少量表皮葡萄球菌生长"。

未能找到罪魁祸首的原因很简单——马拉色菌属是一种"挑食者"。培养基中必须含有链长为 12～24 碳的脂肪酸，否则它就不能生长和繁殖。这些脂肪酸不存在于常用细菌培养基中，所以马拉色菌不生长。

马拉色菌不生长，也就不会被报告阳性，进而被忽略。实际上培养并不困难，需要做的只是在标准的沙氏培养基和环己酰胺培养基的表面加一层薄薄的橄榄油，或者将橄榄油混合到琼脂中，或者使用特定的Dixon 琼脂（图 1.8）。但这将产生额外的工作量和额外的费用，并且没有商业实验室对马拉色菌感兴趣。大约 25 年前，我和我的合作伙伴对一家当地的医院实验室产生了兴趣，他们正在培养马拉色菌（当时叫作*pityrosporon*），在大量培养结果显示阳性后，我们和实验室感到厌倦并且放弃了这种做法。事实证明马拉色菌无处不在，发现它并不奇怪，它不能提供任何信息，因而也没有人考虑针对马拉色菌的治疗。

另一方面，我们很难将其与特定疾病联系起来，尤其是一些常见病（例如，寻常痤疮、银屑病、脂溢性皮炎、特应性皮炎，当然还有玫瑰痤疮）。问题在于马拉色菌本身通常是一个无辜旁观者，它不会产生毒素，不会侵入组织，也不会破坏组织。大多数情况

下，它只是存在于皮肤表面或沿着我们的毛囊孔向下寻找更多的食物——FPSU 的皮脂腺部分分泌的油脂中的特殊脂肪酸。至少，这是它的常态，直到出现皮肤问题而引起人们对它存在的注意，而这正是开始对它发生兴趣的时候。

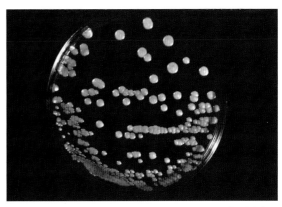

图 1.8　在 Dixon 琼脂中添加甘油单油酸酯，代替橄榄油覆盖表层，满足马拉色菌的营养需求

图片来自：http://www.mycology.adelaide.edu.au/gallery/yeast-like_fungi/

那么会发生什么？我们人类的两种免疫系统总是在"找麻烦"。如果马拉色菌伴随着体外的一些物质突破进入毛囊导管中，并穿过毛囊壁溢入真皮内，麻烦就开始了。身体的"第一道防线"，固有免疫系统，立即识别入侵者并启动"应急措施"。一连串的反应被触发，并出现红肿热痛——炎症的典型症状。这导致了我们所知的红色隆起——毛囊性丘疹，并很快演变成毛囊性脓疱。这种反应一直持续到威胁被消除，这通常意味着脓疱破裂（或被患者挤破）而愈合。

导致无法证明感染或炎症与酵母菌之间关系的一个问题是难以满足"科赫法则"。"科赫法则"有四条，于 19 世纪建立，以"证明"感染性微生物与其引起的感染之间的因果关系：

1. 微生物必须在所有患有该疾病的生物体中大量存在，但不应在健康生物体中发现。问题是，马拉色菌到处都是，但并不是所有的宿主都患病。

2. 微生物必须能够从患病的生物体中分离出来，并在纯培养基中生长。这容易做到，但并不常这么做。

3. 培养的微生物在引入健康生物体时会引发疾病。问

题是微生物已经引入我们所有人。我们中有些人会发病，但大多数不会。

4. 必须从接种的患病实验宿主重新分离微生物，并将其鉴定为与原始特定致病菌相同。和上一条一样，我们都携带马拉色菌，所以这是无意义的。

实际上，经过了这么多年，科赫法则已经产生了很多变化，现在只存在其历史意义，但我仍然需要定期在临床会议上向不相信这一观点的人解释这一点。我们所看到的反应更像是过敏性接触性皮炎，而不是感染。打个比方，几乎每个人都穿过牛仔裤，但是我们中只有少数人对牛仔裤过敏。

这个道理在这里也适用。有些人实际上对马拉色菌过敏，所以炎症起因不是由马拉色菌攻击我们人类造成的；相反，我们人类的免疫系统攻击马拉色菌，我们被自身的免疫系统误伤了。多年来，我见过数十位患玫瑰痤疮的女性，她们发病都与马拉色菌有一定关系，并且有一个事实强化（并没有证明）了这一理论——如果你问患有马拉色菌相关玫瑰痤疮的女性是否曾有过外阴阴道真菌感染，有超过90%的患者将回复，"有过一两次，但是是在好多年前了"。虽然不能证明，但是我相信这些女性都有针对马拉色菌的非常强烈的适应性免疫反应。这种反应是由于多年前外阴阴道接触到念珠菌而引发的。这种接触已经能够使机体建立针对念珠菌的免疫，并防止复发。念珠菌是马拉色菌的近亲，这种暴露和应答似乎对马拉色菌产生了交叉反应。这种交叉反应很强烈，足以使人发痒（可能是 IgE 介导的），但不足以清除皮肤表面或毛孔中的马拉色菌。

值得注意的是，患有外阴阴道酵母菌感染的女性通常瘙痒明显。因此，如果一位患有玫瑰痤疮的女性自诉皮损瘙痒，那么几乎可以肯定，她的毛孔中可以检出马拉色菌。

这里需要提醒的一点是：患有马拉色菌相关玫瑰痤疮的女性患者通常皮损持续时间很长，以至于她们可能忽略瘙痒。她们通常只是把小脓疱的顶部抓破，甚至是无意识抓破的。这种情况通常发生在夜晚睡眠

患者意识模糊时，患者无法控制自己的搔抓欲望。因此，即使患者否认瘙痒，只要患者有既往瘙痒史或被看到抓破的丘疹，就可以作为马拉色菌相关炎症的证据。同样存在瘙痒性丘疹的另一种疾病是蠕形螨病，这给我们带来了两种治疗选择——关于治疗的内容将在后面阐述。

有趣的是，这些女性（以及一些男性）在成功治疗之后才会意识到瘙痒。这就是为什么我把马拉色菌引起的炎症称为 Joni Mitchell 病——因为在她的著名歌曲 *Big Yellow Taxi* 的歌词中写道，"你不知道你得到了什么，直到它离开"*。瘙痒是玫瑰痤疮的一部分，抗生素治疗实际上会使病情变得更糟，并且通常使皮损变得难以辨别和治疗。

1.2.7 "玫瑰痤疮"与"红斑痤疮"的争议

专家委员会建议改变玫瑰痤疮的诊断标准时，添加了一种新的分类，红斑 - 毛细血管扩张型玫瑰痤疮[11]。诊断标准的改变，使任何面部中央持续发红的（有或没有毛细血管扩张的面中部红斑）症状都符合这种诊断。即使它们只在太阳照射才出现时也是如此，这些变化在文学作品中通常被描述为面色红润（high color）或红润的脸颊（rosy cheeks）。

脸颊部位凸出的区域，特别是年轻的"苹果"脸颊，常积累日光损害。这是生活中自然的事，也是几个世纪以来艺术家们认可的。当然，在过去的 500 年中，艺术家们描绘的脸颊红润的小天使、六翼天使和幼年基督并非都患有玫瑰痤疮！

如果您想进一步探讨命名问题，可以看一下专家委员会的网页：http://www.rosacea.org/class/classysystem. php。我的反对意见和委员会的回应见附录 A。

在本书中，玫瑰痤疮（acne rosacea）指一种疾病。而红斑痤疮（rosacea）是形容词，不是指疾病。

1.2.8 总结

总之，日光损伤可引起大量毛细血管扩张，并且对同一区域中 FPSU 的支撑结构也造成损害。这种毛

---

*译者注：Joni Mitchell，加拿大传奇音乐家、画家、诗人、视觉艺术家和社会观察者。

囊导管壁的损伤抑制了粉刺的发生，倾向于形成毛囊性丘疹和毛囊性脓疱，并为免疫介导的炎症提供了舞台。这种炎症导致了面部发红的症状，而这种症状主要表现为光化性毛细血管扩张症和玫瑰痤疮。

1.3 反常性痤疮 / 化脓性汗腺炎

法国医生 Verneuil 在 1864 年描述了一种疾病，称之为化脓性汗腺炎（hidradenitis suppurativa，HS），认为它是顶泌汗腺疾病。随后人们认识到，该病的主要受累部位同寻常痤疮一样，在 FPSU 的毛囊部分。反常性痤疮（acne inverse，AI）一词在 1991 年首次应用[12]。这篇论文为当时使用该术语设定了基本规则。

反常性痤疮是一种皮脂腺和终端毛囊的慢性炎症，是痤疮的一种类型。反常性痤疮的发病机制与其他类型痤疮发病机制相同：毛囊漏斗部的角化过度导致粉刺，细菌感染导致毛囊导管破裂，随后出现伴有脓肿、脂膜炎和窦道形成的肉芽肿性炎症反应。

虽然近来已经逐渐发生了一些改变，特别是在欧洲，但新的术语 AI 尚未被该领域的所有研究人员完全接受。部分原因是很多人都是传统主义者；部分原因是有些人懒得为它想一个新名字，即使老名字已经被证明和疾病没有相关性；部分原因是患者、大多数医生和医学文献对旧术语更为熟悉；还有部分原因是因为 AI 这个术语提示皮损发生在与寻常痤疮的位置正好相反（倒置）的区域——这个概念与实际不符。然而，有一个新的、科学而准确的理由来支持这个术语。这一点我们后面讨论。

目前而言，我使用"反常性痤疮"这个词，因为它符合本书的统一概念——即使有些疾病过程比较复杂，但三种痤疮发病机制确实是相似的。痤疮之间的差异是由三个因素产生的：

首先，它们发生在身体的不同区域，但有时会有重叠。

其次，它们影响不同类型的 FPSU。

第三，它们累及 FPSU 的不同位置。

AI 在其同义词"化脓性汗腺炎"中被描述为孤儿疾病，这意味着患儿被父母遗弃了。不幸的是，在日常实践中，它经常被它的"养父母"——本应坚持治疗它的医生们放弃。这种疾病在许多医学院校都没有教过，在大多数皮肤病学继续医学教育中被忽视，有时被通过最粗暴的手术来处理，并经常被家庭医生、急诊医生、整形外科医生、妇科医生、感染科医生，甚至我们皮肤科医生忽视或误诊（或两者兼而有之）。有些皮肤病学教科书没有提到此病，医生们经常完全忽视这种疾病，以至于患者在辗转了很多医院却没有得到确诊后，放弃了治疗。他们隐藏起来，失去工作，失去了人际交往，失去亲人，放弃治疗，并从医生身边消失。当他们再次出现在我们的办公室或急诊室时，并非出于对治疗的希望，而是出于绝望。他们因为伤口的疼痛和丑陋以及时不时散发的气味而感到尴尬。

希望出现了，来自世界各地的一群专业研究人员和临床医生重新关注起这种疾病。2006 年，他们被一个患有这种疾病的加利福尼亚人召集参加一个国际会议。事实上，她帮助并资助了这次活动。在德国德绍的 Christos Zoubonlis 教授的主持下，该组织仍保持联系，并在旧金山再次举行了会议，目前正在重组为一个与北美和欧洲基金会合作的独立基金会（http://www.hs-foundation.org），他们研究此病的不同方向。其中有一位来自哥本哈根的 Gregor Jemec 教授，完成了 50 年来第一本专门研究"化脓性汗腺炎"的著作[13]，他正在缓慢而稳定推进该领域的前沿研究。

该病的起始与寻常痤疮相似，都发生了 FPSU 毛囊部分的早期堵塞。栓塞逐渐增大并最终破坏脆弱的毛囊壁，这反过来导致炎症的暴发。但与大多数疥病及寻常痤疮不同的是，炎症横向发展，并且随着时间延长，出现了充满胶样物质或脓液的窦道并最终发展到皮肤表面。这些炎症和相互关联的窦道最初是无菌的，但可能会发生继发感染，加重炎症并引起肿胀、瘢痕、排脓、疼痛和气味，给患者带来巨大痛苦。皮损最常见于局部受压位置，如紧身内衣、贴身衣物、腰带、胸罩、肩带以及坐姿压迫和其他局部压迫位置。它也可以发生在寻常痤疮常见的区域，如面部、颈部以及耳后，这些区域并非完全"反常"。发生于面部的患者常出现伴发深部结节和瘢痕的顽固性痤疮，治疗非常困难。

这种疾病进展的方式促使我们重新思考疾病的名

称。在这种痤疮的变种中，导致所有麻烦的渗漏和破裂恰好发生在 FSPU 的毛囊单位的最深处附近。在解剖学上，这是皮脂腺起源的地方。它们附着在毛囊导管的下端，形成毛囊和皮脂腺的连接点（图 1.9）。这似乎是导致 FPSU 壁渗漏和最终破裂的薄弱点[2]。毛囊壁的裂缝会使内容物泄漏，并引发炎症反应（图 1.10）。这种反应非常强烈，对该部位造成逐渐递增的伤害，皮脂腺和毛囊甚至会在这一过程中被永久性破坏（图 1.11 ~ 图 1.13）[14]。

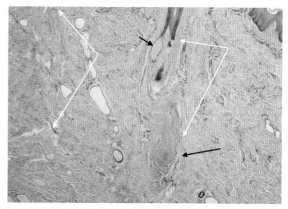

图 1.11　双白色箭显示被破坏区域，有胶原增生形成瘢痕。黑色短箭显示残余的皮脂单位。黑色长箭显示一个被摧毁的毛乳头

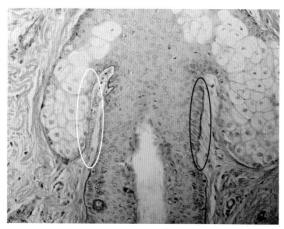

图 1.9　注意 PAS+（过碘酸希夫染色阳性）支撑物质厚度的变化，毛发单位外侧为 2 ~ 3+（图中黑色椭圆形所示），而内侧毛囊皮脂腺交界区为 1/2 ~ 1$\frac{1}{2}$ +（图中白色椭圆形所示）

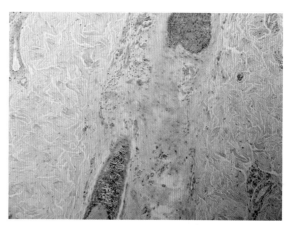

图 1.12　这个半破坏的皮囊皮脂腺交界区两侧未发炎的健康胶原证明了炎症攻击的特异性。没有皮脂腺残留

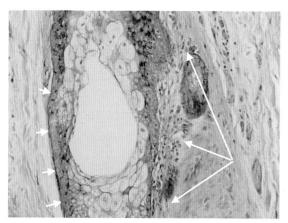

图 1.10　短箭显示过碘酸希夫染色（PAS）2+，不伴炎症；长箭显示 PAS 0 ~ 1+，伴明显的炎症浸润

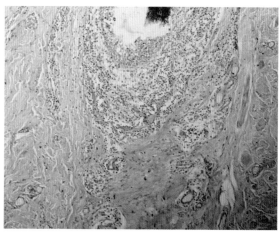

图 1.13　毛发单位残余部分的轮廓几乎不能辨认

该病起始于 FPSU 毛囊部分的"相反部位"。无论涉及的导管是存在于 AI 经典的腹股沟和腋窝区域，还是"非反常性"的面部和颈部，这一生理缺陷似乎在这个相反的部位。正因为这个原因，我已经接受并将使用和推广"反常性痤疮"作为痤疮变异型的合理命名。这一术语符合疾病命名的逻辑，纠正 1 个多世纪前 Verneuil 错误地将病因归结于"汗腺"，特别是 1939 年归结于顶泌汗腺 [13] 以来一直存在的误解。

请注意，顶泌汗腺本身并无破坏或炎症。其在炎症过程中毫发无损（图 1.14）。这种疾病从来不是一种汗腺炎，而是一种痤疮的变异型。它也不是一种始于 FPSU 的毛发或皮脂腺部分的疾病，因此需要新的解剖学和组织学术语，以重新认识 FPSU 的毛囊皮脂腺交界部位。

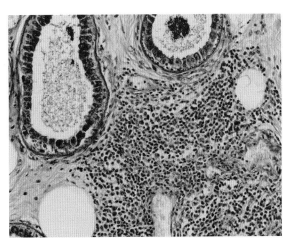

图 1.14　尽管附近有强烈的炎症活动，但汗腺没有受到损伤

总之，反常性痤疮是毛囊角化异常性疾病，FPSU 毛囊部分的堵塞是其病因和特征，并导致该结构的反向位置——毛囊皮脂腺交界区破裂。

无论病变发生在皮肤的什么位置，反常性痤疮真的是"上下颠倒"的痤疮。

1.3.1 破裂之前，在哪里和为什么？

如果您还没有阅读有关日光损伤对玫瑰痤疮发病的影响的话，现在是时候回去阅读它了（第 1.2 节）。你需要知道在日光照射下毛囊的顶端发生了什么。

然后，在学习了这一章节后，思考一下在 AI/HS 中毛囊的支撑组织发生了什么，想想日光对劳累部位的影响吧。在间擦部位和生殖部位的毛囊漏斗部（顶部）相当强壮、紧密和容易堵塞，是否有部分原因是因为它们没有被日光照射？假设我们在这一点上取得了重大的概念性飞跃，那么激光在治疗 AI/HS 中有效（第 8.8.2 节）的原因是否取决于破坏毛囊上部的支撑组织，允许它排空而不是堵塞和破裂？当然，目前还没有证据证明这一点，但我认为这肯定值得认真研究。在这个问题上还有另外几个与光照（或缺乏光照）有关的联系——在后文会详细地介绍（第 8.8.1 节）。

1.3.2 破裂后，又发生了什么？

毛囊导管破裂引发的事件很多，相互关联，很复杂，也难以治疗。我们所看到的大部分是由免疫系统对毛囊中堵塞的物质发生的炎症反应。如果你曾经有过内生毛发的话，你就知道肿胀和压痛都是由炎症引起的，与头发的大小不成比例。更重要的是，将头发从毛孔里拔出，甚至仅仅是解除阻塞（没有被拔出），炎症就会立刻消失，并不需要抗生素。

为什么？因为这是一种炎症，而不是感染，不需要细菌或真菌就能引发红斑和肿胀。这种炎症反应是由我们的固有免疫系统引起的，我们的适应性免疫系统可能会增强这种反应（见第 7.1 和第 7.2 节）。

1.3.3 反常性痤疮中最主要的入侵者是谁？

就像寻常痤疮一样，FPSU 毛囊部分的内容物构成了引起炎症反应的"外来物质"。角蛋白是构成我们的头发、指甲、皮肤表面和毛囊内层的物质，可以是一种"外在物质"。当角蛋白存在于头发或导管内壁角质形成细胞时，一切都没有问题。但是，如果毛发"内生"进入真皮，表皮下的固有免疫系统几乎立刻就能识别出它，炎症就开始了。但是想想，当毛发从表皮下（皮肤的表层）的小隧道中伸出到表面时，炎症消失的速度是多么惊人。没有外来物质出现在错误的地方就没有炎症。

同样的事情也发生在内生指甲上。这是一个更复杂的过程，但是去除指甲已经向内生长的部分或者手术切掉突出皮肤的组织，病情会很快缓解。即使长期使用抗生素无效的患者也能迅速缓解。这给我们上了一课：没有外来物质出现在错误的地方就不会有炎症。

来自 FPSU 毛囊破裂部分的角蛋白会被固有免疫系统立即发现，几乎立即引起炎症[15]。我们认识到在毛囊周围出现的肿胀，临床表现为寻常痤疮的毛囊性丘疹或者是 AI/HS 的早期痛性结节。如果炎症进展到出现脓液，毛囊性脓疱就形成了。发病的关键是角蛋白，它通常是我们的朋友、保护者，并形成我们的皮肤、指甲和毛发，当它出现在不应该出现的地方时，它就是敌人。如果背部的一个普通的表皮样囊肿破裂，就会产生针对角蛋白巨大的反应，即使角蛋白是无菌的，并且可能在完整的囊肿中存在了几十年。世界上所有的抗生素都不能治愈这种反应，因为炎症不是由感染引发的。真正的感染性囊肿是非常罕见的。但是发炎的表皮样囊肿（经常被误命名为皮脂腺）是非常热、非常痛的，而且通常是无菌的。将角蛋白和整个上皮囊全部去除可治愈疾病。没有外来物质出现在错误的地方就没有炎症。

如果免疫系统识别角蛋白是引起炎症的唯一原因，我们简单地去除角蛋白和脓液，就能痊愈。但在 AI 中，我们遇到了困难：如果只有一个新的外来物出现，这个问题可能会相当容易解决，但在 AI 中可能会有大量病灶。

让我们先来看看一个单发的炎性 AI/HS 结节。记住，这个过程是倒置在毛囊结构中的，有问题的部位在毛囊结构的底部或侧面。只要切开病灶并挤压，把角蛋白和脓液排空，症状就能暂时缓解，但会留下受损的毛囊。这意味着有可能复发。那么答案是什么呢？答案是如此简单，以至于我不知道为什么以前没有人想到它。所需要做的只是一个简单的过程，使用活检钻孔器——一种锋利的一次性小仪器，就像曲奇刀一样。我们通常在皮肤科使用这些工具做活检，它有多种规格——4mm、5mm、6mm 或 7mm 活检钻孔器可用来取出整个堵塞和渗漏的发炎的 FPSU。这是非常简单的，而且因为使用局部麻醉剂，我们可以尽量挤出和清除任何残留的脓液和角蛋白（图 1.15）。伤口用化学止血剂（首选三氯化铁）封闭，病变处就清理干净了，只留下一层敷料和一个小伤疤（图 1.16）。这对于小的、早期的、孤立性的 AI 病变很有效。对

于生长在乳房下、胸罩下、沿着内裤线和臀部的疼痛性皮损，缓解疼痛将显著提高生活质量。第 8.7.2.1 节将详细介绍手术细节。

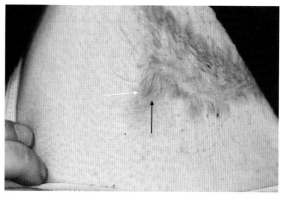

图 1.15 请注意红色、无粉刺的柔嫩区域（白色箭）及其旁边的墓碑粉刺（黑色箭）

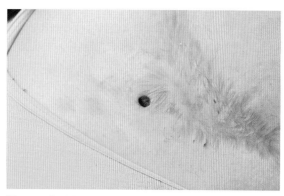

图 1.16 切除部位的选择，以移除有炎症的病变和墓碑粉刺

当病变多发或长期得不到治疗时，就会出现更复杂的问题。这种情况经常发生，通常是由于诊断延误、治疗不当、预防不足以及切开引流不当（incision and drainage，I&D）造成的。这可能发生在世界各地的医生办公室、手术室、紧急护理设施和急诊室内。在大多数地区，AI/HS 的治疗是错误的；这令人遗憾，但却是事实。为什么这种疾病会造成这么多麻烦？最好的治疗方法是什么？

需要理解的是，从实用的角度来看，手术治疗 AI/HS 有三种方法。第一个是上述的钻孔去除或清创术和迷你去顶术来治疗一个完整的发炎的 FPSU。它适合于单独的病灶，对新发的病变效果最好。第二个

是下面描述的去顶术，这对于处理陈旧的和已形成的局限性单个或多个结节和窦道是有用的。在去顶术之前，可以通过积极治疗使炎症缓解，但药物治疗充其量不过是外科去顶前的临时处理或准备。第三种选择是对整个受累区域进行手术切除。这可能是治疗腋窝、腹股沟、会阴部、臀部或生殖器部位巨大的、流脓的、恶臭的瘢痕和窦道皮损（更糟糕的是这些皮损混合存在）的唯一方法。

在 HS/AI 中使用的 Hurley 三级分类是根据病变的数量、面积和涉及的范围（而不是单个的病变类型）制定的，虽然 Hurley 分级给出了疾病严重程度的一般分类，但它只是一个粗略的治疗指南。因此，即使是对最严重的 Hurley Ⅲ 期患者，根据年龄、类型、活动和部位的不同，有选择地使用这三种外科技术也可能使其受益。而预防性的饮食和行为改变必须长期坚持，甚至终身（见第 8 章）。

那么，对于那些不需要手术切除和修复的，累及多个 FPSU 的大结节和脓肿，我们应该怎么做呢？首先，我们必须认识到，虽然可能存在一些继发感染，我们处理的重点并不是感染。患者皮损处的炎症是对角蛋白和其他碎屑的大规模固有免疫反应引起的。它本质上是一种对"内生毛发"的"去核"的过度反应。这个方法听起来可能太过简单，但确实是对的。如果你把核取出来，那么一切都会缓解。甚至古罗马人也知道这一点，他们说，*Ubi pus，ibi evacua*，拉丁语的意思是，"哪里有脓，就排掉它"。要治愈该疾病，必须清除碎片，并为伤口提供最佳的愈合条件。清除碎片称为清创，而从皮肤表面完全清除这些物质的唯一方法是手术，通过将结节、窦道和脓肿的顶部去除，再将其清理干净（图 1.17 和图 1.18）。

与 Hurley Ⅲ 期所需的大型手术相比，去顶术是非常简单的。通常可以在医生办公室、门诊或急诊室进行，不需要住院。此外还有其他几个优势，术后恢复期通常很短（详细手术细节见第 8.7.2.2 节）。

1.3.4 是什么导致这个病表现得比寻常痤疮更糟糕？

最近发现，主要的差异是毛囊壁破裂的位置和随后发生的破坏性事件的顺序。最近发表的一系列论文

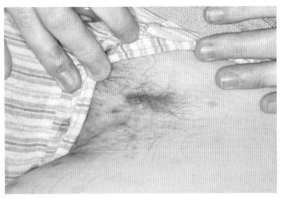

图 1.17　这实际上是多处病变中的一个，其中一些病变位于左腹股沟褶皱处

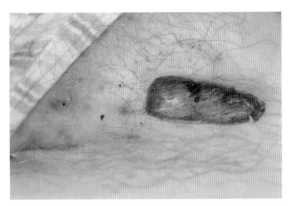

图 1.18　使用剪刀剪出一个简单的椭圆形就可以很好地清理这个区域。而皮损的左侧和深部需要进一步地清理

更详细地介绍了这一点。最重要的特征是：

在 FPSU 的支撑结构中明显存在缺陷，在皮脂腺和毛囊连接处没有支撑结构（或非常薄弱），这一连接结构正好在毛发单位之上[16]。

炎症出现在支撑结构薄弱或缺失的区域，这精确地指出了发生损伤的部位。

炎症过程中能见到所有常见的炎症细胞[15]。

皮脂腺几乎完全被炎症破坏[14]。在皮脂腺消失的地方，有明显的炎症和瘢痕。在之前的皮脂腺毛囊连接处可能留下一些残存的组织。

在毛囊皮脂腺连接处下方的毛发单位中有一组细胞形成了一个可见的凸起，被称为隆起区。这是毛发单位的一部分，位于竖毛肌附着点和峡部上方毛囊皮脂腺连接起点之间（图 1.19）。在寒冷的情况下，竖毛肌使你手臂伸侧的毛发竖立。更重要的是，这个隆起的区域是干细胞的来源。

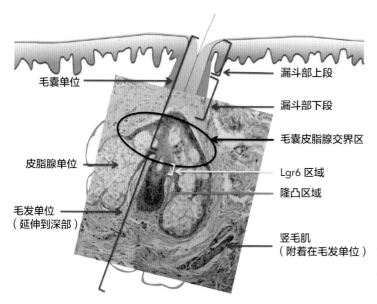

毛囊单位

漏斗部上段

漏斗部下段

毛囊皮脂腺交界区

皮脂腺单位

Lgr6 区域

隆凸区域

毛发单位
（延伸到深部）

竖毛肌
（附着在毛发单位）

图 1.19　干细胞从凸起处的较深部分向上迁移到毛囊皮脂腺连接处，其特征和潜能随着它们迁移的过程而变化。其中携带 Lgr 6 标记（黄色）的干细胞具有产生上皮化的窦道的最佳潜能，这代表 FPSU 在尝试修复

　　这些干细胞的主要工作是确保毛囊和发根的生长和更新，在 FPSU 受到损伤时修复各个结构，确保 FPSU 能继续生长。因此，干细胞可以转化成各种各样的细胞。当毛囊皮脂腺交界区破裂时，破裂刚好发生在干细胞区域附近，而离连接处最近的干细胞是 Lgr 6 系列。在炎症的刺激下，干细胞会松脱出去，它们漂浮在周围炎症细胞和液体的混合物中。Gniadecki 在这种炎症物质中发现了一群"干细胞"，并认为它们是 AI/HS 病变的特征性表现[17]。

　　这些干细胞样细胞和伴随的炎症（和修复性）细胞存在于一种凝胶状物质中。它含有丰富的营养，因为身体需确保愈合的环境尽可能好。刺激毛发生长所需的激素，甚至是整个由雄激素驱动的 FPSU，都肯定存在。这些干细胞样细胞有很强的独立存活能力，并且在凝胶样物质中形成了许多新的细胞生长增殖岛（图 1.20 和图 1.21）。事实上，这些"干细胞样细胞"通过将自己转变成更特殊的结构来启动这些"岛"的生长，这正是干细胞的功能。当然，随着技术逐渐进步，所有这些都需要进一步证明。

　　总地来说，AI/HS 的发生似乎是由于损伤的部位

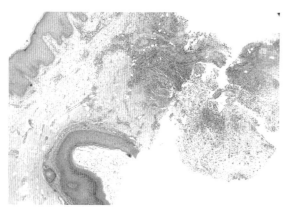

图 1.20　这一活检取自单个早期病变，用 6mm 钻孔器完成，取下的物质除了损伤的 FPSU 碎片外，右下角还有部分凝胶状物质，强烈的炎症活动位于浅层

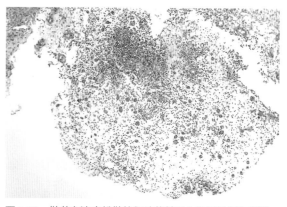

图 1.21　散落在这个松散的凝胶状基质上有几种细胞类型，包括角质形成细胞、炎症细胞、正在形成的新生毛细血管。大约 20 个小的圆形细胞束被怀疑是"活化的角质形成细胞"，很可能是干细胞来源的 Lgr6+ 群体，可能也是图 1.23 和图 1.24 中类似结构的来源

恰巧接近先天具有分化增殖能力的干细胞，非常巧合！

当这些侵袭性增殖性凝胶状团块（invasive proliferative gelatinous mass，IPGM）中的增殖岛互相聚集时，遗传程序似乎就开始工作了。因为这些活化的角质形成细胞可能来源自干细胞，而干细胞的任务是维持和修复毛囊的结构。因此，他们试图创造一个中空结构，其第一个产物是保护性的 PAS+（过碘酸希夫染色阳性）基底膜。这一结构最有可能是由基底细胞制造的，它在外部起保护作用。当这些结构成熟时，

鳞状上皮细胞在其内部排列。这种被认为是由干细胞携带的遗传刺激，可以推动小圆细胞群逐渐形成细胞岛并继续生长和聚合（图 1.22），最终形成聚合在一起的空腔结构（图 1.23）。这似乎提供了对 AI/HS 中皮肤下广泛窦道形成的另一种解释（图 1.24 ～图 1.26）。

重要的是，正如前面提到的，现在没有组织学证据表明，这些上皮化的窦道是由堵塞和破裂的毛囊向下生长形成的。相反，FPSU 剩余的上部结构从炎症中保存了下来，变成墓碑粉刺发生的场所。

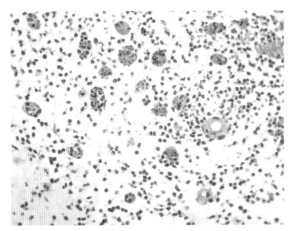

图 1.22 新生的毛细血管（右侧中央）与另一小团圆形细胞的形态差异明显。目前正在进行标记研究，以准确识别这些结构

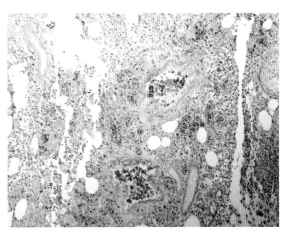

图 1.24 中央处明显的 PAS+（过碘酸希夫染色阳性）细胞是毛囊结构的特征。见图 1.12 和图 1.19 中的隆起区

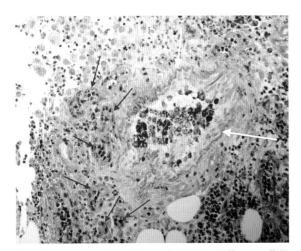

图 1.23 中央结构显然是窦道形成的前兆。其第一项工作似乎是制造 PAS+（过碘酸希夫染色阳性）的保护性屏障。这一点在中央很明显（白色箭），但仔细观察可以看到其他几个更小的结构（可能是从"小圆形细胞团"进化而来），显示出早期 PAS+ 屏障的形成（红色箭）。

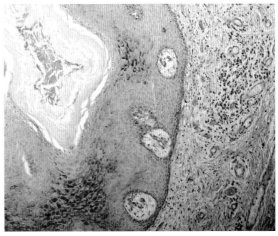

图 1.25 保护性 PAS+（过碘酸希夫染色阳性）层允许几个原始窦道结构合并。注意，外部 PAS+ 物质、基底细胞层、窦道内表皮样细胞层以及尚未成熟但可识别的层状角蛋白都在逐渐形成

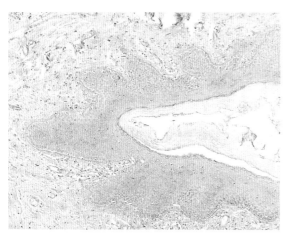

图 1.26　PAS+（过碘酸希夫染色阳性）层更成熟，呈完整的具有保护性的三层结构：表皮样内层细胞分化完全，颗粒层已经形成，角蛋白呈层状

这是 AI 的另一个特点，值得进一步研究。

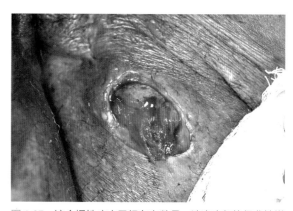

图 1.27　这个慢性病变已经存在数月。注意底部的侵袭性增殖性凝胶状团块（IPGM）

供干细胞样细胞生长的增殖性凝胶团是一种独特的物质，文献中还没有很好的解释。人们在胶状物附近观察到急慢性细胞炎症区域，但胶状物区相对稀少。上皮样细胞的最初增殖过程并没有激活明显的炎症，它们似乎生长得很安逸，显然它们逃避了两种免疫系统的攻击。这些新结构在其形成和早期生长过程中不受免疫系统的影响。这可能是由于它们作为干细胞产物而被赋予的优先保护或是 PAS+ 外层的保护。当这些结构成熟、扩大和破裂时，它们会被认为是外来物质，并启动固有免疫系统及其所有炎症介质，就像皮肤下的内生毛发一样。值得庆幸的是，这些干细胞岛并不产生终毛，因而避免了一种并发症。它们也没有产生任何皮脂，仅仅在重建毛囊单位。

尽管炎症很严重，但必须强调的是，在真皮下横向发展的 IPGM（图 1.27）并不存在感染，虽然炎症肯定存在并令人极度不适。更重要的是，当人们通过去顶术打开一个结节时，只有存在活动性炎症时才会有脓液释放，炎症可能是对外来物的异物反应或继发感染。相反，增殖性肿块被发现是一种胶状组织，通常可以被简单地刮掉并去除。留下清洁的真皮和皮下脂肪，仅靠局部涂抹凡士林就能迅速愈合，通常不需要抗生素（图 1.28）。这不是形成肉芽组织的粉红或鲜红的血管物质，也不是组成细菌生物膜的黏滑的导管内物质[18]。IPGM 是一种独特的凝胶状物质，几乎每一个 AI 结节中都有，它是窦道形成并延伸的基础。

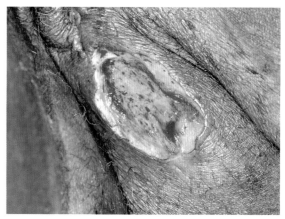

图 1.28　清除 IPGM 后的清洁基底。组织需要愈合的机会，但需要干预——使用氯化铁和凡士林通常能在 10～14 天内使伤口愈合

1.3.5 怎样消除炎症？

迄今为止，还没有什么方法能够消除 IPGM，无论是通过口服药物、病灶内注射类固醇激素或其他抗炎药物。它是非常健康的、生长活跃的组织。它似乎是由新鲜的干细胞诱导修复受损的毛囊而产生的。它能够促进形成一种由成熟的胶原组织和糖蛋白组成的支持结构。这种支持结构促进形成一个新的、健康的基底细胞层（我怀疑这是由基底细胞和 IPGM 中的细胞，可能是成纤维细胞共同形成的），并保护窦道免受炎症的破坏。

炎症可以通过几种方式缓解，但通常只是暂时的。

1. 类固醇激素：常用的方法包括口服泼尼松，定期、多次病灶内注射曲安奈德，偶尔会肌肉注射曲安奈德，这些方法对孤立病变及受累区域均有效。

2. 抗生素：最常用的抗炎药物是四环素类抗生素，这是一种非常有效的抗炎药。包括四环素（在美国已经不再廉价易得）、米诺环素、多西环素和赖甲四环素，其他方案包括克林霉素和利福平（单独或联合）。最近，多种抗生素联合疗法已经升级为三种强效抗生素——利福平、莫西沙星和甲硝唑联合[19]——其中每一种本身都具有显著的抗炎活性。还有一种新的单一抗生素疗法，即静脉注射厄他培南。此药没有上述药物一样的强效抗炎作用，但其疗效已经在少量早期研究中被证实，目前尚无长期随访结果。

3. 非甾体类抗炎药（NSAID）：虽然临床上使用了这些药物，但它们的疗效是不可预测的，而且并不稳定，除非大剂量使用，但这可能威胁健康。

4. 麻醉镇痛药：这类药物适合术后患者，或用于短期治疗疼痛性结节。但我们看到一些对麻醉药品产生依赖的患者，他们对医务工作者针对疼痛以外的治疗都不感兴趣。他们认为，除了自己想要的麻醉药品外，任何处理都是没有意义的。

5. 生物制剂：肿瘤坏死因子 -α（TNF-α）、白细胞介素 -23（IL-23）、白细胞介素 -17（IL-17）和大量其他细胞因子参与了 AI/HS 的炎症反应，这并不令人惊讶——在有炎症的地方，人们就会发现炎症介质。更有效、更专一、更昂贵的"生物制剂"在短期内起到抗炎作用。虽然在缓解炎症过程的部分方面已经取得了重大成功，但寻找特效药的工作仍在进行。目前还没有一种能够长期缓解 AI 的有效方法，但是短期缓解炎症能够显著降低手术难度，减轻患者痛苦。长期依赖这些药物来维持治疗既使患者经济负担加重，也损害他们的健康。

就像我们现在所做的那样，从长远来看，所有这些抗炎武器通常都是无效的（偶尔也有例外），那么该怎么做？我们需要去除引起炎症的物质，防止更多的异物形成。异物去除越早，效果就越好。

举个例子，想想我前面提到的那位年轻聪明的女孩。想象一下，她的外阴的疼痛、流脓和臭味如何干扰了她作为一个忙碌而聪明的大学生的日常生活。至

于她的爱情生活？为了防止尴尬我没有询问。这里的重点是，她到我这里看病时已经开始使用被许多人看作是最后希望的武器——生物制剂。在过去的 6 个月里，她一直在使用阿达木单抗（Humira®）。这可能使她的炎症消退了一点，但解决不了最根本的问题。它根本不起作用，真的。她需要立即实施去顶术，以使她免于在高校急诊室进行无效的切开引流术，并且避免未来可能实施的损容性整形手术（外阴部分切除）。一个训练有素的医疗助手提前为她进行局部麻醉后，她所有的伤口都被实施了去顶术，一些具有潜在威胁的粟粒疹、粉刺和小囊肿也做了去顶术。术后伤口用氯化铁干燥，并涂抹上凡士林。她和母亲一起坐了很久的飞机回家，随后回到另外一个州的学校（图 1.29～图 1.34）。

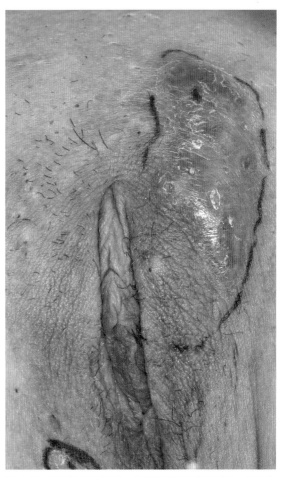

图 1.29　皮损处有不适感，虽然疼痛和肿胀不明显，但是它不会消失，而且会变大

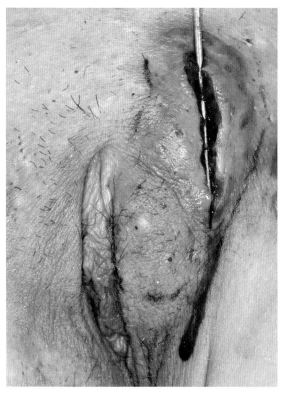

图 1.30 切开后没有发现脓性物质，这很可能是阿达木单抗的作用

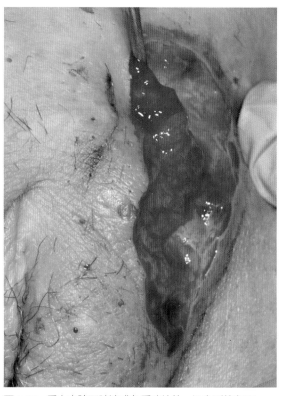

图 1.32 看上去除了脓液或角质碎片外，还有别的东西

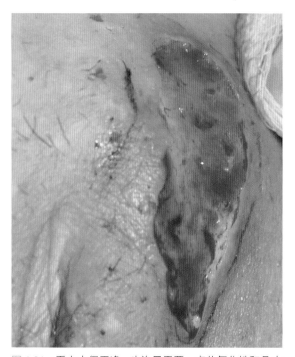

图 1.31 看上去很干净。也许只需要一点儿氯化铁和凡士林，但这样就够了吗？

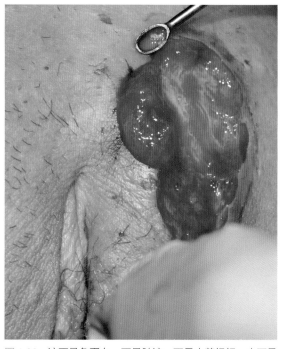

图 1.33 这不是角蛋白，不是脓液，不是肉芽组织，也不是脂肪。这是侵袭性增殖性凝胶状团块（IPGM）

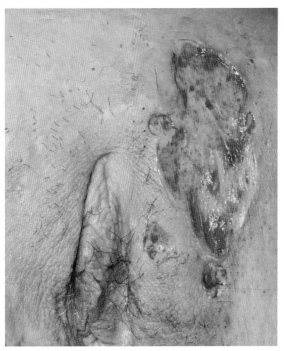

图 1.34　这才是病变处的清洁基底：未感染的真皮，只要涂抹上凡士林，就能愈合得很好

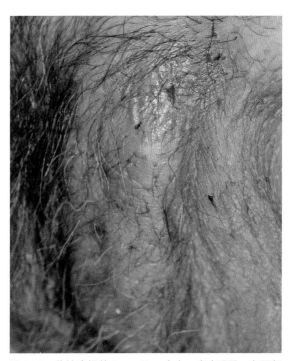

图 1.35　此处皮损约 2cm×5cm 大小，疼痛明显。在局部麻醉前呈明显的红色

相比之下，一个未经生物制剂治疗的累及阴唇的患者排出了大量脓性物质（图 1.35）。轻轻擦拭引流脓液后出现了典型的 IPGM，随后这一结构被去除（图 1.36 和图 1.37）。值得注意的是，实施切开引流术（将在第 1.3.6 节进一步讨论）会缓解疼痛并减少脓液，但对清除 IPGM 没有任何作用。

1.3.6 如何清除这些物质？

当然，第一步是作出正确的诊断。AI/HS 的患者几乎都有被误诊为疖肿并接受过切开引流手术的经历。继发感染引起的皮损处的红肿疼痛让人难以忍受，引流手术可以迅速缓解疼痛，虽然这个手术仅仅是在局部喷涂氯乙烷后刺出一个开口。然而，正如 Jemec 教授在 *New England Journal of Medicine* 上提出的，"切开引流术后的病变常常会复发"[20]。原因很简单，因为这个手术并没有移除 IPGM。

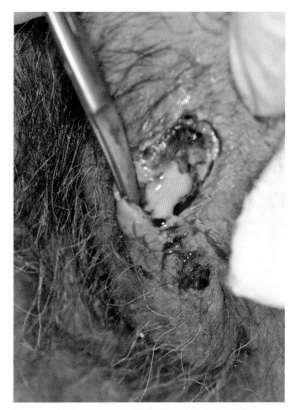

图 1.36　引流出的脓液的量是评估疼痛程度的可靠指标

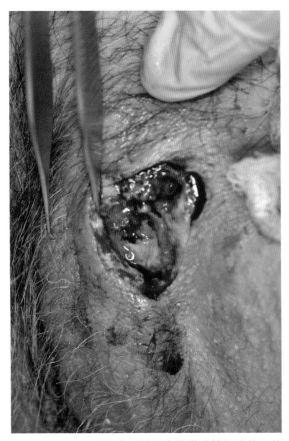

图 1.37   脓液下方有典型的侵袭性增殖性凝胶状团块（IPGM）

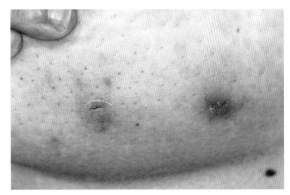

图 1.38   这个患者在 5 天前接受了切开引流手术。注意乳房下区域有大量堵塞的毛孔

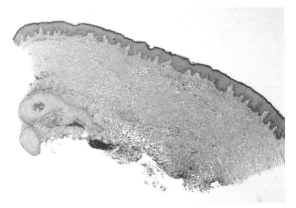

图 1.39   这是用钻孔活检取下的标本的顶部，活检时间大约在患者进行切开引流后 1 周。注意其中增殖活跃的角质形成细胞团块，它试图修复破裂的 FPSU，但未能成功。导致肿胀和疼痛的炎性浸润非常明显：在此标本下方有明显的脓肿形成和异物反应

图 1.38 显示了一个很好的例子，一个患者的左胸下方有两个突出的 AI 结节，她没有时间来我们的医院，所以她去了一个当地的急诊室，在那里做了切开引流术并口服抗生素治疗。但缓解期非常短暂，所以她开始寻求进一步治疗。当她来到我这里时，我对她做了 I&D（切开引流术）的部位实施了钻孔活检。在活检组织中看到了破坏的毛囊壁的碎片（图 1.39）。这种物质不仅激活固有免疫系统反应，而且被认为是干细胞的来源。如果留下这些干细胞不管，这些干细胞将导致 AI/HS 标志性窦道的形成。那么，如何避免这种局部复发呢？（见第 8.7.3.1 节，关于小型去顶术的内容。）

1.3.7 未来的情况如何？

最近一篇精彩的综述总结道，"未来的研究应该是双重的，更多地关注 HS 在免疫学和分子生物学水平上的发病机制，重点应放在分子遗传学、毛囊应对剪切力时的生物物理效应、微生物种群的作用和异常的免疫途径"[21]。

目前的研究旨在确定导致毛囊破裂的主要因素。细菌、细菌生物膜以及对这些生物的免疫反应都是次要的——它们是副现象。剪切力无疑是触发因素。但是哪一种生物分子异常可以用来区分患者？谁的毛囊单位受损可以导致 AI/HS？为什么其他受到同样创伤的人却没有出现这样的问题？

最近的研究证明，在毛囊单位下部，皮脂腺毛囊交界处存在缺陷[16]。目前的推测表明，这种缺陷可能与胶原蛋白或另一种支撑蛋白的代谢异常相关。它可能是遗传的，可能部分是由于低抗坏血酸水平，无论

是由于不良的饮食习惯还是由于吸烟。

这种情况发生在毛囊单位中，由于饮食中的激素和乳制品中的生长因子以及高血糖负荷饮食而过度扩张，正如反常性痤疮的"兄弟"寻常痤疮一样。乳制品、现代的高血糖负荷饮食、单纯的维生素缺乏症、尼古丁和遗传缺陷的结合可能最终被证明是一生痛苦的根源和导火索。

1.4 痤疮心理学

如果要列出青少年时期的压力，我想排名前七位的可能是痤疮、毒品、家庭、朋友、金钱、学校和性。每个人的排行可能会有差异，但对许多人来说，痤疮及其心理影响掩盖了他们所做的一切。寻常痤疮已经够糟糕的了，对年轻人来说，AI/HS 甚至是灾难性的。

1.4.1 痤疮与压力

当我和患者讨论痤疮的激素来源时，我告诉他们，使痤疮加重的激素有三种来源。第一种是来自卵巢或睾丸的内源性激素；第二种是饮食中的各种因素；第三种是与压力有关的一小部分激素。

最初的关于压力和痤疮的论文是基于针对学生的一项小型研究[22]，要了解压力和痤疮之间的深刻而紧密的相互作用并不需要花很多天的时间。如果你在上大学，期中考试和期末考试的周期性影响是不可避免的。

我认为，减轻压力影响的方法之一是使痤疮尽快好转，这样患者的自我感觉会更好。尽快控制意味着他们不需要对新皮损的不规则性、不可预测性和在不该出现的时候出现而感到压力。

这让我有机会向他们解释，压力引起的痤疮多年来一直被认为是对我们的"压力腺体"（位于肾脏上方的两个肾上腺）产生的激素的一种反应。大多数人听说过肾上腺素，并且很容易将它与肾上腺联系起来。人们需要知道肾上腺素对压力的反应是"紧急应答"，而引发痤疮的肾上腺类固醇激素的反应要慢得多。它们也来自腺体完全不同的部位。

至今，人们已经认识到的关于痤疮的一系列事件：压力触发垂体释放一种叫作促肾上腺皮质激素（adrenal cor-ticotropic hormone，ACTH）的小肽类激素。ACTH 的功能是激活肾上腺，使几种激素的生成增多。除了皮质醇（帮助身体应对压力）外，肾上腺还产生睾酮和其他激素，如硫酸脱氢表雄酮（dehydroepiandrosterone sulfate，DHEAS），它可以在FPSU 中转化为睾酮，加重痤疮。

多年来，人们一直认为是易感者对肾上腺雄激素（也就是致痤疮激素）的过度反应导致了痤疮。这被称为"对 ACTH 的功能性雄激素高反应性"[23]。它类似于对肾上腺功能的放大，肾上腺的"启动"是青春期真正的第一个征兆，甚至在卵巢和睾丸发育之前。

这种缓慢的途径可能仍然会导致缓慢而逐渐增加的激素负荷，而这种激素负荷可以引发痤疮。但是有一个新的"角色"似乎具有更快、更直接的作用。这种快速通路是由一种叫作促肾上腺皮质激素释放激素（corticotropin-releasing hormone，CRH）的化学物质刺激的。这是传达大脑信号的激素链中的第一个肽类激素。CRH 被压力激活，从大脑深处的下丘脑释放。经典的顺序是：CRH 促进 ACTH 释放，ACTH 将刺激信息传递给肾上腺，之后会增加雄激素的释放和促痤疮作用。

现在有证据表明 CRH 本身也有生物学功能。研究表明，FPSU 中的皮脂腺细胞有一对 CRH 受体（CRHR1 和 CRHR2），这些受体接受下丘脑 CRH 的调控（图 1.40）[24, 25]。

总之，痤疮会引起压力，压力会提高 CRH 水平，CRH 会触发 ACTH，ACTH 会增加肾上腺皮质激素水平，导致痤疮发生。但 CRH 也可能直接影响 FPSU，也会引起痤疮。痤疮对外貌的影响给患者带来了更大的压力，这个循环将一直持续下去。

我们需要打破这个循环，但不能停止下丘脑、垂体或肾上腺的作用，我们需要清除痤疮。只要压力是源于患者对自身痤疮的焦虑，压力会随着痤疮消退而缓解。整个系统会缓慢而肯定地减速，就像当你的脚离开汽车油门一样。这种减速在寻常痤疮中需要几个月的时间，而在 AI/HS 中则需要数年的时间，但结果值得等待。

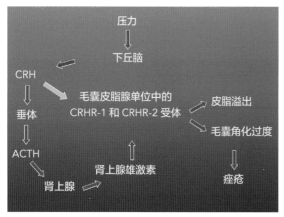

图 1.40   红色箭表示压力、促肾上腺皮质激素释放激素（CRH）的刺激和痤疮之间的联系。绿色箭表示现在被认为是"捷径"的通路。此外，CRH 受体也存在于顶泌汗腺（可能与应激引起的手掌和足底出汗相关）上，且 FPSU 似乎能够在自己的内部系统中生成自己的 CRH

1.4.2 痤疮与自我形象

痤疮对身体的影响是痛苦的、难看的，甚至会更糟糕，瘢痕常是永久性的。社会经济后果包括人际关系困难、社会孤立、就业前景改变，有时候会导致长期失业。还有药物和医疗保健的额外费用，导致可支配收入的减少，这些都导致患者的生活失去乐趣。

心理后果包括不自信、人格改变、抑郁、焦虑、酗酒、吸毒，以及自杀的风险。如果所有的痤疮患者都获得他人的帮助，并把精力放在治疗疾病上，他们就可以避免痤疮带来的困扰。

1.4.3 异维 A 酸疗法与患者心理

如果你读过任何关于痤疮治疗的文章，肯定会遇到异维 A 酸和抑郁风险的问题。互联网上有大量与之相关的"文献"，在第 8.4.2.2 节我们会对此进行讨论。但在那之前，提供一些正反双方的科学证据将是公平和明智的。好消息比坏消息传播得慢得多，所以这次我要把好消息摆在前面。

最近非常令人兴奋的消息是，异维 A 酸与网上的资料相反，似乎直接改善了人们的情绪。最近有两项研究关注了这一点，第一项研究了与口服异维 A 酸相比，使用各种局部治疗的患者的心理状况。在第 2 个月末，局部治疗组的生活质量比异维 A 酸组更糟糕。在第 4 个月末，异维 A 酸组的生活质量和心理测试评分与外用药对照组相比有了更大的提高[26]。

第二篇文章研究了痤疮患者的精神变化及其与口服异维 A 酸的关系。2 名精神科医生使用 4 种精神评估工具对 38 例痤疮患者进行了评估[27]。这些患者在口服异维 A 酸前和用药后 2 周、8 周，使用 Leeds 修正的痤疮分级系统对患者进行了评估。不出所料，在口服异维 A 酸 8 周后，抑郁症的严重程度 [使用痤疮心理及社会影响评估（Psychological and Social Effects of Acne，APSEA）] 和痤疮评分都有所改善。出乎意料的是，仅仅经过 2 周的治疗，抑郁症的严重程度就下降了。

无论是否出乎意料，这一观察结果肯定与我们在开始服用异维 A 酸的患者中经常看到的情况类似。临床医师们早就注意到了口服异维 A 酸治疗可以减轻抑郁症状。确实没有其他治疗方法能像异维 A 酸一样带来这样的希望，并带来这样的结果。第二项研究详细介绍了抑郁症中与痤疮相关的生活质量的改善，而不是痤疮皮损的改善。这些结果表明，异维 A 酸对情绪有直接的积极影响，而不依赖于皮损的改善。在我的患者中，这一事实通常能消除互联网上的信息对患者情绪造成的负面影响。

几十年来，我们已经知道异维 A 酸是唯一一种能缩小皮脂腺，减少皮脂腺产物，并逆转角化过度的药物。现在看来，异维 A 酸也能降低患者贝克抑郁量表（Beck's Depression Inventory，BDI）的评分。

1.4.4 异维 A 酸会导致抑郁症问题吗？

青少年不是一个容易研究的群体，尤其在研究抑郁症和自杀问题的时候。几十年来，发生了无数起自杀事件，而他们的朋友和家人都没有发现明显征兆。当这种情况发生在服用异维 A 酸的人身上时，这种药物就成了疑凶。每当我们考虑开具这种药的时候，我们都会听到："医生，这种药有导致抑郁的风险吗？网上都这么说。"这是一个棘手而严肃的问题，这个问题背后还暗藏着另一个担忧："自杀的风险大吗，医生？"答案只有一个："如果你相信有风险，并且你希望避免这种风险，你就不要使用此药。"一些皮肤科医生已经这样做了，他们不再开具异维 A 酸处方。详细内容见第 8.4.3.2 节。

但让我们回到面临自杀风险的人群。对他们来说这个话题是"敏感"的，甚至是一个禁忌话题，他们不愿意和别人讨论。与这个年龄组的患者交流并收集足够的数据用于统计是十分困难的。

尽管如此，在一项针对 9567 名 12～18 岁新西兰中学生的研究中，已经给出了某种基准[28]。该研究关注"自我报告的"痤疮、抑郁症状、焦虑和自杀企图。结果显示，"问题痤疮"与心理问题风险增加有关。请注意，这指的是在报告中青少年们自己认为是有"问题"的痤疮。研究显示，抑郁症状的优势比为 2.04，焦虑为 2.30，自杀未遂为 1.83。基本上，"问题痤疮"大约使这三种状况中每一项的风险翻倍。新西兰的情况可能比北美和欧洲更令人担忧，但其原因尚不清楚。可能只是新西兰的人口结构更容易研究，数据更集中，给出的评估结果比美国分散的、非系统的医疗保健更准确。重要的是，即使在控制（随之调整数据）抑郁和焦虑症状之后，与"问题痤疮"相关的自杀未遂的优势比仍然保持在 1.50。简单来说，这意味着即使看起来没有抑郁症迹象（可见的或确认的）和焦虑迹象，如果你患有"问题痤疮"，自杀风险会比相同年龄、性别的人高出大约 50%。这表明，一小部分隐藏了自己抑郁和焦虑情绪的患者可能会发生自杀事件。这强调了作者的结论，"患有痤疮的年轻人患抑郁症、焦虑和自杀未遂的风险增加。应注意他们的心理健康，并强调直接询问自杀倾向的重要性[28]。"

最重要的是，这些文章提示我们，自杀有时发生在那些隐藏自杀倾向的青少年（或其他人群）身上，不管他们是否服用了异维 A 酸。他们的自杀行为让所有自认为很了解他们的人感到震惊，包括父母、老师、同学、同事、兄弟姐妹和其他人。关于这些事件的报道充满着令人怀疑的言论，通常包括受害者生前很愉快、社会适应良好、很受欢迎，而且对未来充满了希望。

正如 Ian 女士所唱的，"并不是所有的 17 岁都像看起来那样美好"。

所以皮肤科医生不能等待患者自己提供这些信息。我们需要询问，需要打开门户。对于那些担心埋下"自杀念头"的可能性或风险的人，精神病学家已经向我们保证这是不可能的。的确，大多数青少年都

曾有过自杀的想法或在朋友、同学、亲戚中经历过。它甚至可能是青少年之间讨论的话题。美国最近的一项研究发现，"9% 的男性青少年和 15% 的女性青少年经常有自杀想法"[29]。重点是，如果你耐心阅读了这篇文章，请诚实地对待你的皮肤科医生或者是其他尽最大努力帮助你的人。如果你是一名皮肤科医生，那就问问患者吧。

Dreno 等人制定了第二个基准，他在多项研究中发现，使用异维 A 酸者的抑郁率在 1%～11%，与口服抗生素相似[30]。他们的结论是，"孤立的临床病例报告表明抑郁症状与异维 A 酸之间可能存在临床联系。自杀和严重抑郁症之间的联系现在还没有得到明确的证据"[30]。

确实有许多其他的小型研究和孤立的临床病例报告涉及抑郁、自杀和与异维 A 酸的可能联系。有几篇文章声称，使用异维 A 酸治疗严重痤疮与自残、自杀和消极想法之间存在联系。Guptas 通过对两个大型数据库的分析提供了相反的证据。他对 960 万美国痤疮患者进行了回顾性研究，"未能证明异维 A 酸的使用与自杀之间的联系，"并进一步表明，"使用异维 A 酸的自杀行为是一种不常见的特殊现象"[31]。

虽然每一个因自杀而消失的生命都是一场悲剧，但不能将责任不公平地归咎于任何无辜的旁观者上，无论是家人、朋友、同事、老师、同学、开具处方者还是异维 A 酸本身。

从长远的角度来看，我想这可能会被认为是一种自私的说法，在过去的 35 年里，我从未见过一种疾病是由我的患者停止使用乳制品而引发的，也没有人因此而自杀。虽然我曾多次听到青少年夸张的说法，"没有牛奶我就活不下去"。

1.4.5 关于异维 A 酸的展望

异维 A 酸是医学上少有的"神奇药物"之一。由于在这种药物上市之前对它已经有一定的了解，并且见过很多患者的生活被严重的痤疮摧毁，我对这种药物的看法是全面和深刻的[32-35]。这种药物已经改变了成千上万患者的生活，然而，互联网上没有很多积极的反馈。原因很简单，一旦问题得到了圆满的解决，没有人喜欢沉溺于过去。异维 A 酸的良好疗效使患者

能够将痤疮抛诸脑后，并继续他们的生活。他们真的不愿意回想这些问题。他们撕毁了自己的旧照片，并要求我删除以前拍摄的照片。

现在，时间已经过去很久了，我看到以前用异维A酸治疗的父母带着他们的孩子来，并专门要求使用异维A酸。这与几年前的情况相反，当时，偶尔有父母会在孩子治愈后询问："你现在可以帮助我吗？"没有人比那些生活已经恢复的人更了解异维A酸的价值。

异维A酸对几十万患者心理的积极影响是巨大的，而且被大量记录了下来。

（尹志强 译，丛林 审校）

参考文献
References

1. Plewig G, Wolff HH. Sebaceous filaments [in German; author's trans.]. Arch Dermatol Res 1976 Mar 10;255(1):9–21.

2. Plewig G. How acne vulgaris develops [in German; author's trans.]. Hautarzt 2010 Feb;61(2):99–104, 106.

3. Zouboulis CC. Is acne vulgaris a genuine inflammatory disease? Dermatology 2001;203(4): 277–9.

4. Marks R. Letter: the problem of rosacea. Br Med J 1976 Jan 10;1(6001):94.

5. Kligman AM. A personal critique on the state of knowledge of rosacea. Dermatology 2004;208(3): 191–7.

6. Powell FC. Rosacea and the pilosebaceous follicle. Cutis 2004 Sep;74(3 Suppl):9–12, 32–4.

7. Lacey N, Delaney S, Kavanagh K, Powell FC. Mite-related bacterial antigens stimulate inflammatory cells in rosacea. Br J Dermatol 2007 Sep;157(3): 474–81.

8. Li J, O'Reilly N, Sheha H, Katz R, Raju VK,

Kavanagh K, et al. Correlation between ocular *Demodex* infestation and serum immunoreactivity to *Bacillus* proteins in patients with facial rosacea. Ophthalmology 2010 May;117(5):870–7.

9. Leeming JP, Holland KT, Cuncliffe WJ. The microbial colonization of inflamed acne vulgaris lesions. Br J Dermatol 1988 Feb;118(2):203–8.

10. Bikowski J. Facial seborrheic dermatitis: a report on current status and therapeutic horizons. J Drugs Dermatol 2009 Feb;8(2):125–33.

11. Wilkin J, Dahl M, Detmar M, Drake L, Liang MH, Odom R, et al. Standard grading system for rosacea: report of the National Rosacea Society Expert Committee on the classification and staging of rosacea. J Am Acad Dermatol 2004 Jun;50(6): 907–12.

12. Kuster W, Rodder-Wehrmann O, Plewig G. Acne and genetics [in German; author's trans.]. Hautarzt 1991 Jan;42(1):2–4.

13. Jemec GB, Revuz J, Leyden JJ. Hidradenitis suppurativa. Berlin: Springer; 2006.

14. Kamp S, Fiehn AM, Stenderup K, Rosada C, Pakkenberg B, Kemp K, et al. Hidradenitis suppurativa: a disease of the absent sebaceous gland? Sebaceous gland number and volume are significantly reduced in uninvolved hair follicles from patients with hidradenitis suppurativa. Br J Dermatol 2011 May;164(5):1017–22.

15. van der Zee HH, de RL, Boer J, van den Broecke DG, den Hollander JC, Laman JD, et al. Alterations in leucocyte subsets and histomorphology in normal-appearing perilesional skin and early and chronic hidradenitis suppurativa lesions. Br J Dermatol 2012 Jan;166(1):98–106.

16. Danby FW, Jemec GB, Marsch WC, von Laffert M. Preliminary findings suggest hidradenitis suppurativa may be due to defective follicular support. Br J Dermatol 2013 May;168(5):1034–9.

17. Gniadecki R, Bang B. Flotillas of lipid rafts in transit

amplifying cell-like keratinocytes. J Invest Dermatol 2003 Sep;121(3):522–8.

18. Kathju S, Lasko LA, Stoodley P. Considering hidradenitis suppurativa as a bacterial biofilm disease. FEMS Immunol Med Microbiol 2012 Jul;65(2):385–9.

19. Join-Lambert O, Coignard H, Jais JP, Guet-Revillet H, Poiree S, Fraitag S, et al. Efficacy of rifampin-moxifloxacin-metronidazole combination therapy in hidradenitis suppurativa. Dermatology 2011 Feb; 222(1):49–58.

20. Jemec GB. Clinical practice. Hidradenitis suppurativa. N Engl J Med 2012 Jan 12;366(2): 158–64.

21. Nazary M, van der Zee HH, Prens EP, Folkerts G, Boer J. Pathogenesis and pharmacotherapy of hidradenitis suppurativa. Eur J Pharmacol 2011 Dec 15;672(1-3):1–8.

22. Chiu A, Chon SY, Kimball AB. The response of skin disease to stress: changes in the severity of acne vulgaris as affected by examination stress. Arch Dermatol 2003 Jul;139(7):897–900.

23. Lucky AW. Quantitative documentation of a premenstrual flare of facial acne in adult women. Arch Dermatol 2004 Apr;140(4):423–4.

24. Ganceviciene R, Graziene V, Fimmel S, Zouboulis CC. Involvement of the corticotropin-releasing hormone system in the pathogenesis of acne vulgaris. Br J Dermatol 2009 Feb;160(2):345–52.

25. Zouboulis CC, Seltmann H, Hiroi N, Chen W, Young M, Oeff M, et al. Corticotropin-releasing hormone: an autocrine hormone that promotes lipogenesis in human sebocytes. Proc Natl Acad Sci USA 2002 May 14;99(10):7148–53.

26. Kaymak Y, Taner E, Taner Y. Comparison of depression, anxiety and life quality in acne vulgaris patients who were treated with either isotretinoin or topical agents. Int J Dermatol 2009 Jan;48(1):41–6.

27. Hahm BJ, Min SU, Yoon MY, Shin YW, Kim JS, Jung JY, et al. Changes of psychiatric parameters and their relationships by oral isotretinoin in acne patients. J Dermatol 2009 May;36(5):255–61.

28. Purvis D, Robinson E, Merry S, Watson P. Acne, anxiety, depression and suicide in teenagers: a cross-sectional survey of New Zealand secondary school students. J Paediatr Child Health 2006 Dec;42(12): 793–6.

29. Nock MK, Green JG, Hwang I, McLaughlin KA, Sampson NA, Zaslavsky AM, et al. Prevalence, correlates, and treatment of lifetime suicidal behavior among adolescents: results from the National Comorbidity Survey Replication Adolescent Supplement. JAMA Psychiatry 2013 Jan 9;1–11.

30. Dreno B, Chosidow O. Isotretinoin and psychiatric side effects: facts and hypothesis. Expert Rev Dermatol 2008;3(6):711–20.

31. Gupta M, Gupta AK. National Ambulatory Medical Care Survey National Hospital Medical Care Survey 1993–2003 [Internet]. 2008 [cited 2014 Aug 24]. Available from: http://www.icpsr.umich.edu/ icpsrweb/ICPSR/studies/29922

32. iPLEDGE. The guide to best practices for the iPLEDGE Program [Internet]. 2012 [cited 2014 Aug 24]. Available from: https://www.ipledgeprogram. com/Documents/Guide%20to%20Best%20 Practices%20-%20iPLEDGE%20Program.pdf

33. Layton AM, Dreno B, Gollnick HP, Zouboulis CC. A review of the European Directive for prescribing systemic isotretinoin for acne vulgaris. J Eur Acad Dermatol Venereol 2006 Aug;20(7):773–6.

34. Danby FW. Night blindness, vitamin A deficiency, and isotretinoin psychotoxicity. Dermatol Online J 2003 Dec;9(5):30.

35. Danby FW. Oral isotretinoin, neuropathy and hypovitaminosis A. Clin Exp Dermatol 2009 Oct; 34(7):e260.

Chapter 2
毛囊皮脂腺单位

表皮附属器之前被称为"毛发皮脂腺单位"（pilosebaceous unit），现已被重新命名为"毛囊皮脂腺单位"（folliculopilosebaceous unit，FPSU），这是一个非常复杂的器官（图2.1）。人们对它还没有完全了解，本章概述了正常 FPSU 的相关知识，以及什么样的因素影响 FPSU 而产生痤疮。

2.1 解剖学

皮脂腺的皮脂腺细胞是 FPSU 的皮脂生成单位。这些腺体从头顶到躯干上部的乳头水平线呈披肩样分布，反映了它们在产生和输送过程中主要发挥润滑剂的作用[1]。它们还密集分布于躯干和四肢等其他部位，这与产生毛发的 FPSU 在这些部位的分布多少有关。

皮脂腺小叶附着在毛囊根部的毛囊结合处，数量 0～6 簇不等。FPSU 的数量可能是由基因决定的，小叶的大小反映了基因以及激素刺激的影响。随着年龄增长，激素水平下降，皮脂腺活动逐渐减弱。值得注意的是，这些腺体的主要功能影响着大多数人，从面部到头皮，出油会持续到老年，尤其是在终身受到睾酮刺激的部位。手和脚不出油，可能是出于生存需要——湿润的皮肤比油腻的皮肤抓地力强，更适合战斗或飞行。

少数皮脂腺可在腔孔部位周围发现，有时在口唇和生殖器小阴唇上异位性存在*，并在外耳道、鼻前庭和眼睑边缘以睑板腺形式存在。

毛囊皮脂腺单位（FPSU）

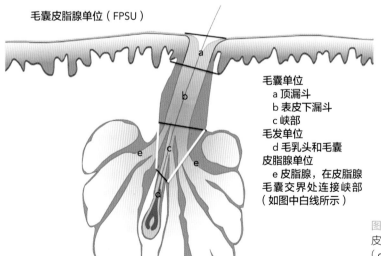

毛囊单位
  a 顶漏斗
  b 表皮下漏斗
  c 峡部
毛发单位
  d 毛乳头和毛囊
皮脂腺单位
  e 皮脂腺，在皮脂腺
毛囊交界处连接峡部
（如图中白线所示）

图 2.1 毛囊单位由表皮内顶漏斗（a）、表皮下漏斗（b）组成，它延伸到峡部的顶端（c），继续作为毛乳头和毛囊的毛发单位（d）。皮脂腺单元由在皮脂腺毛囊交界处（e）连接峡部（c）的所有皮脂腺组成。它是环绕峡部的 360°结构

---

*译者注：这种情况叫"皮脂腺异位症"。

2.2 遗传学

2.2.1 寻常痤疮

我们从父母那里遗传的易感基因决定了我们是否会患上痤疮。如果你患有痤疮，基因可能来自父母一方。

从另一个角度看，如果你不长痤疮，并不意味着你没有遗传痤疮基因。问题在于，有些基因（如棕色眼睛）在拥有该基因的人身上得到了充分的表达，而其他基因（如雀斑）只有在条件合适的时候才会"完全表达"。雀斑的产生，需要阳光照射。

要产生痤疮，还需要激素的参与。如果你在没有痤疮基因的情况下激素水平升高，并不会患上痤疮。

如果父母双方都没有痤疮，这并不意味着你没有遗传他们的基因。遗传规则是复杂的，如果你的母亲只有"半量"基因，那么她很可能在青少年时期不会出现痤疮。你的父亲也可能是这样。但是如果你的父母各给你一个"半量"痤疮基因，你得到了一个完整基因，就会产生痤疮。

有一个形象的比喻，你生来就有一把上膛的枪，你需要避免任何触发扳机的因素。最近，一项意大利的研究表明，如果你的一级亲属患有痤疮，你患痤疮的风险是没有痤疮基因者的 3.41 倍。如果父母或兄弟姐妹中有人患有痤疮，那么你患痤疮的风险几乎是与你年龄相仿但没有患病亲属者的 3.5 倍 [2]。

几乎每个痤疮患者都有阳性家族史。其他家庭成员并不总会发生痤疮，当家族史为阳性时，情况变得复杂多变。例如，我知道一个有两个女儿的家庭，其中一个从未长过痤疮，另一个在 11 岁时患上重度痤疮，需要服用异维 A 酸来治疗。父亲和他的亲戚几乎没长过痤疮，母亲也很少长。不过，女孩们的舅舅在十几岁时在面部和背部长了严重的痤疮，成年后仍然一直长。虽然她们的母亲没有受到影响，但母亲可能携带了这种基因，并且把基因遗传给了小女儿。

学术界关于遗传学与痤疮相关性的研究中，最好的是针对双胞胎的研究。毫无疑问，痤疮与基因有相关性。值得注意的是，在父母提供这些基因之后，基因是否表达依赖于环境因素的影响。新生儿出生时皮肤上没有雀斑，但在阳光的照射下，一个会长雀斑，

另一个则不会。一些相关的标记，如红头发，可以预测谁会长雀斑，但不是绝对的。红头发的人有完美的"桃子和奶油"肤色，从不长雀斑。这是环境对基因表达产生直接影响的一个例子。环境简单而直接地激活了受孕时就设定好的基因。

还有一个我们才刚刚开始研究的更复杂、更微妙的领域。这是我们的基因在怀孕后、妊娠期间、生命早期以及性成熟过程中暴露在各种化学物质和其他影响因素后出现的问题。这个研究领域叫作表观遗传学。更多这方面的内容见第 2.3 节。

出生时位于基因 DNA 的"指令集"被称为基因型。实际上，天生的指令（基因）决定了你实际的样子，这被称为表现型。

一个有雀斑和红头发基因型的人如果从不晒太阳，就永远不会长雀斑。他或她的基因型不一定会表现为雀斑，除非受到环境因素（主要是阳光）的影响。但无论是否有阳光，他（她）都会出现红头发。

我提出基因对痤疮的影响，是因为有些人根本不长痤疮，这让研究人员对痤疮的病因研究变得困难。有些研究对象完全不长痤疮，对这些人的研究结果总是阴性的。只有可能长痤疮的人才会被纳入有关痤疮的饮食研究中。

拥有完美肤色的幸运者不会长痤疮。这只是西方人的一小部分，其他种族可能有所不同。十多年前，Loren Cordain 描述了世界上不同地区的两个部落，那里的人没有长过痤疮。一群人居住在 Kitava 岛，这是巴布亚新几内亚群岛的一个热带岛屿。另一个是 Aché 部落，住在巴拉圭的丛林里。这两个群体都是以素食为主的狩猎者。人类学家和伦理学家曾对特罗布里德尔人（Trobriander）进行了深入研究，但研究报告很少。作为孤立的群体，部落的基因是稳定的，环境对部落内居民的影响也大致相同，尤其是他们的饮食。

Lindeberg 等人报道："Kitava 居民专门以根菜类（山药、甘薯、芋头、木薯），水果（香蕉、番木瓜、菠萝、芒果、番石榴、西瓜），蔬菜，鱼类和椰子为生；不到 0.2% 的热量摄入来自西方食物，如脂肪、乳制品、糖、谷物和酒精" [3]。在巴拉圭东部，Aché 部落的饮食包含野外寻觅到的食物、当地种植的食物和 8% 的西餐（主要是面食、糖、巴拉圭茶和面包）。

Cordain 的研究报告说部落成员没有人长痤疮[4]。

很少吃加工食品，通常食用血糖负荷较低的食品[5]，被认为是不长痤疮的原因。当时，这篇论文被批评将不长痤疮归因于饮食，因为这些人群可能没有携带痤疮相关基因，遗传上就不会长痤疮。甚至有人建议让这些人接受西方饮食，看看他们是否会患上痤疮[6]，但这貌似科学的研究方法涉及伦理问题。在与 Cordain 教授讨论这个问题后，我了解到，其中一些人接受西方饮食后确实会发生痤疮，表明其中一些人真的携带有痤疮基因。因此，需要进一步研究饮食对痤疮的影响，以确定该人群出现痤疮基因的可能性。

还有一些人在西方饮食出现之前基本上没长过痤疮。而对于加拿大北极地区的皮肤白皙的因纽特人来说，痤疮是一种常见病[7]。已有几篇论文把日本人作为研究对象[8]。可见，大多数人都有痤疮的遗传倾向，也许所有人都有。

可能的原因是，只有当 FPSU 受到特定刺激时，遗传基因才会表达出来，人们普遍认为激素的作用会产生这种效果。这方面的机制会在其他章节充分阐述（第 2.8 节）。

当基因和饮食相遇时，不是只有原住民会发生痤疮。意大利的多中心研究[2]显示，痤疮不仅与家族史正相关，而且与乳制品摄入量和轻度肥胖成正相关。在该研究中，有三个因素非常突出。除了父母或兄弟姐妹的痤疮家族史使患痤疮的风险增加了 3.41 倍外，超重还会使风险增加 1.3 ~ 3.3 倍。此外，每周喝 3 杯牛奶（每杯 250ml 或以上）会使所有人群患痤疮的风险增加 1.78 倍，而喝脱脂牛奶的患痤疮风险增加 2.20 倍。研究表明，痤疮与月经周期没有显著相关性，与每周吃 1 份鱼成负相关。重要的是要认识到这些饮食风险会影响整个人群。需要注意到那些没有痤疮遗传基因的受试者，他们被纳入研究会干扰饮食对痤疮影响的研究数据。还有一些人只饮用少量牛奶就会引发痤疮，第 2.8 节也会讨论这些问题。

2.2.2 玫瑰痤疮

前文主要讨论了寻常痤疮，其在北美青少年中痤疮的发病率达 85% ~ 90%。而我的许多玫瑰痤疮患者报告说他们的父母在中年和老年期仍然有玫瑰痤疮。

毫无疑问，这也受到基因的影响，对这种疾病的研究才刚刚开始。

据说"基因决定一切"。他们有"枪"（遗传基因），有许多因素可以扣动扳机。一项研究表明，在活跃于痤疮的众多炎性介质中，有些可作为单个基因遗传，通过调控酶、神经内分泌递质和细胞因子，导致玫瑰痤疮的症状和体征[9]。皮肤在处理活性氧的能力上有特定的基因缺陷[10]。在一项双胞胎研究中，一对纯合子（同卵）双胞胎中只有一个患玫瑰痤疮，这说明非遗传因素导致了差异，并成为触发因素[11]。遗传和环境是相互作用的，就像我们开始时讲的雀斑和阳光一样。

2.2.3 反常性痤疮 / 化脓性汗腺炎（AI/HS）

这种疾病被认为是常染色体显性遗传的，有 35% ~ 40% 的阳性家族史。这意味着每个孩子有 50∶50 的概率遗传这种疾病，假设你有 100 个孩子，其中的 50 个可能会遗传致病基因（来自父母一方）。但是实际情况是不确定的，母亲有可能连续生 4 ~ 6 名遗传（或不遗传）的孩子。只能用随机选择和概率来解释这种现象。反常性痤疮的家族史通常没有寻常痤疮那么明确，因为家庭成员有时并不知道他们存在这种疾病。它在某种程度上是隐藏的，难以被诊断出来。事实上，如果没有触发因素，基因型就不会表达为表现型。近年来，我发现了几个父女遗传的病例。父女俩既在面部有难看和结疤的结节状痤疮，又有反常性痤疮。去年，一位母亲带着她 4 岁半的儿子来就诊，孩子的臀部曾长过小"疖子"。母亲自己有轻度的 AI/HS。她的父亲也有。她父亲的父亲也有，共四代人。

分子遗传学的相关研究越来越多。例如，中国的研究者发现，nicastrin 基因的两个突变与某两个家庭的玫瑰痤疮相关[12]，但我们还需要进一步研究才能确定它们之间的关系。同样的问题似乎在反常性痤疮患者中并不常见。基因与这几种类型痤疮的关系，仍然没有搞清楚。

2.2.4 案例：苏格兰双胞胎

我是在 Meghan 28 岁时认识她的。她从 12 岁起开始长痤疮，现在已经习惯了。虽然她的病情因年龄增长会有波动，但问题持续存在，并且一直都比较严重。她没有性生活，从未服用过避孕药，她对自己的生活很满意，压力不大。我在做实习医生的头几年遇到的她，当时我正在收集饮食数据。Meghan 有中度结节性痤疮，累及双侧面颊，尤其是下颌和下巴部位。她尝试过很多疗法，多年来一直在使用抗生素，尤其是四环素。在询问"家族史"时，她告诉我，她是同卵双胞胎，她的姐姐从未长过一点儿皮疹。当我询问她的饮食（尤其是乳制品摄入量）时，她的眼睛亮了起来。她睁大眼睛对我说："天哪，一定是牛奶里奶油的原因。"

她告诉我，她在苏格兰长大，牛奶都是装在瓶子里的，并且不是均匀的。奶油位于牛奶的顶部，当打开牛奶瓶时，将被首先倒出。她告诉我，她一直想成为早上第一个取牛奶的人，因为她喜欢吃瓶口的奶油。她的姐姐恰恰相反，只有在被迫时才喝牛奶，而且只喝瓶底的牛奶。

Meagan 同意继续她的标准治疗，当时的标准疗法包括口服四环素和外用维 A 酸乳膏，但是停止食用乳制品。她的皮疹在 2 个月内开始消退，在 6 个月后她停用了四环素，但 1 年后我才同意她停用维 A 酸。我要求她不再食用乳制品，以后她再也没有来找我治病了。

她是我在双胞胎饮食管理方面的第一个成功的案例。幸运的是，没有必要进行"双盲"研究，因为她的同卵双胞胎姐妹起到了对照作用。要求一对双胞胎决定他们当中哪一个脱离乳制品，哪一个可以继续食用乳制品，存在伦理方面的问题。这一点在私人诊所尤为明显，在那里，患者希望尽可能地得到最好的治疗，而不希望自己成为"小白鼠"。

经验总结：即使只研究了一对双胞胎，也非常有价值！

2.3 表观遗传学

这是一个较新的研究领域。我们知道 DNA 为生殖、生长和功能设定了基本规则，但是有一些方法可以修改原始基因提供的信息。影响痤疮形成的因素之一可能是饮食引起的表观遗传变化。

我们所有基因的总和（现在称之为基因组）控制着我们的基因型，是我们的基本遗传类型。它由四个字母组成的长字符串构成，有四个键：C、A、T 和 G。这四个字母拼出了我们的 23 000 个基因。DNA 有成千上万种生物反应的指令。它们可以以无限的方式组合，决定了身体每天发生的任何变化，例如促使皮脂腺产生油脂，或指甲和头发的生长。还有其他偶尔发生的事，比如伤口愈合或者生孩子。有些事你的身体可能永远不会出现，比如对某种药物的不良反应，可是指令就在你的 DNA 里等待着。

怀孕时，你的父母给你的基因组加上特制的妈妈和爸爸的 DNA 组合。你独特的基因型使你成为独一无二的人，基因决定了你的表型（头发和眼睛的颜色，以及痤疮倾向）。可以说，你的基因型是你基因中隐藏的内容，而你的表现型就是表现出来的样子。

对于决定特定功能的 DNA 来说，有一小部分 DNA 的镜像副本是由 RNA 构成的。这一小段 RNA 是信使，它告诉你的身体需要制造什么蛋白质或其他化学物质，它被称为信使 RNA 或 mRNA。

表观遗传学通过在 DNA 中引起一些非常小的变化而使事情变得复杂。其中一个变化是在 DNA 自身的胞嘧啶（C）或腺嘌呤（A）中加入甲基，这种化学变化被称为"甲基化"。另一个是在染色质中形成"基因书签"。这些（以及其他一些机制）可以导致 DNA 中的某些基因被开启（或关闭），因此它们被允许（或被阻止）制造某种 RNA。这改变了 DNA 的信息，就像一个开关，控制着某件事做或不做。在主动再生细胞的过程中，这些变化可能贯穿于细胞的整个生命周期。有证据表明，如果这些微小的变化影响了精子和卵子的 DNA，可能会遗传给后代。

我们可以把表观遗传变化看作是从环境中下载到基因组的"程序更新"。来源可能是药物、毒素，甚至是饮食改变[13]。然而，我们对这些变化没有有效的保护措施。食品、酒精、药物、激素、重金属、香烟烟雾和化学品都有可能影响我们的基因。但迄今为止，还没有针对痤疮的具体研究。作为一个例证，研究表明，给工蜂喂食蜂王浆培育出的蜂王（两者有相同的基因组）可能与工蜂之间有 550 个甲基化差异[14]。这些变化直接导致了引人注目的变化，仅仅基于饮食，就产生了新的"女王"。

在某一年龄段内，饮食中激素摄入量的变化会带来显著的变化。哈佛大学的一项研究发现，喝牛奶的青春期男孩比不喝牛奶的男孩高 1 英寸（1 英寸 ≈ 2.54cm）[15]。他们的饮食没有其他显著差异，最近的一项研究证实了饮食对人体线性生长的影响[16]。与消费较少或不消费乳制品的国家相比，北美人的平均身高增长是显而易见的。但这是更好的营养——饮用牛奶后增加的胰岛素样生长因子 1 的影响，还是表观遗传影响的结果？

"你吃什么就成为什么样子"可以归结为"饮食表观遗传影响决定了你的样子"。

2.3.1 案例：农民的男孩

我的父亲是一名皮肤科医生，我完成实习后加入了他的诊所。他一直在照顾一个来自纽约州北部的患者，这位农民的儿子患有严重的痤疮。当时，加拿大市场上有一种含有溴酸盐的"胃药"。有一种叫作"溴疹"的疾病，看起来像痤疮。我父亲见过几个溴疹病例，他想知道溴化物和这个十几岁男孩的痤疮之间是否有关联。碰巧的是，这位农民的井受到了污染，而甲基溴是罪魁祸首。其在农业土壤熏蒸过程中被使用，并进入了井中。我的父亲怀疑这是痤疮的原因，由于当时无法检测血液中溴的含量，所以他试图用氯化钠片"洗去"溴化物。但 1 个月过去了，没有取得明显的效果，于是他向我求助。

我刚刚开始研究牛奶和其他乳制品，认为这可能是痤疮的原因，我询问了这个年轻人的饮食史。原来这个农场是一个奶牛场，小伙子每天大约要喝 2 夸脱未经高温消毒的全脂牛奶（1 夸脱 ≈ 946.35ml）。当时他 17 岁，15 岁的弟弟和他们的父母陪他来就诊。弟弟的脸、脖子、肩膀和鼻子上都长了痤疮，也非常喜欢食用乳制品。那时，异维 A 酸刚刚上市，但这些年轻的小伙子来自纽约州的边境，所以我无法给他们开药。我只能要求他们完全停止食用乳制品，继续使用当时的标准治疗——四环素，几个月后来检查。他们在冬季改变了饮食，但在第二年春天又出现了痤疮皮疹。

几年后，我收到了那个男孩母亲的电话。她说她 13 岁的最小的儿子也开始长痤疮了。她应该做什么？

她可以带他来面诊吗？我很惊讶地发现，尽管停止食用乳制品使大儿子的皮疹得以清除，但最小的儿子仍在喝大量的生牛奶。我建议停止这种做法，男孩母亲同意了。几年后，她因一个与痤疮无关的问题来找我，并向我证实，自从最小的儿子停止食用乳制品以后，他就再也不长痤疮了。

经验总结：即使是显而易见的经验也需要证实。

2.4 胚胎学

表皮附属器在怀孕第 4 个月的胚胎早期就开始形成。它们需要时间来生长，因为它们有任务——帮助胎儿最终离开羊水，进入外面的世界。

FPSU 生成的第一个迹象是从胎儿的薄表皮萌芽到真皮的一小部分细胞。芽不断生长，在第 4 和第 5 个月期间延伸到真皮深处，作为未分化上皮细胞的索或柱。那些会分化为汗腺的会更深地进入真皮层。形成 FPSU 的索在最深的部位形成细胞集合，成为毛乳头，从 5 个月开始产生细小的胎毛。

靠近 FPSU 顶部的外生生长，发育成不同的皮脂腺；形成外分泌汗腺的索在真皮深处拉长和卷曲；形成乳腺的索静静地待在指定的适当位置，等待肾上腺功能初现和阴毛初现（青春期的两个阶段）。

FPSU 几乎立即开始"工作"，产生脂肪，成为皮脂的油性脂质，以及光滑的、复杂的、多功能的、覆盖在新生儿身上的胎脂。在胎脂的几个功能中，我认为最重要的是润滑。唯一发表过的关于激素刺激皮脂腺功能与痤疮的关系的参考文献如下：

要了解皮脂的功能以及形成皮脂腺的原因，我们需要关注生命的开始。我们通过一个容易适应的通道进入世界，在分娩过程的压力下，这条通道超出了提供自我润滑的能力。需要提供额外的二次润滑，并且需要足够的亲和性以避免被压力挤出。额外的润滑由皮脂腺提供，覆盖在需要它的表面，即与产道直接接触的凸面，包括头顶和前额上方的头皮，以及从鼻子到下颌、肩膀后方、手臂和胸部的上部，在所谓的"披肩样分布"的范围内。

由于进化的原因，下颌下方的皮脂腺单位更少，在腋窝、胸部侧面、弯曲的前臂表面和上臂内侧——所有通常不需要润滑的部位，皮脂腺单位都没有起重要作用。

进化也为我们提供了这种解释的明显证据，以缺陷的形式，而不是临床疾病。尽管确实存在一种皮脂腺缺陷（asebia）小鼠，尽管先天性无毛和无汗并不影响人类的生活，进化似乎选择了与有效繁殖不相容的基因，如果存在的话，将会导致所谓的"先天性缺如"。

通过对新生儿的身体检查，一旦达到一定强度但轻柔的抓地力，就可以避免胎脂的润滑作用，通常会在皮肤凸起处发现大量活跃的皮脂腺（图 2.2）。

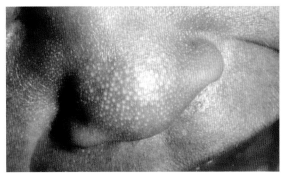

图 2.2 在出生时的皮脂腺活动比任何其他时间都要多。被称为"胎脂"的皮脂和水混合物是我们进入世界的润滑剂

尽管从未进行过测量，但在出生时，通过简单观察，皮脂腺质量与身体质量的比值无疑比人类生命中的任何一个时期都要大。为什么这些小的油性腺体在分娩前会如此突出呢？这可能是两种胎盘产物的同时刺激，即 300mg/d 的孕酮通过脐带和称为胎盘催乳素的血浆促乳素直接输送到胎儿。后者是否应该被命名为胎盘皮脂催乳素不会在这里讨论，但是这个分子有两个目标（胎儿皮脂腺和母体乳腺），它们的胚胎起源和在生殖过程中对最大刺激的需求是相同的。

长大后，一种不同的生长催乳激素——生长激素，与各种雄性激素发生协同作用，重新刺激这些皮脂腺，并使我们患上痤疮。

我想说的是，低等皮脂腺的至高无上的成就是"润滑头部"。这是"分娩过程"的倒数第二幕，预示着一个新生命的到来，来到我们美丽但纷扰的世界。多亏了我们的皮脂腺，这次历程的创伤比以往要小[1]。

2.5 组织学

痤疮通常被认为是毛囊皮脂腺附属器紊乱导致的。痤疮不是毛发单位的疾病。除了继发性的，痤疮也不是皮脂腺单位的疾病。它实际上是皮脂腺毛囊连接的功能紊乱（图 0.21 和图 2.1）。

为了讨论其复杂性和异常，我们需要为这个多功能、多任务和多潜能皮肤附属器命名。我们使用术语"毛囊皮脂腺单位"（或称 FPSU）（见引言）。

2.5.1 "向上"和"向下"

FPSU 的毛囊部分通常被称为漏斗部。它是一个由成熟细胞层组成的同心圆样的管。如果你在横截面切割它，它看起来像洋葱层或树的年轮。活跃生长的细胞从外部基底细胞层开始向内移动。随着时间的推移和新陈代谢的变化，它们变成了扁平的导管角质形成细胞，几乎和皮肤表面的正常皮肤细胞（被叫作"表皮角质形成细胞"的薄的、扁平的、层状小细胞）一样。它们生命中最后的功能是相互分离，这个过程称为终端分化。一旦这些细胞完全分化，它们之间的连接被蛋白酶溶解后彼此分离，然后在导管内自由移动。与毛发和皮脂一起，它们沿着中央的中空通道流向表面。

这种中空的细胞管道被包裹在一层紧密连接的支持组织中。基底细胞外的第一层实际上是基底膜的延伸，这是表皮和真皮之间的薄层组织。在表皮下，它的工作是将表皮基底细胞的底部固定在下面的真皮上（图2.3）。然后从表皮向下延伸并包裹"毛囊皮脂腺单位"的各个组成部分。水平面基底膜向下延伸，形成垂直的玻璃状或玻璃质层，包裹毛囊和 FPSU 的其余部分。

这都是在基底层角质形成细胞的影响下产生的，因而是连续的（图 2.4）。这种玻璃状或玻璃质层，虽然相当于基底膜，但它在毛发单元周围的地方更厚，提供支撑。因看起来像玻璃而得名。用普通染色在光学显微镜下可见，但最好使用特殊染色——过碘酸希夫（periodic acid-Schiff，PAS）染色来证明。PAS 染色使得某些物质在显微镜下显现出明亮的粉红色（PAS 阳性），使它们易于观察，并使我们能够估计或测量基底膜的厚度。

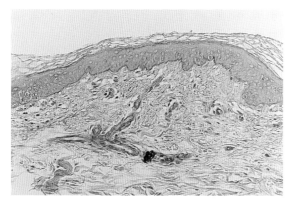

图 2.3 将表皮与真皮分开的过碘酸希夫阳性（PAS+）结构通常均匀且界限清楚，类似的材料也用于血管和其他附属结构

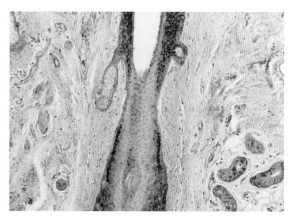

图 2.5 尽管在峡部结构的上部侧面有破坏性炎症，但在峡部下方的右侧，很少或根本没有影响到外分泌管，有效地隐藏在过碘酸希夫阳性（PAS+）保护性包裹物后面。注意皮脂腺已经退化为残桩

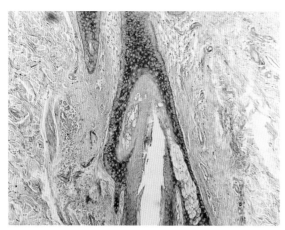

图 2.4 注意界限清楚的过碘酸希夫阳性（PAS+）在右侧壁显示，无炎症。在左侧，从 6 点到 9 点钟方向有明显的破坏性炎症，皮脂腺只剩下一小块儿残留物

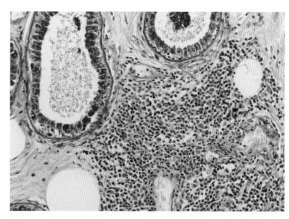

图 2.6 这些顶泌腺体存在于炎性细胞的海洋中，没有迹象表明它们是活动的焦点。有一两个炎性细胞在左边 4~5 点钟方向和右边 6 点 30 分钟方向，开始突破强过碘酸希夫阳性（PAS+）物质的保护

　　玻璃状或玻璃质基底膜层融合到纤维状根鞘中。它也是 PAS 阳性的，由厚胶原蛋白束组成。这个鞘包在包含了 FPSU 的毛囊周围，就像一个塑料手套，并延伸到毛发和皮脂腺部分。

　　该层有两项非常重要的任务。首先，膜的紧密性为其他弱小的管状细胞结构提供了重要的支撑。这种缠绕限制了它们的膨胀，并且在正常情况下防止它们过度膨胀或爆裂。在外泌汗腺和它们的导管中，包裹层的厚度尤为明显——它们只有一个细胞的厚度，如果没有这个支撑，很容易爆裂（图 2.5）。它们有非常突出的 PAS 阳性基底膜，大汗腺及其导管也是如此（图 2.6）。

　　其次，膜提供了一个半渗透性屏障，提供身体"内部"与"外部"之间的物理分离。表皮下的基底膜把被认为是"非我"的表皮与被认为是"自我"的真皮分开。封闭在玻璃膜内的物质是"非自我"表皮的向下延伸（图 2.7）。如果你能把这两个隔室之间的关系想象成"自我内在"和"非自我外在"，你就能了解为什么当导管破裂时会有这样的炎症反应。如果你曾经长过向内生长的毛发，你就能理解为什么身体会对这种"外来物质"做出反应。你自己的毛发，被皮肤认为是不应该存在于真皮的东西。毛发应该在皮肤表面，在基底膜及其延伸之外。这对了解免疫系统（先天性及适应性免疫）的功能很重要。稍后将进行更详细的讨论。

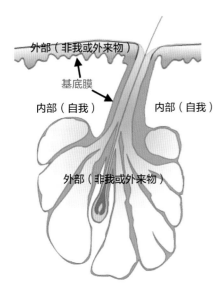

外部（非我或外来物）

基底膜

内部（自我）　　　　内部（自我）

外部（非我或外来物）

图 2.7　基底膜（在表皮下显示为粉红色）环绕着整个毛囊皮脂腺单位，就像塑料手套一样。粉色层（基底膜）之上以及"塑料手套"内的任何东西，都被内部"自我"区域完整性的炎性"监视者"视为"非我"或"外来物"

2.5.2 FPSU 内部发生了什么？

　　FSPU 的三个部分都是为生长而设计的。每一种都产生它的对应产物：导管壁细胞、毛发或皮脂。新的导管壁细胞的生长和更新以及毛发和皮脂的产生，都是由激素引起的。

　　雄激素（男性激素）会启动胡须生长（无论男女）。它们也会启动皮脂腺分泌油脂。它们刺激导管壁细胞（排列在 FPSU 的毛囊部分的中央管上的角质形成细胞）。向 FSPU 中增加更多的刺激（雄激素和其他激素），增加反应时间，导致管壁细胞的增加。这就是为什么过量的雄激素会使女性长出胡须和面部毛发增多。同样，过量的雄激素会导致痤疮。

　　正常水平的雄激素作用于 FPSU 的毛囊部分，可良好调控管壁角质形成细胞的生成、生长及消除。这是一种称为"终末分化"的精细调整过程[17]，调节新细胞的生长速度，一旦产生新细胞，解离的角质形成细胞就完成了它们的使命，在毛囊管中消失。

　　西方饮食下的没有暴露于致痤疮源的人群不会产生痤疮。当雄激素和其他导致痤疮的激素处于正常水平时，就不会产生痤疮。当致痤疮源活性水平超过了我们个人耐受的阈值时，会产生更多的毛发、皮脂或导管壁角质形成细胞。

　　毛发增多可能会成为一个社会问题，但毛发通常不会因为雄激素的增加而卡在毛孔里或内生。原因很简单——来自下方的压力，来自毛球的生长，将发干推到表面。同样，皮脂产量的增加可能会让女性来到镜子前擦掉鼻子上的多余油脂，但皮脂不会卡在毛孔里。皮脂是一种滑的油性液体，它通过 FPSU 的毛囊导管渗透到皮肤表面。当毛囊导管被角质栓堵塞，导致很硬的粉刺时，皮脂仍然会到达皮肤表面[18]。在多年的"痤疮手术"中，我从来没有遇到过皮肤下面有一摊游离皮脂的情况。"皮脂堵塞"导致痤疮是一种误解，在 50 多年的时间里，皮脂一直被当作痤疮的病因。皮脂是痤疮发生过程中的旁观者，但皮脂并不是无辜的旁观者。它为皮肤上的微生物提供食物，并像液压流体一样传导导管内压力，稍后将进行更详细的讨论。

　　需要说明的是，有一种皮脂堵塞在皮下的疾病。它很少见，通常是家族遗传的，并且有一个贴切的名字，"多发性脂囊瘤"。但它不是痤疮，不是由激素引起的，对治疗痤疮有效的任何一种药物都没有反应，甚至包括异维 A 酸。

　　因此，堵塞毛囊管的并不是毛发，事实上，毛发反而会阻止这种堵塞。皮脂腺分泌的油是一种液体，不堵塞任何东西。无论我们讨论哪种痤疮，问题的根源都是小的管壁细胞，它们在导管中脱落，然后消失在表面。

　　当导管角质形成细胞不脱落时，它们会堵塞导管，导致痤疮（包括寻常痤疮、玫瑰痤疮、反常性痤疮）。

　　那么，为什么这个简单而容易观察到的特征没有得到广泛的认识呢？为什么没有人意识到它是痤疮的真正原因？我想我们可以把这归咎于"科学研究方法"。近 50 年来，痤疮研究者一直使用简单的方法进行研究。他们可以测量体表的皮脂产量，可以统计皮疹数量。有数百篇关于皮肤表面脂质和 FPSU 产生油量的论文，有成百上千的痤疮论文统计过粉刺数量。没有人测量过 FPSU 管腔内角质物质的重量或体积。有一些直观的研究，在一定程度上证明了角栓的存在，但从来没有开发出任何量化粉刺或微粉刺的重量或体积的方法。任何做过痤疮手术或粉刺挤出术的人都知道，想从一个直径小得多的孔中提取出一定直径的物质是一件非常困难的事。目前，人们没有能力准确地、可重复地测量导管内的角质含量，因此也无法测量各种疗法对毛囊管内物质含量的影响。要做到这一点，在治疗前、治疗中和治疗后需要对毛囊皮脂腺单位进行多次小的活检。

为了测量皮脂产量，一种更简单的方法是，在研究时使用卷烟纸，使其在规定的时间段内保持在原位，然后去除并称重以测量绝对重量，从而计算皮脂产生的速率。仅仅是把卷烟纸贴在油腻腻的额头上，就很难招募到研究对象 [*1]；而连续做活检很难让人接受。这意味着到目前为止，我们能做的只能是观察、假设、推定、建议、评论和重新考虑形成这些早期微小病变的可能机制。但现在有了共聚焦显微镜、自动连续横截面摄影、精确标记孔的位置及几乎瞬时的计算机化计算，也许可以设计一个测量系统来量化粉刺体积。我建议进行这样的研究：之前用异维 A 酸治愈的患者继续零乳制品、低血糖负荷饮食作为对照；其他三种试验饮食如下：第一种是全乳制品、低血糖负荷的饮食；第二种是零乳制品、高血糖负荷饮食；第三种是全乳制品、低血糖负荷饮食。不过，我之前试图招募志愿者参加一项涉及将乳制品引入异维 A 酸治疗的盲法研究，但在 14 个月内仅招募到 2 名志愿者。

好吧，在我们等待实验技术的发展来量化我们需要研究的目标时，让我们继续深入了解相关知识。

还记得紧紧围绕 FPSU 的 PAS 阳性物质吗？它就像一个又薄又紧的塑料手套戴在你的手指上，把整个单元牢牢地固定在一起。当 FPSU 产生各种产物（毛发、皮脂和导管角质形成细胞）时，它会扩张一点，产生阻力及足够的压力，迫使导管的内容物（包括皮脂和角质形成细胞）沿着阻力最小的路径到达皮肤表面。如果没有毛囊玻璃膜和纤维根鞘，整个 FPSU 就会像 Favre-Racouchot 综合征 [*2] 的粉刺一样扩张。毛发不需要任何收缩力就能到达表面；它是自己生长出来的，从下面被毛乳头和毛发单元的细胞繁殖能力所推动。细胞繁殖在毛囊单位内同样起作用，但这种推动是向心的。当管状结构的中心被填满，加入更多的细

胞时，导管内压力上升，导管角质形成细胞被压缩和折叠，导管扩张被限制在玻璃膜和根鞘内，并且存在对毛囊壁约束的"回推" [19]。压力大到可以使角质形成细胞重新折叠起来，如图 2.8 所示 [20]。这是压力的来源，压力最终会削弱、分裂和破坏管壁。

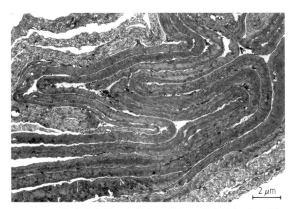

图 2.8 导管内产生的压力使得不能相互分离的角质形成细胞在毛囊导管的应变范围内，被折叠成褶皱

这就引出了一个基本的问题，是什么导致了"临界点"，即导管角质形成细胞停止脱落，开始形成被 Plewig 称为"毛囊细丝"的微小结构 [18]？这种细丝（见图 1.1A）是微角栓的最早表现，在微粉刺形成之前。它的生长导致角栓在毛囊导管内积聚。是什么导致了角栓堵塞在导管中成长和扩张，直到释放出所有"体外"的非自我物质到"体内"环境中并引起麻烦？在我们深入研究发生机制之前，我们需要进一步观察在痤疮中 FPSU 的毛囊解剖结构。

让我们回顾下我们现在所了解到的知识。FPSU 是一个封闭的系统，它的扩展范围是有限的。FPSU 有正常情况下以稳定速度生产的产物，并以同样的稳定速度退出系统，这样管壁就不会受到真正的压力。那么，是什么问题导致管壁发生断裂呢？第一个值得考虑的问题是"产物"产量的增加。我们知道毛发不是出现问题的原因。末端毛发基本上是"恒定的"，穿过导管，永远不会卡住。即使是细小的绒毛，既柔

又软，通常也能很容易地到达皮肤表面。我们知道皮脂只是从毛囊管流到皮肤上，产生油性皮肤，这是寻常痤疮和玫瑰痤疮发病的一部分原因。油性皮肤在 AI/HS 中并不是一个固定的特征。最后，我们认识到，毛囊管堵塞是所有痤疮的特征，即使无法目测到。

这就引出了下一个主题：生理学，它让我们了解促进毛囊管中物质增加的机制。

2.6 生理学

FPSU 产生毛发、皮脂、导管内壁。患痤疮时，毛囊中细胞更新的正常过程被过度刺激，导致痤疮粉刺的产生。痤疮的初始粉刺阶段是非炎性痤疮*。许多患者中可能永远停留在粉刺阶段。但是当这个过程扩展到免疫系统时，炎症性痤疮就会出现。

如果导致过度刺激的原因降低到正常水平或者消除，病理过程就会稳定下来，恢复正常生理过程。那么是什么推动了这些活动？它们是如何协同发挥作用的呢？

2.6.1 首先是毛发

在 FPSU 的三个功能单元中，毛发单元与痤疮关系最小。头皮是体表最厚的部位，只有极少数会发展成真正的粉刺。每根毛发都是在雌激素（女性）和雄激素（男性）的共同作用下周期性生长。

毛发始于毛乳头（毛球），是毛发的最深部分。它从毛乳头和毛球的特殊细胞中提取出 DNA 编码的颜色。由于不断产生新的毛细胞，毛细胞被迫从下方向上，从毛发单位通过毛囊单位被推到表面。毛细胞从毛发单位开始，包裹在内根鞘和外根鞘两层中，在毛发单位的顶部与它们分离。此时，在毛发向外生长之前，皮脂腺细胞在其周围崩解，从而获得了一层薄薄的且不断更新的保护性和润滑性皮脂层。

2.6.2 其次是油脂

毛发上覆盖的皮脂是由皮脂腺产生的（图 2.9），皮脂腺附着在毛囊单元的下端。这些腺体是窄颈结构，看起来像几十个袋子，大多是圆形的，但紧密堆积的薄壁细胞几乎充满了富含脂肪的细胞质，细胞核很小。

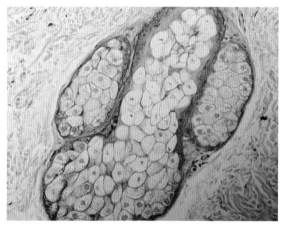

图 2.9 皮脂腺横切面，在远离皮脂腺毛囊交界处的区域，显示出健康的过碘酸希夫阳性（PAS+）支持结构和少量的组织驻留免疫细胞

基底细胞主要受雄激素、男性激素刺激，而其他激素和生长因子都会促进其生长。当条件合适时，基底细胞会分裂成两个子细胞。一个形成基底细胞，而另一个（分化为皮脂腺细胞）会被推入腺体。在那里，皮脂腺细胞生长，充满各种脂质（脂肪、蜡和油），并逐渐被推到腺体的颈部，靠近毛发和毛囊。它们朝着导管（皮脂腺管）的方向前进。皮脂腺细胞实际上被推向出口。一旦它穿过皮脂腺导管，紧贴着毛发，皮脂腺细胞壁就会崩解，油就会释放到毛囊单元的毛发上。在微观视野下，皮脂腺管中或皮肤下任何地方都没有看到皮脂池。皮脂腺细胞保持完整，直到到达它要润滑的毛发（图 2.10）。

很多关于痤疮的优秀研究都是为了弄清楚是什么机制推动基底细胞产生或多或少的子细胞（皮脂腺细胞），从而调节皮肤表面的出油情况。这个复杂的问

* 译者注：目前认为，在粉刺阶段已经有炎性反应发生。

题将在接下来的几节中讨论。

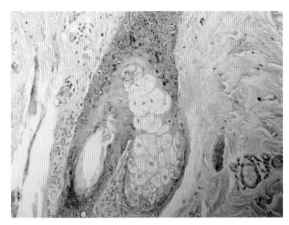

图 2.10　皮脂腺单位插入毛囊结构的峡部。注意：没有游离皮脂池，只有在与毛发接触时才会溶解皮脂腺细胞。注意，炎症集中在一小片过碘酸希夫阳性（PAS+）区域，在 6 点到 6 点 30 分钟方向和 7 点到 9 点钟方向。在 3 点钟方向出现 1～2 个炎性细胞

2.6.3 最后但并非不重要的是毛囊

同样的激素会把毛发从毛发单位向上推，把皮脂腺细胞推到毛囊单位的交界处，在那里，它们会爆裂并润滑毛干，在毛囊单位也有重要的事情要做。事实上，这是产生痤疮的第一个征兆。当激素作用于位于毛囊单位玻璃膜内的基底细胞时，再次产生子细胞，但这次它们分化为角质形成细胞而不是皮脂腺细胞。它们通常会沿着一条严格规定的路径向毛囊管的中心移动，而不是随机地向出口方向移动。

一切按计划进行，每个角质细胞从立方形细胞逐渐成熟为扁平的细胞，并最终在靠近导管中心时变成扁平状。内部化学过程逐渐消耗脂肪和复合糖提供的能量。这种能量可以促进特殊蛋白质的形成，这种蛋白质可以为角质形成细胞提供角蛋白，还可以在细胞之间形成蛋白质和复杂脂质及糖的连接，所有这些都是完成角质形成细胞的成熟和终末分化所需的过程。然后，剩余的能量产生蛋白酶，它溶解完全分化的角质形成细胞之间的连接，直到它们分离形成鳞屑。鳞屑是角蛋白的残余扁平薄片，通常彼此分开，剥脱到中央导管中，并与皮脂混合。经过适当地润滑，它们会在毛囊壁和毛干之间的空间中向上滑动到表面。

这就是它的工作原理。

2.6.4 深入研究

生理学发挥作用，通过高度复杂的生化反应产生同样复杂和多样的产品。每一个基底角质形成细胞、基底毛根细胞和基底皮脂腺细胞中都使用自己特定的酶反应。

我们回顾一下胚胎学部分（第 2.4 节）。在胎儿皮肤下面形成芽的少数胎儿细胞可以继续产生完整的胡须或油腻的头皮，或满布炎症性痤疮的面部和背部，或在阴部长满反常性痤疮，或光彩照人的浓密头发。DNA 和激素的组合发挥强有力的作用。

2.7 生物化学

FPSU 产生排列在毛囊及毛发的细胞，使毛发染色的色素，产生皮脂的多种成分，形成皮脂腺细胞的细胞壁，以及发挥上述作用的酶。

这些是由脂肪、蛋白质和碳水化合物组成的，但是每种物质的表达和组装因组织不同而不同。我们先来看一下脂肪。

脂肪可以用作能量，或作为结构材料，或可以作为皮脂输出。角质形成细胞内的细胞内脂肪在其生命周期中被耗尽，从而为代谢过程提供能量。角质形成细胞成熟的终末分化过程不完整，脂质未被使用，在电子显微镜下显示为角质形成细胞层中聚集的脂滴（图 2.11），表明成熟停滞[20]。其他脂肪与蛋白质结合

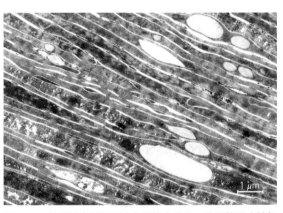

图 2.11　角质形成细胞无法实现终末分化，这可能是由缺氧引起并由缺氧诱导因子 1（HIF-1）介导的，留下的脂质会被用作结构脂质或能量来源来促进分化

形成脂蛋白。脂蛋白用于细胞壁构建和细胞内细胞器的形成，细胞内细胞器是细胞的工厂和能量管理系统。皮脂腺细胞产生并输出的脂肪有甘油三酯、胆固醇、脂肪酸和角鲨烯等。每个都在痤疮的发生中发挥作用，但主要作用是在出生时润滑皮肤。它们的第二个作用是保护人体皮肤，防止干燥，防止皮肤表面水分蒸发。

蛋白质有三种大小：小的（最多 10 个氨基酸的肽），中等（多达 50 个氨基酸的多肽）和大的（含有超过 50 个氨基酸的蛋白质）。肽是构成大分子蛋白质的基石。多肽在痤疮中有许多作用，包括作为激素和生长因子。FoxO1 是多肽核转录因子，是控制痤疮中雄激素受体的主要调节因子[21]。蛋白质可以作为结构成分，如包裹在 FPSU 上的胶原纤维，以增强 FPSU 的强度。它们也可以弯曲成各种形状，在酶的作用下形成柔韧、带电荷的无定形物质。

糖类是 FPSU 的主要能量来源，同时也是各种结构的组成部分。糖蛋白是痤疮的一种重要的结构材料，是组成玻璃膜的一部分。在显微镜下可以看到，糖使 PAS 阳性物质染成粉红色[22]。糖蛋白形成纤维状的网支撑着整个 FPSU 结构，提供了支撑和固定毛发所需的强度。它还会挤压皮脂腺和皮脂，保持油脂流动，并为毛囊管提供支撑，将毛发和皮脂带到皮肤表面。

"碳水化合物"在正常范围时是健康所必需的，但缺乏或过量则会导致疾病。

2.8 激素、酶、受体和胞内分泌系统

FPSU 本身不会产生痤疮。先天缺乏 5α- 还原酶的家庭不会长痤疮，饮食中没有乳制品和高血糖负荷食物的 Aché 和 Trobriand 部落也不会。那么，引起痤疮的激素从何而来呢？如果是正常的激素，为什么我们不能把痤疮当成青春期和青春期后的正常现象呢？为什么痤疮在成年后常常自然消退？

痤疮是由多种激素导致的一系列化学变化引发

的。激素本质上是化学信使。它们被酶表面的受体所吸引，并在与酶受体结合时以各种方式修饰，这些修饰过的激素可能会转移到其他酶受体进行进一步修饰。最终它们会到达雄激素受体，在那里启动导致痤疮的过程。

促进痤疮产生的强效雄激素双氢睾酮（dihydrotestosterone，DHT）来源于胆固醇，胆固醇是所有类固醇激素的基本组成成分。胆固醇还是许多重要生理过程的基础。没有它，我们的神经系统就无法运作。它形成性激素使我们成长和成熟，成为可繁衍的人类。如果没有胆固醇，我们会朝别的方向进化。

在酶的作用下，通过一系列改变，胆固醇被巧妙地转化为孕烯醇酮，而后转化为 DHT，它是最强效的雄激素，也是强力的致痤疮源。如图 2.12 所示，从左到右的两个步骤是 3β- 羟基类固醇脱氢酶（加异构酶）和 5α- 还原酶的作用；从上到下的三个步骤分别由 17α- 羟化酶、17α- 裂解酶和 17β- 羟基类固醇脱氢酶介导。

导致痤疮的激素是复杂的，它们可能来自不同来源。来自体内的（卵巢、睾丸和肾上腺）被称为内源性（第 4.1 节）。来自体外的则称为外源性（第 4.2 节）。其他的在 FPSU 内部由胞内分泌系统产生（第 2.8.1 节）。

我们通常所说的外源性激素是运动员服用的"类固醇"激素。这些激素是用于增强肌肉、力量、耐力和速度的合成代谢类固醇。它们中有些是天然的，有些是半合成的。它们可以单独使用，也可以"叠加"使用。

关于外源性激素，有些是天然的，如牛奶。有些是人工合成的，如避孕药。我们接触到的一些化学物质不是真正的激素，而是环境污染物，但它们可以产生可以影响人类的类激素效应。它们有可能成为激素干扰物。所有这些化学物质都有一个共同点：都是雄激素和其他受体的"钥匙"*。

重要的是要认识到适配锁的钥匙是多种多样的，而且效果也各不相同。想象一把适配的很松的钥匙，很容易从锁孔中掉出来，再想象一把永久锁定在锁孔中且无法移除的钥匙。如果有一把钥匙能适配许多个不同的锁孔，并且能打开大部分的锁，你觉得会怎

---

*译者注：这是一种形象的比喻，受体相当于锁，激素类物质相当于钥匙。

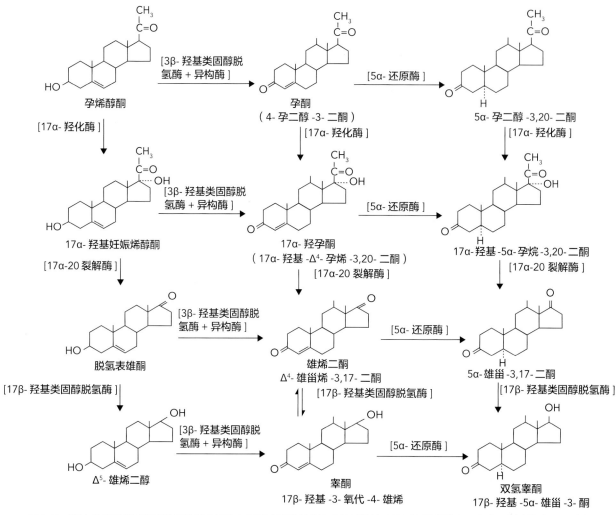

图 2.12　胞内分泌系统利用五种原位酶来产生在毛囊皮脂腺单位和身体其他地方所需要的雄激素。有些可以直接由胆固醇合成；有些则利用乳制品中的雄激素前体

样？就像一把万能钥匙可以在不同的门上使用一样，会产生更广的影响。而松动的钥匙可以被性激素结合球蛋白（sex hormone–binding globulin，SHBG）这样的蛋白结合，使锁孔结合另一种竞争激素，这种激素对锁孔具有更大的亲和力。结合更紧密的激素会在锁孔中停留更久，有时甚至永远存在。不过，即使钥匙在锁孔里，有时也会打不开锁。就像汽车钥匙，可能会出现钥匙插进钥匙孔里，却不能点火的情况。具有这种"相似化学特性"的化学物质被用作激素阻滞剂。

这里展示了各种激素（钥匙）对不同组织产生的不同影响。每一种激素不仅有可能适配多种受体，对受体的影响也可能不同，从拮抗（逆转或阻断激素的

作用）到中立（什么都不做，就像一把钥匙适合但不能转动），再到激活，激素做了它应该做的事。每个激素都会有不同作用，例如，你会看到弱激动剂这个词，意味着它有效，但影响不大。DHT 是雄激素受体中比睾酮强 5～10 倍的更强的激动剂，它控制着一种引发痤疮的酶的过程。

如果睾酮和 DHT 是唯一可以作用于雄激素受体的激素，过程就简单了，但重叠会使事情变得复杂。有些受体会接受各种激素（和其他化学物质），而一些激素可以激活多种受体。

受体也会结合原本不打算结合的东西。这包括有毒物质，如二噁英（第 5.1 节），也包括一些药物。更复

杂的是，类固醇激素能够在不同的位置做不同的事情，这与它们对受体的吸引力、与受体的"契合"、受体的"亲和力"、寻找受体位点的竞争激素的数量有关。还有一个变量是单个细胞中的单个受体的调节过程。

例如，皮肤科医生经常使用的螺内酯（一种化学物质），可阻断雄激素受体，起到"竞争性抑制剂"的作用。它可以减缓毛孔堵塞，改善女性痤疮，也可以阻止或减缓女性脱发，减少女性面部和身体上多余的毛发，引起月经突破性出血，减轻玫瑰痤疮，减轻腿部肿胀，以及降低血压。

许多类固醇激素具有刺激多种受体的能力。因此，我们所看到的效果并不是一种激素刺激一种组织产生的一种结果。相反，我们每天看到的是体内每个细胞中积极（激动剂）与消极（拮抗剂）平衡的"净"效应。

这种反应的变化也解释了不同孕激素的作用差异。虽然大多数孕激素都有致雄性，会使痤疮恶化，但新型孕激素（避孕药的活性部分）则相反，既能预防痤疮，又能使痤疮好转。

影响我们身体的所有激素都能在不同环境下遇到的化学物质和酶的影响下发生变化。主要的修饰剂是酶，即作为催化剂的蛋白质的折叠小球。它们加速化学反应，改变单个分子或整个组织的部分形状和功能。这些酶通常是单一用途的，在细胞壁上特殊形状的区域、细胞核中或细胞质中。它们通常是单个的，但也可能是一组酶的一部分。利用单个分子或较大分子的一部分互补电荷，分子被吸引到酶表面的受体位点。在那里，会发生特定的反应，改变分子的结构，使酶的受体与到达的受体略有不同。

在睾酮分子上的特定点上添加氢原子的细微调整

小贴士

螺内酯也是一种利尿剂。利尿剂会产生更多的尿液，所以最好是在方便的时候使用它，而不是在长途通勤之前。我会建议患者在放学或下班回家后服用，这样在睡前利尿剂的效果就会消失。这种影响是可变的，通常和一杯咖啡的影响一样小，甚至可被忽视。

就能把睾酮（T）和DHT区分开。这个简单的移动将分子的"雄性化"活性提高了10倍。体内的酶有成千上万种特殊的反应。在图2.12中，FPSU胞内分泌系统的六种酶通过结合酶向分子中添加额外的部分（或将其切断），可以得到一个简单的胆固醇分子，通过一系列的酶，产生一系列的激素，最终产生了DHT。之后DHT会转移到蛋白质上的另一个受体，这个受体是专门将DHT转移到细胞内的。

激素-受体结合实际上通过物理移动（"易位"）进入细胞核。根据雄激素受体（androgen receptor，AR）所在的细胞类型的不同，DHT会转移到其他受体，从而启动各种基因。这触发了许多特定的过程，这些过程是通过将RNA作为DNA的镜像开始的，mRNA由此产生。这一小串物质将信息传递到细胞的制造中心——内质网，从而产生从男性胡须的生长到痤疮（毛孔堵塞），再到皮脂溢出（油性皮肤）的任何结果。

但这不仅仅是制造雄性激素。在雄烯二酮（卵巢）和睾酮分子的左下方的氧原子中，只需要再添加一个氢原子，就能将这两个雄性分子分别转化为雌酮和雌二醇——两个经典的女性雌激素分子。

这些酶的种类、数量和位置决定了组织对到达受体的激素的作用。例如，将睾酮转变为DHT的酶——5α-还原酶有两种形式，被称为同工异构酶。一般来说，1型异构酶存在于易患痤疮的FPSU中，2型存在于易发生秃顶的FPSU中。实际上还有1型和2型的混合，比例因位置而异。

但这不是全部的情况。在一些罕见的情况下，5α-还原酶（5α-reductase，5αR）根本不起作用。在全世界发现了几个家族，其5αR酶发生突变而不起作用。现在有33种不同的酶促异常的遗传变异。受影响的通常是女童，会在十几岁时表现出男性特征。她们的生殖成熟被推迟，因为相对较弱的睾酮需要很长时间来完成10倍于其强度的DHT在短时间内能够达到的效应。这会导致性别混乱，这些青少年和他们的家庭会面临艰难的抉择。不过，在所有的负面因素中，有一点是积极的。她们不会发生秃顶。

如前所述，当激素和酶相遇时，可以产生很多效应。所以我们需要花大量时间去彻底探究激素对痤疮的影响。

2.8.1 胞内分泌系统

某些激素 - 酶的相互作用，在人类痤疮的发生中尤为重要。这就是胞内分泌系统，是移动式激素控制中心，存在于每个 FPSU 中。

1970 年，我在格拉斯哥大学的研究人员撰写的博士论文中首次了解到，FPSU 中的 17β- 羟基类固醇脱氢酶能够将雄烯二酮转化为睾酮。我不记得我是如何意识到这项研究成果的存在，但一位好心的图书管理员用牛皮纸和麻绳把这篇论文的复印件包装好，寄给了我。装订好的副本从苏格兰那所大学以平邮的方式寄来，花了大约 6 周的时间才送到我手中。1970 年 4 月，Kenneth Charles Calman 的医学博士学位论文的题目是《人体皮肤中羟类固醇脱氢酶的组织化学反应》。

Calman 的论文首次证明，在"分泌管的下部"存在 17β- 羟基类固醇脱氢酶[23]。该位置对应于本书中描述的 FPSU 毛囊部分的下端。实际上，它位于皮脂腺毛囊交界处。如上所述，该酶是胞内分泌系统的重要组成部分。Thiboutot 及其他人的后续工作填补了空白，因此我们知道所有必需的酶都存在于 FPSU 中，作用于各种前体以产生 DHT[24]。值得注意的是，"漏斗下角质形成细胞产生雄激素的能力增强，可能在痤疮中出现的毛囊角化过度过程中发挥了作用"[25]。

Calman，现在的 Kenneth Charles Calman 爵士，前英国首席医疗官，使用了一种精细的技术进行这项研究，在酶的位置上沉积双蚁脂（二甲四硝基四氮唑兰）颗粒，可以在伴随的显微照片中看到。图 2.13 直接引自他的论文，阐明了结构变化的形成机制，这是痤疮发生的第一个征象。他对类固醇和皮脂腺的整体相互作用的总结（图 2.14），同样也远远超前于他的时代。

酶对激素的局部加工提供了高效的升级系统，从循环血流中获取睾酮和 DHT 的前体并"精制"成为导致痤疮的高效激素。由胞内分泌酶的催化辅助而产生的睾酮和 5α- 双氢睾酮（5α-DHT 或 DHT）立即被细胞中的雄激素受体利用。

值得注意的是，这种细胞内的操作是医生的临床实验室无法做到的。虽然可以检测到严重的异常，但是监测尿液和血清并没有什么研究价值。

Calman 的研究为一系列发现奠定了基础，这些发现使 Thiboutot 描述了皮脂腺细胞中的胞内分泌系统和

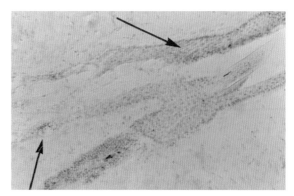

图 2.13　灰色类尘埃颗粒在导管壁的角质形成细胞（上箭）中散布，并在皮脂腺细胞中浓缩（下箭），表示 17β- 羟基类固醇脱氢酶（图 2.12 中的 17β- 羟基类固醇脱氢酶）的位置。来自 Calman 博士论文（1970）

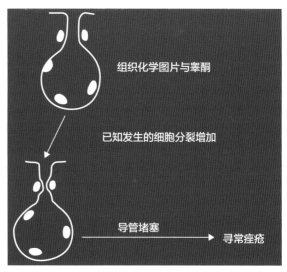

图 2.14　Calman 博士论文（1970）中的这张幻灯片展示了激素导致痤疮概念的最早表现形式

FPSU 的毛囊上皮[23-25]。"胞内分泌"一词指的是激素分子（多肽或类固醇）的分泌或产生，随后在同一细胞内被利用。这种级联的酶存在于滑面内质网（smooth endoplasmic reticulum，SER）中，一种由小管和微小的空心扁平球状结构组成的复合体，附着在代谢活跃的细胞核上。

对于在 SER 内产生的类固醇激素来说，这是一次非常短的去往核雄激素受体的旅程。以紧密物理接近的方式收集所有必需的酶有助于增加循环的 5α- 还原分子在局部转化为 DHT 的机会。考虑到核雄激素受体的可用性和亲合力，SER 进入核孔所提供的紧密运

输分布也将限制任何微量的损失。

雄激素受体影响着我们的生活——从受孕到我们将基因传给下一代，甚至再下一代。它们的控制涉及从婴儿的成长速度到晚年的前列腺生长速度。越来越多的证据表明，激素的持续刺激参与了乳腺癌和前列腺癌的发展。我们的整个新陈代谢世界都是一种"净"效应，是正反两面的结果。

多年来，我们一直认为，要控制痤疮，必须有选择地减少激动剂 DHT，最大限度地发挥拮抗剂对雄激素受体的作用。最新进展表明，我们现在需要将注意力转向研究哪些因素可以控制与雄激素受体的结合，这是痤疮治疗的一个新方向。

2.9 FoxO1 和 mTORC1

对于像睾酮或 DHT 这样的雄性激素分子来说，要产生痤疮，它必须首先与雄激素受体结合。这一受体类似于现代汽车的点火装置，点火装置是由附近的电磁信号（电子钥匙）控制，而它能打开点火系统。激素分子表面的微小电荷与受体表面的互补电荷相互作用，从而激活受体。

然而，在生理学中，还有一个更为必要且需精心控制的步骤。锁孔（受体）是开着并可用的。就像挂锁一样，锁孔盖需要移到一边。

没有接触，没有插入，没有点火，没有激活，就没有痤疮。那么，是什么控制接触？这有点儿复杂，但这是一个在其他系统也很常见的循序渐进的过程。非常感谢 Bodo Melnik 博士阐明这一过程的分子链[26]。

想象一下，雄激素受体位于皮脂腺细胞的细胞核中。受体上有一个保护盖，保护盖处于正常的封闭状态。对应的术语是"抑制"。为了打开盖子，暴露受体，我们需要去除抑制。问题是有一个小的多肽分子位于受体的盖子上，就在细胞的细胞核中。这个分子的唯一职责是坐在盖子上，使盖子保持关闭，雄激素分子远离受体。受体被"抑制"了。

所以我们需要把这个叫作 FoxO1 的分子从细胞核中取出来。实际上，如果我们把某个 FoxO1 分子移走，它很快就会被另一个漂浮在附近的分子取代。所以我们需要尽可能多地把这些分子从细胞核中取出来。我们能去除的 FoxO1 分子越多，核雄激素受体就会变得越活跃和容易接受。如果我们在每个 FoxO1 分子中加入一个磷酸离子（这被称为磷酸化），那么被磷酸化的 FoxO1 就会变得容易溶解，并可以离开细胞核。这意味着它可以溶解在细胞核中的液体中，然后离开细胞核，进入细胞质，在那里被分解。细胞质中含有许多微小的细胞器，它们漂浮在一种叫作细胞溶胶的充满化学物质的代谢混合液中。细胞核或多或少地悬浮在细胞中，并且具有各种类型的孔（如细胞核壁上的孔），控制着磷酸化的 FoxO1 等分子的进出。所以我们需要在 FoxO1 上附加一个磷酸离子。做这种工作的酶叫作磷酸化酶，有各种各样的磷酸化酶（激酶）参与我们身体中各种生理过程。

需要一种叫作 Akt 的激酶。有趣的是，Akt 激酶在发挥作用之前也必须被磷酸化。这是由另一种磷酸化酶，磷酸肌醇 -3 激酶（phosphoinositol-3 kinase，PI3K）完成的。打开 PI3K 是由两个分子完成的。一个（胰岛素）调节血液和组织中的糖水平，另一个（胰岛素样生长因子 1，insulin-like growth factor-1，IGF-1）调节生长。身体中的生长激素（growth hormone，GH），其实只是一个信号传递者。生长激素刺激肝脏产生一种多肽分子，即叫作 IGF 的激素。这种激素有不少类型，但最重要的是 IGF-1。

现在我们知道了发病通路。饮食诱导胰岛素和 IGF-1 水平升高（通常两者同时起作用）。PI3K 被激活。它使第二信使 Akt 激酶磷酸化，使 FoxO1 磷酸化。这使 FoxO1 溶解并允许 FoxO1 离开细胞核，阻止雄激素到达受体的盖子被打开，雄激素受体开放并等待与相关激素的结合。

这就是痤疮分子机制的核心。一旦雄激素受体的盖子被打开，受体就会解除抑制，任何能开锁的钥匙都会启动痤疮的发病过程。虽然这种受体是专为睾酮和 DHT 设计的，但其他一些分子（包括在牛奶中发现的和从乳制品中提取的）或多或少可以与这种受体结合。关于这方面的更多内容，请参见第 2.8 节。

2.9.1 下一步

DHT 进入雄激素受体后，会引发一系列事件，导致代谢活动，通过处于痤疮发病核心的角质形成细胞过度增殖，产生痤疮。该过程由 mTORC1 介导，mTORC1 是一种调节生长和新陈代谢的营养敏感激酶。mTORC1 信号传导作为"生长检查点"（图 2.15）。mTORC1 检查生长因子和细胞内及周围营养物质的状况，特别是必需氨基酸是否可用。为了调节生长，mTORC1 信号刺激基因转录、翻译、核糖体生物发生、蛋白质合成、细胞生长、细胞增殖和脂质合成。mTORC1 的伴侣蛋白 Raptor 帮助 mTORC1 控制细胞周期的 G1/S 转换和 G2/M 进展，mTORC1 信号网络进一步连接其他信号模块。它们感知和传递不同的输入信号，特别是与营养、生长因子和细胞能量状态有关的信号，并向中央"信号核心"报告。因此，mTORC1 在感知细胞营养素、氨基酸以及对细胞生长和增殖重要的能量水平方面起着特殊的作用。

西方饮食以两种方式刺激 mTORC1 的最大活性，详见图 2.16。首先，它提供了来自牛奶和肉蛋白质的丰富的必需氨基酸和多肽激素。其次，由摄入乳制品蛋白和高血糖负荷诱导的胰岛素和 IGF-1 刺激（IGF-1 stimulation，IIS）进一步增加 mTORC1 活性。在整合营养信号、生长因子和能量状态后，mTORC1 产生代谢信号并作为下游细胞"信号交响曲"的指挥者。由 mTORC1 协调蛋白质和脂类的生物合成、细胞生长和增殖是痤疮发病机制的重要组成部分，其特点是毛囊角

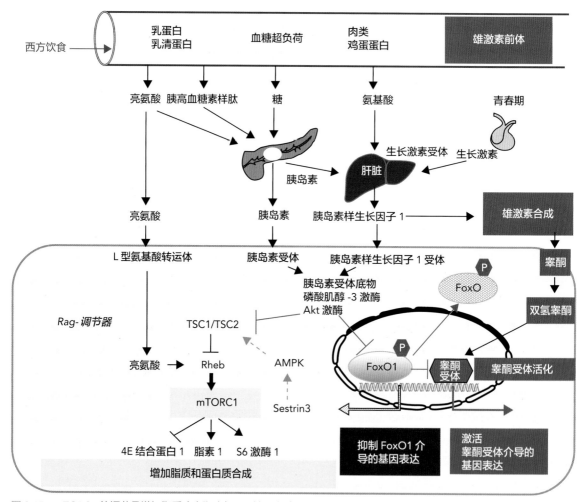

图 2.15　mTORC1 的调节是增加脂质（皮脂腺）和活性蛋白（导管阻塞细胞）活性的最终共同途径

图片来源：BC. Melnik, CC. Zouboulis. Potential role of FoxO1 and mTORC1 in the pathogenesis of Western diet-induced acne. *Experimental Dermatology*, 2013, 22: 311–315.

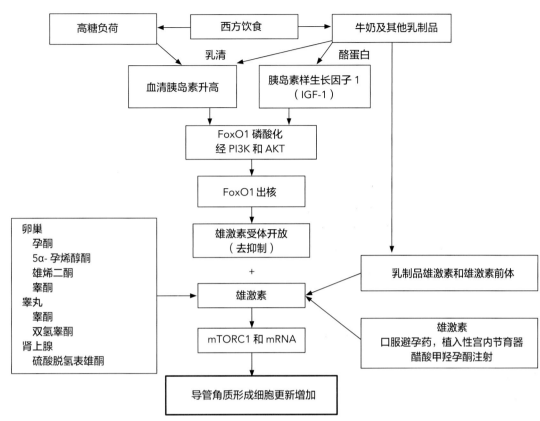

图 2.16　从饮食到导管堵塞的事件链的简图

质形成细胞增殖增加、皮脂腺增生及皮脂生成增加[27]。

2.9.2 展望

在确定了痤疮发生的中心环节之后，理解以下四件事真的很重要：

1. 刺激雄激素受体的激素很多。
2. 对受体的影响是可调的，因为去抑制程度各不相同。
3. 对雄激素受体的刺激会产生各种各样的下游效应，从最细小的绒毛到最糟糕的 AI/HS。
4. 对睾酮或 DHT 的反应因人而异，这被称为终末器官反应。

胰岛素和 IGF-1 将在第 4.2.4.1.2 和第 4.2.4.1.3 节中详细讨论。改变胰岛素和 IGF-1 的因素将在饮食部分讨论（第 8.3.2 节）。

（丛林、苏国雄 译，尹志强 审校）

参考文献
References

1. Danby FW. Why we have sebaceous glands. J Am Acad Dermatol 2005 Jun;52(6):1071–2.

2. DiLandro A., Cazzaniga S, Parazzini F, Ingordo V, Cusano F, Atzori L, *et al.* Family history, body mass index, selected dietary factors, menstrual history, and risk of moderate to severe acne in adolescents and young adults. J Am Acad Dermatol 2012 Dec;67(6):1129–35.

3. Lindeberg S. Paleolithic diet in medical nutrition—incorporating evolutionary biology in nutritional science. Availble from: http://www.staffanlindeberg.com/TheKitavaStudy.html

4. Cordain L, Lindeberg S, Hurtado M, Hill K, Eaton

SB, Brand-Miller J. Acne vulgaris: a disease of Western civilization. Arch Dermatol 2002 Dec;138(12):1584–90.

5. Lindeberg S, Lundh B. Apparent absence of stroke and ischaemic heart disease in a traditional Melanesian island: a clinical study in Kitava. J Intern Med 1993 Mar;233(3):269–75.

6. Thiboutot DM, Strauss JS. Diet and acne revisited. Arch Dermatol 2002 Dec;138(12):1591–2.

7. Glickman FS, Silvers SH. Dietary factors in acne vulgaris. Arch Dermatol 1972 Jul;106(1):129.

8. Hamilton JB, Terada H, Mestler GE. Greater tendency to acne in white American than in Japanese populations. J Clin Endocrinol Metab 1964 Mar;24:267–72.

9. Bamford JT. Rosacea: current thoughts on origin. Semin Cutan Med Surg 2001 Sep;20(3):199–206.

10. Yazici AC, Tamer L, Ikizoglu G, Kaya TI, Api H, Yildirim H, et al. GSTM1 and GSTT1 null genotypes as possible heritable factors of rosacea. Photodermatol Photoimmunol Photomed 2006 Aug;22(4):208–10.

11. Palleschi GM, Torchia D. Rosacea in a monozygotic twin. Australas J Dermatol 2007 May;48(2):132–3.

12. Li CR, Jiang MJ, Shen DB, Xu HX, Wang HS, Yao X, et al. Two novel mutations of the nicastrin gene in Chinese patients with acne inversa. Br J Dermatol 2011 Aug;165(2):415–8.

13. Cooney CA, Dave AA, Wolff GL. Maternal methyl supplements in mice affect epigenetic variation and DNA methylation of offspring. J Nutr 2002 Aug;132(8 Suppl):2393S–400S.

14. Lyko F, Foret S, Kucharski R, Wolf S, Falckenhayn C, Maleszka R. The honey bee epigenomes: differential methylation of brain DNA in queens and workers. PLoS Biol 2010;8(11):e1000506.

15. Adebamowo CA, Spiegelman D, Berkey CS, Danby FW, Rockett HH, Colditz GA, et al. Milk consumption and acne in teenaged boys. J Am Acad Dermatol 2008 May;58(5):787–93.

16. deBeer H. Dairy products and physical stature: a systematic review and meta-analysis of controlled trials. Econ Hum Biol 2012 Jul;10(3):299–309.

17. Gandarillas A. Epidermal differentiation, apoptosis, and senescence: common pathways? Exp Gerontol 2000 Feb;35(1):53–62.

18. Plewig G. [How acne vulgaris develops]. Hautarzt 2010 Feb;61(2):99–104, 106.

19. Danby FW, Danby DL, Waggoner PS. Pilosebaceous dynamics. 2010. Available from: http://www.acnemilk.com/acne_animation

20. Knutson DD. Ultrastructural observations in acne vulgaris: the normal sebaceous follicle and acne lesions. J Invest Dermatol 1974 Mar;62(3):288–307.

21. Melnik BC. FoxO1—the key for the pathogenesis and therapy of acne? J Dtsch Dermatol Ges 2010 Feb;8(2):105–14.

22. Paulsson M. Basement membrane proteins: structure, assembly, and cellular interactions. Crit Rev Biochem Mol Biol 1992;27(1–2):93–127.

23. Calman KC, Muir AV, Milne JA, Young H. Survey of the distribution of steroid dehydrogenases in sebaceous glands of human skin. Br J Dermatol 1970 Jun;82(6):567–71.

24. Thiboutot D, Knaggs H, Gilliland K, Lin G. Activity of 5-alpha-reductase and 17-beta-hydroxysteroid dehydrogenase in the infrainfundibulum of subjects with and without acne vulgaris. Dermatology 1998;196(1):38–42.

25. Thiboutot DM, Knaggs H, Gilliland K, Hagari S. Activity of type 1 5 alpha-reductase is greater in the follicular infrainfundibulum compared with the epidermis. Br J Dermatol 1997 Feb;136(2):166–71.

26. Danby FW. Turning acne on/off via mTORC1. Exp Dermatol 2013 Jul;22(7):505–6.

27. Melnik BC, Zouboulis, CC. Potential role of FoxO1 and mTORC1 in the pathogenesis of Western diet-induced acne. 2013 May;22(5):311–5.

Chapter **3**

发病机制

三种痤疮有某些共同的发病机制，也有不同的机制，因而有各自不同的表现。这就解释了它们在形态学上的差异，例如毛囊皮脂腺单位（FPSU）的毛囊堵塞，在各型痤疮都很常见，会出现不同程度的粉刺（黑头和白头），而在某些痤疮中并不会出现临床可见的导管阻塞。除了三种原发性痤疮外，还有其他类型是由某一种或多种致病机制导致的（见第 3.4 节"其他类型"）。

尽管我更愿意写一篇完整的、发病机制已被证实的文章，但目前还不太成熟。因此，你在这里读到的是一些事实和基于这些事实的推论或假定。设计出能够检验这些推论或假设且符合伦理要求的临床试验是很难的。

3.1 寻常痤疮

雄激素，尤其是双氢睾酮（DHT），促进排列在毛囊皮脂腺单位（FPSU）毛囊部分的角质形成细胞增殖。当内壁细胞聚集并向内生长时，产生的物质向外挤压毛囊壁。这种膨胀导致毛囊内压力增加，继而导致氧气缺乏。缺氧会促进痤疮丙酸杆菌（一种适合在缺氧环境中生长的细菌）的生长。正是这种厌氧微生物的增加，才使人们提高了对缺氧（无论是相对的还是绝对的）与终末分化减缓之间的关联的理解和认识。缺氧对角质形成细胞代谢和炎症反应可能有额外的影响（第 7.3 节）。

在毛囊导管堵塞的同时，雄激素也通过刺激皮脂腺细胞生成速率的增加来促进皮脂的生成。生活在导管里的两种主要微生物：痤疮丙酸杆菌和马拉色菌，可以将甘油三酯（皮脂中的一种脂肪）分解成脂肪酸

作为营养。

该假说认为，压力增加导致的缺氧削弱了毛囊角质形成细胞终末分化的能力。在这个过程中，基底角质形成细胞在其生命周期内发生变化，从充满活性胶质的湿润的小长方体基底细胞转变为主要由角蛋白组成的薄片状细胞，这些角蛋白在其生命末期迅速脱落进入导管。如果成熟和分化中断，角质形成细胞不会完全成熟，不会形成脱屑。内壁角质形成细胞相互连接，而不是分离（脱屑）。这导致了毛囊中堵塞物的持续累积，毛囊孔中角栓变大。

与此同时，通过电子显微镜观察，在已经停止分化并堆积在毛囊导管中的多层角质形成细胞中可以看到含有脂质的液泡堆积[1]。这些脂质代表代谢能量的来源（氧化时没有足够的氧气而没有产生能量）和储存在脂蛋白终产物中的未使用的脂质储备。在这个假说中，这些脂质没有被利用，缺氧使它们的新陈代谢停止了。

雄激素是导致痤疮的激素，如果不加以控制，会继续从外部刺激毛囊的基底细胞，产生越来越多的内部压力，直到毛囊壁渗漏或最终破裂。对于年轻健康的毛囊来说，这需要几个月的时间，这是青少年痤疮的常见情况。

目前认为，痤疮的产生是由于激素刺激导致的。在非炎性痤疮阶段，可以看到堵塞和肿胀的毛囊单位和活跃的皮脂腺。毛囊导管中的细菌和酵母菌，即毛囊内菌群，尚未参与致病，它们食用皮脂并积极繁殖。

此时发生在毛囊壁的渗漏和破裂会将毛囊导管内的物质释放出来，包括细菌、酵母菌和毛囊内的其他物质。这些物质，包括发生在反常性痤疮的角蛋白薄片，在皮肤表层下、真皮上部和中部渗出[2]。毛囊内容物的释放会触发人体的两个免疫系统。这些外来物质与固有免疫系统相互作用时，它们被称为刺激物。

当相同的物质与适应性（获得性）免疫系统相互作用时，它们被称为抗原。免疫系统觉醒了，战斗就开始了。

由此产生的炎症级联引发了炎症的暴发，分子的和细胞的炎症暴发被称为炎性体。毛囊壁的渗漏形成双向通道，使一些炎症介质进入导管内，导致毛囊内的炎性细胞聚集，以毛囊脓肿的形式向表面推进。在反常性痤疮中，炎症主要存在于毛囊皮脂腺单位结构之外，这种严重的变异型痤疮的特点是它不能排出到表面，且不能迅速愈合，例如常见的由于感染而形成的疖或脓肿。

此外，这个阶段以炎症为主，前期的非炎症性痤疮也转变为炎症性，每个毛囊皮脂腺单位依次发生。

正如 Leeming 等人所言，

很可能……当痤疮皮损中存在微生物时，它们对炎症的促进作用非常重要。大量的微生物抗原和代谢副产物会在破裂时从定植的痤疮皮损释放到真皮中[3]。

Melnik 最近阐明了在 Notch1 介导"炎性体"的数十个过程中发生的复杂相互作用。反常性痤疮是他在其里程碑式论文中探讨的类型，但无疑，同样的过程在较轻的痤疮中也有发生[4]。基本的前提是 FPSU 的破裂，释放损伤相关分子模式分子（amage-associated molecular pattern molecules，DAMP）。这些碎片具有特征性分子模式，例如来自酵母菌、毛发或病毒的片段。它们被 Toll 样受体（TLR）识别为外来物，TLR 会启动大量的促炎性细胞因子来控制炎症反应。这种炎症通常是通过 Notch 信号通路下调的，因此当 Notch 信号通路受到损害时，TLR 介导的炎症就不会受到应有的抑制，从而导致更严重的炎症。

此外，Notch1 还参与了角质形成细胞分化的调控。Notch1 的缺乏导致 p21 的产生减少，这是该过程最早的调控步骤。Notch1 越少，角质形成细胞分化越少，导管堵塞越多。

虽然控制过量激素刺激的作用对于控制疾病过程和防止新病变的形成至关重要，但单独的激素控制并不能提供解决问题所需的抗炎作用。如同要灭火，必须切断燃料供应，并使用灭火器。这意味着治疗的一个重要部分是彻底消除毛囊内菌群，如果可能的话。

一旦达到这个阶段，再想逆转整个病理过程，就需要逆转激素，逆转毛囊堵塞，消除细菌和酵母菌，以逆转炎症。这是一个艰巨的任务，靠单一疗法是无法完成的，联合治疗必不可少。

3.2 玫瑰痤疮

玫瑰痤疮的毛囊性丘疹和毛囊性脓疱的形成，是由与寻常痤疮相同的激素刺激引起的。但是一些局部差异导致其成为一种明显不同的疾病。

首先，我推测（虽然还无法证明），毛囊壁对 FPSU 的支撑被长期的长波紫外线（UVA）和中波紫外线（UVB）照射而慢慢削弱，这种削弱作用最突出的是毛囊单位的最上端，因为那里受到的阳光照射最强，在那里常常发生胶原的日光弹力变性（见第 1.2 节）。这有两个后果：①玫瑰痤疮的分布是在面部的凸出部位，即日光暴露部位；②毛囊壁破裂，随之形成丘疹或脓疱，而不会形成可见的粉刺。之所以不能形成可见的毛囊堵塞物，是因为毛囊壁已经被日光的光损伤所破坏，以至于在可见堵塞物形成之前就已经出现了渗漏和破裂。被紫外线破坏和扩张的毛囊孔，更适合蠕形螨繁殖。

其次，玫瑰痤疮的定植微生物与寻常痤疮不同。有假说认为，由于毛囊壁过早破裂，毛囊内不会因压力升高而缺氧。因此，毛囊管深处并没有像寻常痤疮那样形成严重的缺氧环境，痤疮丙酸杆菌的数量增加并不是导致玫瑰痤疮的主要因素。炎症是由于刺激物和抗原成分共同引起的，这些刺激物和抗原来自残留的毳毛、毛囊蠕形螨、少量痤疮丙酸杆菌和酵母菌（主要是马拉色菌，偶尔也有念珠菌）。早期玫瑰痤疮不同于后期玫瑰痤疮，因为抗生素治疗将改变细菌和酵母菌在毛囊管内的比例。作为消炎药使用的口服抗生素减少了痤疮丙酸杆菌和其他细菌的数量。同时，增加了马拉色菌（通常以无害共生菌的形式出现）的数量，并导致（或增加）其他真菌如假丝酵母的定植。

和寻常痤疮一样，单靠激素控制，无法在玫瑰痤疮的治疗中达到很好的抗炎效果。毛囊定植微生物的清除是治疗的一个重点，蠕形螨的作用使情况进一步复杂化。同样，如 Leeming 所言，"导致炎症的病因在不同皮损和个体中各不相同，这种不同可以解释一些临床上明显矛盾的现象，例如不同的痤疮患者出现不同的治疗反应"[3]。Leeming 的这个理论在另外一种疗法中也得到印证，即低剂量多西环素治疗痤疮。推广这种低剂量方法的依据之一是它的剂量很低，不会促进阴道和外阴念珠菌的过度生长[5]。因此，我们有理由认为这对马拉色菌产生的影响较小，而不会导致需要使用酮康唑控制玫瑰痤疮中真菌感染的情况。

第三是避免日光损伤。这对于减少胶原组织的破坏是很重要的，而胶原组织对于血管和毛囊起到支撑作用。这种光化损伤导致了通常伴随玫瑰痤疮出现的光化性毛细血管扩张，也常常伴随有毛囊性脓疱形成。这两种受损组织在病变部位的共存，提示了共同的病因——日光损伤。因此，早期有效的广谱防晒对预防和减少对该区域的毛囊支撑组织和浅表血管的累积损伤是非常重要的。

但是，随着临床疾病的发生，这种主要损伤阶段的治疗机会往往已经丧失，只剩下如何预防进一步损害的问题。用选择性激光对血管病变进行物理治疗是可行的，但难度大、耗时长、费用高，而且不能使扩张的血管恢复正常。紫外线对毛囊导管的支撑结构造成的损伤可能会导致其边缘扩张（从而使蠕形螨更容易进入），这是一种无法直接通过激光或其他方式修复的病变。然而，表皮重建等技术可以提供很好的美容效果，方法是精准地选择性破坏表皮，使之长出新生表皮和（或）形成微小瘢痕，实现紧缩效果并愈合。

3.3 反常性痤疮 / 化脓性汗腺炎

可引发其他类型痤疮的激素，在本病中也起着重要作用，而且对这些激素的调控，对于减少毛囊皮脂腺导管的堵塞至关重要。同样，病变演变的方式也存在差异。例如，黑头粉刺在疾病的早期很罕见，而在疾病后期会大量出现，称为多头或墓碑状的黑头粉刺，但这些是晚期结构，在本章另有解释。

很明显，本病中出现了毛孔的堵塞。当然，激素的刺激也起了作用。问题在于毛孔堵塞发生在毛囊皮脂腺单位的毛囊较深部分，在毛囊漏斗部下方，从表面上看不见，除非里面充满了毛囊性角质细胞碎片（图 3.1）。

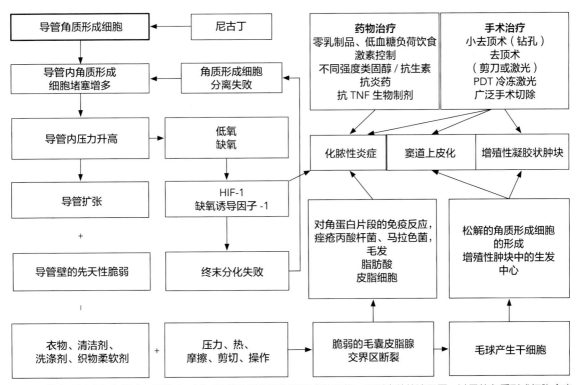

图 3.1　从角质形成细胞增殖，到堵塞，到对导管破裂的药物和手术处理的一系列事件的流程图。过量的角质形成细胞会产生早期的栓塞，扩张并引发缺氧，可通过缺氧诱导因子 1 干扰终末分化并诱导炎症

在 Burkharts 开创的痤疮研究的基础上 [6]，最近在反常性痤疮 / 化脓性汗腺炎（AI/HS）方面的研究指出，生物膜的形成可能是一个致病因素 [7]。生物膜是导管内生物的一种保护机制，也是导管堵塞的另一种有吸引力的解释。通过保护微生物免受抗生素和其他威胁，这种膜可以促进痤疮丙酸杆菌等成膜生物在毛囊管中持续存在，从而导致发病。葡萄球菌和链球菌偶尔会在该部位出现，通常被认为是无害的，但它们可能也会以这种方式发挥作用，保护自身和其他生物 [8]。

如果仔细观察 AI/HS 皮损的形态，可明确发现该疾病的诊断线索。线索在于，与寻常痤疮和玫瑰痤疮的脓疱（以及普通细菌和念珠菌性毛囊炎）不同，AI/HS 中的毛囊结构不会在皮肤表浅部位破裂，也不会垂直向皮肤表面排出。相反，它在真皮深处破裂（图3.2）。它们水平破裂，之后化脓性炎症和一种特殊的凝胶状增生性肿块浸润皮下组织，有时浸润相当远，通常是水平方向的，但也会沿着阻力最小的路径深入。

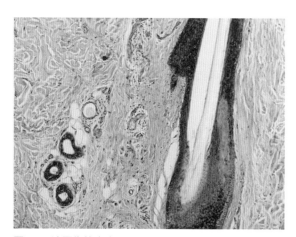

图 3.2　该图像的中央 1/3 显示新的瘢痕和残留炎症集中在皮脂腺已被破坏的区域，留下仍然附着于毛囊峡部毛囊皮脂腺交界区的粗糙残余物。附近的大汗腺导管受到 PAS+（过碘酸希夫阳性）物质包裹的良好保护，而炎症细胞依然存在，在 4～5 点钟和 9 点钟位置攻击未受 PAS+ 物质保护的毛囊壁区域

无论是在腹股沟、会阴或腋下区域、受压部位，如腰带部位，或是在藏毛窦的位置，毛囊破裂均发生在毛囊单位的深处。这与玫瑰痤疮中发生的表浅破裂在位置上正好相反。在有 AI/HS 遗传倾向的患者中，"深部暴发"的倾向会导致更加深在的面部痤疮，而

且比通常情况下更加严重（图3.4）。

最近的组织学研究在 HS/AI 患者中证实，在皮脂腺与毛囊单位导管交界处，支撑 FPSU 结构的原本正常厚度的胶原基质变薄了 [9]。这可能是对这种疾病中破裂的"反向"位置，以及它为何倾向于导致局部侵袭性炎症活动，进而破坏 FPSU 附近的皮脂腺成分的解释（见图3.2） [10]。发病原因可能是遗传缺陷，但还需要进一步研究 [4]。我们需要证实这些组织学发现，然后确定这些遗传缺陷，确定相应基因的功能，确定为该功能编码的基因，并确认它们的基因组定位。我们需要知道是基因本身出现了缺失，还是突变，我们需要知道它的遗传性。只有这样，我们才能得到完整的致病线索。但是除非进行"基因治疗"，毫无疑问，唯一的预防方法仍然只是激素和饮食方面的。

更麻烦的是，在这个位置的破裂导致皮脂腺和其下方的毛发单位几乎完全破坏，这可以进一步解释临床上出现的情况。留下了完整的毛囊单位在深部愈合。在持续的雄激素刺激下，残存的毛囊漏斗部形成了扩大的墓碑粉刺（图3.3）。这种破坏性的破裂可能释放存活下来的有活力的侵袭性干细胞，进入到下方真皮层，这些干细胞来自毛囊隆起部位 [11, 12]。干细胞被自由地释放到通常可以滋养肉芽组织的富含营养的基质中。它们在侵袭性增殖性凝胶状肿块（invasive proliferative gelatinous mass，IPGM）中产生窦道，成为这种疾病的标志。这些窦道成为表皮下的异物，被封闭在真皮中，使困扰患者的炎症持续存在，这种困

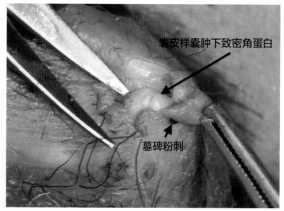

图 3.3　墓碑粉刺下。毛囊皮脂腺单位的唯一残存部分，毛囊残余部分完好无损，仍然受到生长激素的影响，继续产生难以离开毛孔的角蛋白薄片

扰有时会持续数十年，比如出现在成人 AI/HS 患者面部的深在且顽固的痤疮（图 3.4）。

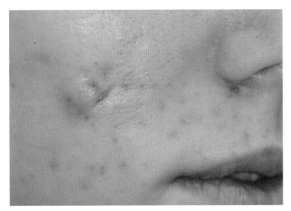

图 3.4　与其他地方一样，反向和深部受累给治疗带来挑战。手术治疗（切开和引流）最好避免在面部进行，但有时是不可避免的。留下切口瘢痕，残留炎症和表皮样囊肿

　　这种复杂的疾病是由一系列复杂的致病因素导致的，也需要复杂的治疗方法，包括严格的饮食管理、激素控制、抗菌药、抗炎药，以及窦道的去除（图 3.5～图 3.8），在最严重的病例中，需要所有这些方法再加上彻底的手术以切除残余物。

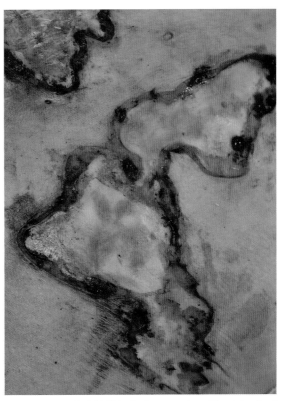

图 3.6　AI/HS 患者的臀部（2），2013 年 3 月 20 日：在对几个较小区域的治疗建立信心后，对左髋部和臀部的大片区域进行了去顶术

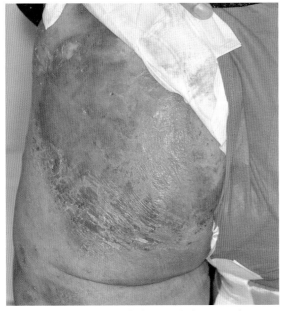

图 3.5　AI/HS 患者的臀部（1），首次发病于 2010 年 9 月。这种程度的病变可能会需要进行广泛的外科手术，但最好避免手术

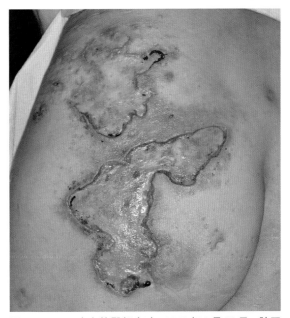

图 3.7　AI/HS 患者的臀部（3），2013 年 3 月 25 日：除了凡士林外，没有任何敷料，伤口干净舒适，对工作的影响最小，无须镇痛

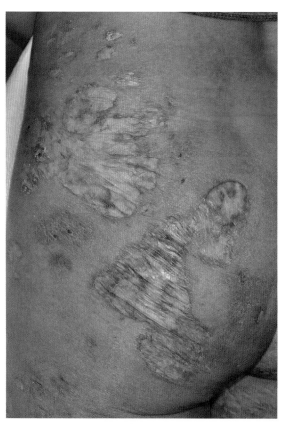

图 3.8　AI/HS 患者的臀部（4），2013 年 11 月 18 日：伤口清洁干燥。在沐浴或淋浴后仍然使用凡士林来防止干燥并避免擦伤

3.4 其他类型

造成三种经典痤疮的解剖学和致病因素各不相同，不仅是存在或不存在，还有活动程度的不同。例如，马拉色菌可导致马拉色菌毛囊炎，适应性免疫系统对于马拉色菌的严重过度反应可能导致 Ofuji 病（又称嗜酸性脓疱性毛囊炎），涉及头皮终毛毛囊和头皮中 IPGM 的产生，可导致穿掘性毛囊终端炎，瘢痕愈合会导致瘢痕疙瘩性痤疮，而表皮生长因子受体的抑制可能是反常性炎症暴发的原因。

经过分析，我们或许能得出，寻常痤疮是由角质形成细胞在年轻健康的毛囊单位中过度活化增殖导致的，玫瑰痤疮则是由于日光损伤削弱了毛囊单位的上部，而 AI/HS 是由毛囊皮脂腺交界处毛囊单位的破坏导致的。

3.4.1 马拉色菌毛囊炎

皮肤是许多微生物的寄生地，在痤疮中，研究最多的是一种正常的皮肤定植菌，过去被称为棒状杆菌，现在被重新命名为痤疮丙酸杆菌（Propionibacterium acnes，P. acnes）。大多数针对皮肤上和毛孔中病菌的抗菌治疗都是针对该菌的。它是四环素、米诺环素、多西环素、克林霉素及红霉素外用和口服制剂治疗痤疮的靶点。然而，即使痤疮丙酸杆菌的数量减少到原来的百万分之一，仍然会有毛囊堵塞而发炎，发生痤疮。同时，世界各地有越来越多耐药的痤疮丙酸杆菌[13]。

为什么会出现这样的情况呢？至少有两个原因，或许还有第三个。

首先，痤疮皮疹并不全是由痤疮丙酸杆菌引起的。Cunliffe 及其在利兹大学的研究小组 25 年前发现，在背部的痤疮皮疹中，68% 也感染了一种真菌，即马拉色菌[14]。该真菌曾经被称为"糠秕孢子菌"，但这个名称在 1986 年被放弃了，这个菌属在 1996 年被修正，至今已经分离出 14 种马拉色菌[15]。

其次，服用广谱抗生素常常会导致女性生殖器部位"酵母菌感染"，甚至一些男性也会出现这种情况，尤其是在未割包皮的情况下。这是一种不同的酵母菌，来自念珠菌属，当该部位的细菌被抗生素杀灭时，念珠菌和马拉色菌会生长得更快。原因是，细菌越少，酵母菌的营养就越多，会导致更多的酵母菌生长。通常，家庭医生、儿科医生，甚至皮肤科医生都无法识别出痤疮毛孔中马拉色菌的生长情况。

这是一种隐性感染。马拉色菌不能进行常规培养，因为它是"挑食"的，它的营养中需要含有特定类型油脂——长链（12～24 碳单位）脂肪酸，这种脂肪酸在堵塞的毛孔中大量存在，但实验室使用的培养基中通常不含有。如果医生给痤疮患者的脓疱做培养，长出来的是对抗生素耐药的细菌，这会导致使用更多、更强的抗生素，而马拉色菌通常不会被发现。抗生素使用得越多、越强，反而有助于马拉色菌的生长。实际上，世界范围内对抗生素耐药的痤疮丙酸杆菌的出现，更多的是由于医生没有认识到马拉色菌的作用，而不是因为医生用了过多的抗生素。

马拉色菌毛囊炎表现为几个到几百个针尖至 2mm

大小的毛囊性丘疹和毛囊性脓疱，外观几乎都一样（即单一形态）。皮疹散在分布在痤疮好发部位，但更常见于前额和太阳穴部位（图 3.9）。它们也会扩散至发际线以上的头皮（痤疮粉刺很少出现在那里）（图 3.10），还会出现在头皮周边、颈后发际线、后颈部（图 3.11），以及下巴下方。它们会出现在头皮上，可能出现较深较小的发痒的丘疹，伴有鳞屑和头皮屑。它们出现在前胸，即使只有少数皮疹，也是有诊断意义的（图 3.12）。在这些部位的马拉色菌毛囊炎通常不形成粉刺或者只有一些痤疮粉刺。通常伴有瘙痒，而瘙痒是提示存在真菌感染的最好指征之一。任何患过真菌性外阴炎或阴道炎的女性都知道，真菌感染是最痒的疾病之一（第 8.5.3 节）。

那么，为什么这种真菌会导致发病呢？很有可能是因为各种"抗菌剂"（这是一种推测）。抗菌剂已经成为我们生活中的一部分，尤其是在洗发水和香皂中用来防腐和提高保质期的抗菌剂[16]，在头皮和身体其他地方杀死、减少或阻止细菌的生长。有证据表明，抗菌剂的使用量已经超过了达到足够保质期所需要的浓度，这是一个值得研究的课题[17]。我推测，马拉色菌等真菌对这些抗菌剂的抵抗力强于细菌，这就是为什么它们能在人们的皮肤和头皮上大量存活的原因。还有部分原因可能是它们能够隐藏在毛囊中，在抗菌剂的作用范围之外，当洗发水被洗掉后，它们会重新在头皮上生长。用口服酮康唑去除毛囊和皮肤表面的真菌后，再用抗真菌洗发香波进行长期维持治疗（每周 1 次），我看到了成功的案例。但没有其他证据证明我的推测。

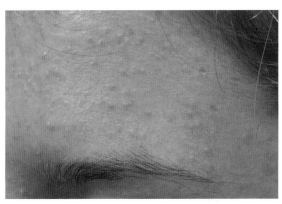

图 3.9　每周冲击量口服酮康唑 8 周，可消除酵母菌引发的病灶，留下少数闭合的粉刺

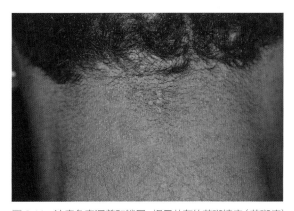

图 3.11　注意色素沉着和鳞屑，提示共存的花斑糠疹（花斑癣）

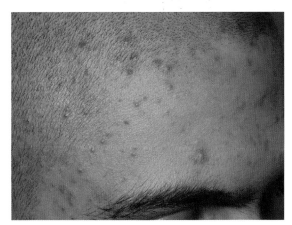

图 3.10　虽然这里有一些粉刺，但可以通过单个毛囊性丘疹和延伸到头皮中的毛囊性脓疱作出诊断

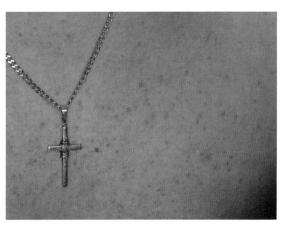

图 3.12　6 个月疗程的多西环素产生了这种"抗生素耐药的痤疮"

3.4.2 嗜酸性脓疱性毛囊炎（Ofuji 病）

目前，这种罕见的炎症性毛囊炎仍然是一种病因不明的疾病。之所以在这里提到它，是因为我认为它实际上是对马拉色菌的过度免疫反应，这个过程是由来自骨髓的嗜酸性粒细胞在"全自动"模式下导致的"误伤"。我推测 Ofuji 病本质上就是马拉色菌毛囊炎。证据是间接的，科赫法则的要求永远达不到*，原因在关于马拉色菌的第 3.4.1 节中讨论过。但是从关于这种疾病的论文中，我们可以总结出一些重要特征：

1. 发病部位是在典型的"脂溢性部位"。其他已知的病原体都不需要皮脂中富含的脂肪酸，而其他部位的皮脂含量都不如脂溢性部位高。

2. 剧烈的瘙痒是真菌感染的典型症状，例如念珠菌性外阴阴道炎。

3. 本病的丘疹和脓疱呈毛囊性分布，与常见的马拉色菌毛囊炎是对应的。出现的融合性斑块只是本病演化发展的结果，而不是一种原发的丘疹鳞屑性疾病。

4. 局部抗真菌药物和口服特比萘芬治疗无效，说明局部用药时，无法在毛囊深处达到有效的抗菌浓度，而所用药物的抗酵母菌活性有限（对马拉色菌无效）。

5. 对抗炎药（如吲哚美辛）、抗组胺药、氨苯砜和局部糖皮质激素的反应，与对马拉色菌毛囊炎的反应相似（第 6.2 节）。这包括酮康唑介导的抗炎作用，包括在毛囊虽然缓慢但是有效地清除微生物抗原的作用。

6. UVB 光疗、PUVA 光化学疗法和窄谱 UVB 光疗的疗效，可以通过紫外光对马拉色菌的杀灭作用[18]和紫外光作用于炎症介质而起到的抗炎作用来解释。

7. 有 1 例病例报告显示患者"经常食用"健美运动员的蛋白奶昔，这是一种被证实会引起毛孔堵塞的因素[19]。

本病并不常见，但在日本有丰富的经验[20]。有趣的是，人们在所使用的药物中从未报道过酮康唑。也许是时候尝试一下了。

3.4.3 穿掘性毛囊终端炎

这是相当罕见的疾病，通常发生在头皮，偶尔发生在多毛的胸部或腹股沟和四肢，是深在性毛囊疾病即毛囊闭锁三联症或四联症之一，包括：聚合性痤疮、化脓性汗腺炎、藏毛囊肿。所有这些似乎都是由在 AI/HS 和藏毛囊肿中看到的同样的深层炎症引起的，即深在发展的炎性团块，潜行破坏皮肤，并从其来源的组织向侧面延伸很远。

本病有很多同义称谓，最形象的命名是头部脓肿性穿掘性毛囊周围炎（图 3.13）。尚未开展任何研究以寻找这些毛囊病变所涉及的 PAS+（过碘酸希夫反应阳性）毛囊解剖结构的特定缺陷。然而，没有理由认为与反常性痤疮的毛囊有不同的缺陷，这些通常都不是孤立的疾病。本病凸显出来的特征是潜行破坏性的增生性肿块。在试图对这些病灶进行"切开和引流"时，就会遇到这种情况。

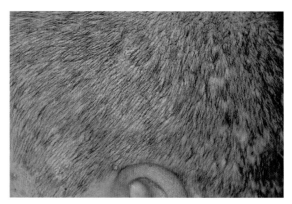

图 3.13 穿掘性毛囊终端炎。可见深部炎性结节及大量瘢痕和脓疱。这名男性腹股沟也有引流性结节

3.4.4 瘢痕疙瘩性痤疮

顾名思义，这种疾病结合了痤疮和过度瘢痕增生的特点，它在非洲裔患者中发病更多（图 3.14）。发病部位是马拉色菌毛囊炎常见的发病部位，而马拉色菌可能是引起瘙痒导致搔抓的原因。这种搔抓的创伤

---

*译者注：科赫法则是德国细菌学家罗伯特·科赫（Robert Koch）提出的一套科学验证方法，用以验证细菌与病变的关系。

可能导致毛囊壁破裂，引发炎症反应。我认为同样有毛囊支持结构的缺陷，就像 AI/HS 中的发病机制，但是还没有被研究所揭示。对肥厚性瘢痕进行活检有加重病情的风险。医生优先使用抗生素治疗的倾向，可能是促使马拉色菌生长而使病情恶化的原因，在没有抗真菌治疗的情况下进行病灶内糖皮质激素注射可能会使病情恶化。当然，瘢痕形成的趋势远远超过了正常的修复过程。瘢痕的过度增生进一步损害了 FPSU 的正常结构体系，并使疾病进一步发展。

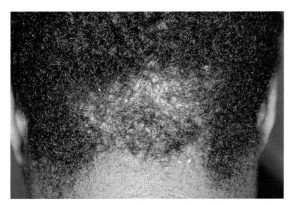

图 3.14　瘢痕疙瘩性痤疮。典型部位有瘢痕性脱发、炎症性渗出、毛囊中心性的肥厚性瘢痕

　　我的治疗方法是从完全限制乳制品和低血糖负荷饮食开始，并应该长期地限制饮食。首先使用酮康唑，每周 400mg，以控制和消除真菌感染及其相关的瘙痒和炎症。尽快开始服用低剂量的阿维 A 或异维 A 酸，10～14 天后，在大腿前部单次肌肉注射曲安奈德（1mg/kg，最高 80mg）。如果有证据表明存在真正的感染（不仅仅是炎症），则同时使用抗生素（首选阿莫西林或头孢羟氨苄）。氨苯砜作为不含激素的辅助治疗药物非常有价值。肥厚性瘢痕可多次注射曲安奈德 5～20mg/ml，直到瘢痕变软。抗生素和氨苯砜应尽快停用，酮康唑的维持剂量是每月 1 次，每次 400mg。

3.4.5　表皮生长因子受体抑制剂引起的皮疹

　　表皮生长因子受体（epidermal growth factor receptor，EGFR）的强效抑制剂是治疗多种癌症的药物。这些药物有多种副作用，其中最难治的是毛囊性丘疹和毛

囊性脓疱样发疹[21]。尽管没有粉刺，这种发疹常常被非皮肤科医生描述为痤疮样皮疹。毛囊中心性分布的发疹和炎症性痤疮的皮损高度相似（图 3.15）。尽管这是一种由药物引起的毛囊炎，而不是痤疮，但针对这种药物反应的治疗仍应用基于痤疮的标准疗法，包括过氧化苯甲酰、维 A 酸类（口服）、四环素及其衍生物、其他外用或口服用抗生素、甲硝唑，以及外用糖皮质激素[22, 23]。对致病微生物的排查发现了"3 名患者角质层中罕见的微生物"，这些微生物被错误地命名为"糠秕孢子菌属"[24]。尽管只有 1 个病例证明了毛囊内或毛囊周围存在马拉色菌[25]，但我发现低剂量、间断给药、每周 1 次的酮康唑非常有效。在个案病例中，最初的控制剂量是酮康唑每周 400mg，连续 3 周。随后，使用每周 200mg 的维持剂量维持 9 个月，在患者体内的酮康唑代谢完之后，10 天内就复发了（图 3.16 和图 3.17），在使用米诺环素和酮康唑 8 天后，病情戏剧性地得到了控制（图 3.18）。她每周服用 200mg 酮康唑以维持疗效，直到 6 个月后死亡。

　　另一例在 1 月 18 日应用本妥昔单抗（brentuximab）后出现了毛囊性脓疱（但无粉刺）（图 3.19）。她继续使用本妥昔单抗，并单用酮康唑治疗，到 2 月 8 日清除了病灶（图 3.20）。

　　酮康唑是通过清除马拉色菌，还是通过对马拉色菌的吞噬作用，或是作为一种高亲脂性的抗炎药发挥作用，值得进一步研究，但所描述的治疗反应可能来自这种特效的唑类药物三种作用的结合。

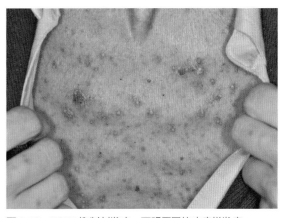

图 3.15　EGFR 抑制剂发疹。不明原因的痤疮样发疹

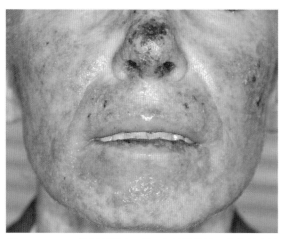

图 3.16　EGFR 抑制剂发疹。服用西妥昔单抗和依立替康的同时，口服酮康唑使首次发疹消除且没有复发。每周服用 200mg 酮康唑的疗程结束后，面部、躯干和四肢出现暴发性皮疹

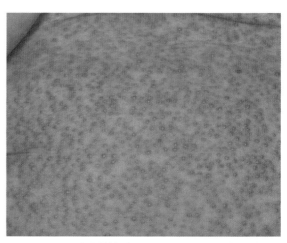

图 3.19　EGFR 抑制剂发疹。于 1 月 16 日接受本妥昔单抗治疗，2 周内在剑突部位出现皮疹。每周单剂量口服酮康唑 400mg。仅外用凡士林

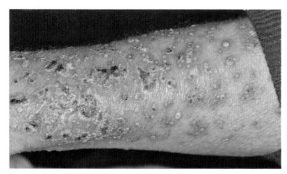

图 3.17　EGFR 抑制剂发疹。11 月 2 日：同样的发疹，在左前臂。耐甲氧西林金黄色葡萄球菌阳性，对磺胺（患者过敏）和万古霉素（避免，因为患者出现过腹泻）敏感，对四环素敏感。重新开始口服酮康唑和外用新霉素软膏，并在培养物中加入米诺环素

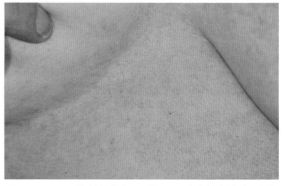

图 3.20　EGFR 抑制剂发疹。1 月 23 日皮疹基本清除。图为 2 月 6 日共服酮康唑 4 片 200mg 后的情况

3.4.6 少女人工痤疮

　　自从 Brocq 在其 1898 年的专著 [26]（图 3.21）中描述了年轻女性的人工痤疮之后，它就成为了一种经典疾病。"人工"的定义指用指甲、针头、剪刀等强行打开皮损，并有社交障碍的情况。文献中描述，"这些年轻女性，即使不是所有人，大部分都表现出对面部痤疮的不断抓挠，说明她们无法抵抗由近乎狂热的迫切需求所驱使的搔抓的冲动" [26]。治疗建议包括水疗、镇静电疗和在新鲜空气中运动。要注意到患者存在神经衰弱的可能性，因而提出"婚姻可能有利于转移注意力"的建议 [26]，实际上，婚姻确实是一种很好的转移注意力的方法！

　　我成功地用酮康唑治疗了几个患者，但并没有给

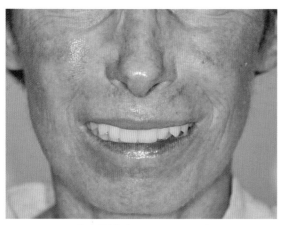

图 3.18　EGFR 抑制剂发疹。11 月 10 日：每周 200 mg 酮康唑清除了皮疹，保持不复发，直至 5 个月后死亡

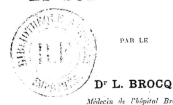

Extrait de la *Revue générale de Clinique et de Thérapeutique*
(JOURNAL DES PRATICIENS)

L'ACNÉ EXCORIÉE
DES JEUNES FILLES
ET SON TRAITEMENT

PAR LE

Dr L. BROCQ
Médecin de l'hôpital Broca

图 3.21   Brocq 在 1898 年的专著

出结婚的建议。我注意到，当皮脂溢出特别明显时，用棉球涂抹硫黄洗液（在玫瑰水中混合间苯二酚、硫黄、甘油和樟脑）直到消退。硫黄和间苯二酚无疑有助于减少马拉色菌的数量。Brocq 博士则发现酮康唑更有价值。

（关欣、丛林 译，尹志强 审校）

参考文献
References

1. Knutson DD. Ultrastructural observations in acne vulgaris: the normal sebaceous follicle and acne lesions. J Invest Dermatol 1974 Mar;62(3):288–307.

2. van der Zee HH, de RL, Boer J,van den Broecke DG, den Hollander JC, Laman JD, *et al.* Alterations in leucocyte subsets and histomorphology in normal-appearing perilesional skin and early and chronic hidradenitis suppurativa lesions. Br J Dermatol 2012 Jan;166(1):98–106.

3. Leeming JP, Holland KT, Cunliffe WJ. The microbial colonization of inflamed acne vulgaris lesions. Br J Dermatol 1988 Feb;118(2):203–8.

4. Melnik BC, Plewig G. Impaired Notch signalling: the unifying mechanism explaining the pathogenesis of hidradenitis suppurativa (acne inversa). Br J Dermatol 2013 Apr;168(4):876–8.

5. Korting HC, Schollmann C. Current topical and systemic approaches to treatment of rosacea. J Eur Acad Dermatol Venereol 2009 Aug;23(8):876–82.

6. Burkhart CN, Burkhart CG. Microbiology's principle of biofilms as a major factor in the pathogenesis of acne vulgaris. Int J Dermatol 2003 Dec;42(12): 925–7.

7. Kathju S, Lasko LA, Stoodley P. Considering hidradenitis suppurativa as a bacterial biofilm disease. FEMS Immunol Med Microbiol 2012 Jul;65(2): 385–9.

8. Vlassova N, Han A, Zenilman JM, James G, Lazarus GS. New horizons for cutaneous microbiology: the role of biofilms in dermatological disease. Br J Dermatol 2011 Oct;165(4):751–9.

9. Danby FW, Jemec GB, Marsch WC, vonLaffert M. Preliminary findings suggest hidradenitis suppurativa may be due to defective follicular support. Br J Dermatol 2013 May;168(5):1034–9.

10. Kamp S, Fiehn AM, Stenderup K, Rosada C, Pakkenberg B, Kemp K, *et al.* Hidradenitis suppurativa: a disease of the absent sebaceous gland? Sebaceous gland number and volume are significantly reduced in uninvolved hair follicles from patients with hidradenitis suppurativa. Br J Dermatol 2011 May;164(5):1017–22.

11. Gniadecki R, Bang B. Flotillas of lipid rafts in transit amplifying cell-like keratinocytes. J Invest Dermatol 2003 Sep;121(3):522–8.

12. Gniadecki R, Jemec GB. Lipid raft-enriched stem cell-like keratinocytes in the epidermis, hair follicles and sinus tracts in hidradenitis suppurativa. Exp Dermatol 2004 Jun;13(6):361–3.

13. Leyden JJ, Del Rosso JQ, Webster GF. Clinical considerations in the treatment of acne vulgaris and

other inflammatory skin disorders: focus on antibiotic resistance. Cutis 2007 Jun;79(6 Suppl): 9–25.

14. Leeming JP, Holland KT, Cunliffe WJ. The microbial colonization of inflamed acne vulgaris lesions. Br J Dermatol 1988 Feb;118(2):203–8.

15. Gaitanis G, Magiatis P, Hantschke M, Bassukas ID, Velegraki A. The *Malassezia* genus in skin and systemic diseases. Clin Microbiol Rev 2012 Jan; 25(1):106–41.

16. Lundov MD, Johansen JD, Zachariae C, Moesby L. Low-level efficacy of cosmetic preservatives. Int J Cosmet Sci 2011 Apr;33(2):190–6.

17. Lundov MD, Moesby L, Zachariae C, Johansen JD. Contamination versus preservation of cosmetics: a review on legislation, usage, infections, and contact allergy. Contact Dermatitis 2009 Feb;60(2):70–8.

18. Wikler JR, Janssen N, Bruynzeel DP, Nieboer C. The effect of UV-light on pityrosporum yeasts: ultrastructural changes and inhibition of growth. Acta Derm Venereol 1990;70(1):69–71.

19. Silverberg NB. Whey protein precipitating moderate to severe acne flares in 5 teenaged athletes. Cutis 2012 Aug;90(2):70–2.

20. Katoh M, Nomura T, Miyachi Y, Kabashima K. Eosinophilic pustular folliculitis: a review of the Japanese published works. J Dermatol 2013 Jan;

40(1):15–20.

21. Abdullah SE, Haigentz M, Jr., Piperdi B. Dermatologic toxicities from monoclonal antibodies and tyrosine kinase inhibitors against EGFR: pathophysiology and management. Chemother Res Pract 2012;2012:351210.

22. Ehmann LM, Ruzicka T, Wollenberg A. Cutaneous side-effects of EGFR inhibitors and their management. Skin Therapy Lett 2011 Jan;16(1):1–3.

23. Hu JC, Sadeghi P, Pinter-Brown LC, Yashar S, Chiu MW. Cutaneous side effects of epidermal growth factor receptor inhibitors: clinical presentation, pathogenesis, and management. J Am Acad Dermatol 2007 Feb;56(2):317–26.

24. Busam KJ, Capodieci P, Motzer R, Kiehn T, Phelan D, Halpern AC. Cutaneous side-effects in cancer patients treated with the antiepidermal growth factor receptor antibody C225. Br J Dermatol 2001 Jun;144(6):1169–76.

25. Cholongitas E, Pipili C, Ioannidou D. *Malassezia* folliculitis presented as acneiform eruption after cetuximab administration. J Drugs Dermatol 2009 Mar;8(3):274–5.

26. Brocq L. L'acné excoriée des jeunes filles et son traitement. Extrait de la Revue generale de Clinique et de Therapeutique 1898;1–15.

Chapter **4**

痤疮相关激素

痤疮发生的主要刺激因素是雄性激素双氢睾酮（dihydrotestosterone，DHT）。它是类固醇激素家族的成员，是一种性激素，是效力最强的雄性激素。许多类固醇激素被认为有致粉刺性，因为它们导致粉刺产生。如第 2.8 和第 2.9 节所述，其他激素和生长因子促进了这一作用，这些激素来自体内和体外。

4.1 内源性激素

内源性的意思是"在体内产生的"，本章将简要回顾影响痤疮的体内激素，包括正面的和负面的。

4.1.1 雄激素及其来源

雄激素属于雄性激素。它们存在于雄性和雌性体内，但雄性体内的数量要大得多。女性有两种来源：卵巢和肾上腺。在男性中，睾丸中的睾丸间质细胞是产生特异性睾酮的主要来源。它们明显超过了肾上腺产生的雄激素的数量和效力。睾酮（T）与子宫内生殖器官的发育有关，围绕性成熟的主要活动由 5α- 还原的睾酮分子（称为 5α- 双氢睾酮、双氢睾酮或 DHT）驱动。

睾酮和双氢睾酮唯一的区别是在类固醇分子的第 5 位双键饱和。双键消失，在 5α 位加入氢原子，这种微小的变化使其效力增加 10 倍。正是 DHT 导致了疾病，将我们皮肤科医生带入了患者的生活。它导致了痤疮、上唇和女性其他部位毛发的增多，以及两性的脱发。

除了睾酮分子外，还有由卵巢和肾上腺产生的睾酮前体（转变为睾酮的激素）。女性在卵巢产生睾酮及其前体雄烯二酮，而脱氢表雄酮（DHEA）及其作用时间更长的硫酸盐（DHEAS）在肾上腺中产生。每个器官产生的比例会有所不同，但最终发挥作用的是在血液循环中的睾酮和相关雄激素分子。有些睾酮与性激素结合球蛋白（SHBG）结合，有些在血浆中游离存在，还有少量 DHT 在血液中循环。两性都有一些日常（昼夜）变化，女性每月的变化取决于月经周期是否活跃。一般而言，女性在育龄期间的水平相当稳定。在男性，情况也是如此，其变化取决于一般健康状况、运动、饮食、年龄，以及膳食补充剂。膳食补充剂可能含有外源性类固醇。男女均可以使用，详细内容见第 4.2 节。

4.1.2 雌激素及其来源

在女性中，雌激素的主要来源是卵巢。雌酮（E_1）、雌二醇（E_2）和雌三醇（E_3）在卵巢产生的量和它们的相对效力各有不同。这方面内容很广，本书将主要讨论雌二醇。这种雌激素是促使痤疮发生的主角。雌激素的另一个来源，即女性中的次要来源和男性中的主要来源，是睾酮的外周转化（通常在脂肪组织中）。在芳香化酶的作用下，睾酮转化为雌二醇，雄烯二酮转化为雌酮（图 4.1）。

4.1.3 孕酮与孕激素类

孕激素的主要作用是为怀孕做准备。正因为如此，其主要来源是卵巢。当卵巢释放卵子（卵细胞）时，一组称为"黄体"的黄色细胞被留在了卵子释放的部位。这些细胞是孕酮和其他激素的来源，这些激素为怀孕准备子宫内膜。它们还每月刺激乳房，为怀孕做准备。乳腺组织和毛囊皮脂腺单位（FPSU）与表皮附属物有着共同的起源，并且受同一类激素控制。大多数女性在经期面部出油增加，这种活跃的油脂分

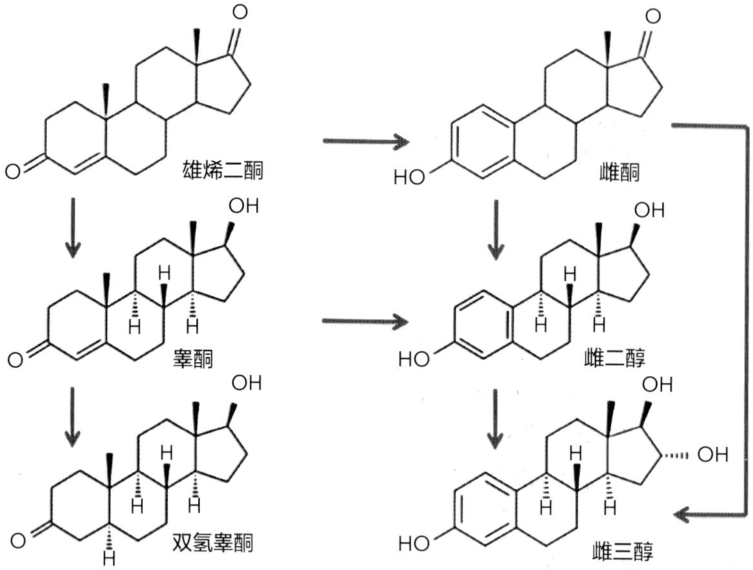

图 4.1 雄激素向雌激素的外周转化。卵巢是女性雌激素的主要来源；这些通往 E_1、E_2 和 E_3 的通路在男性中更为重要

泌是由导致乳房肿胀和压痛的激素引起的。

如果没有怀孕，黄体通常会完全退化，孕酮和其他卵巢激素下降到基线水平，等待另一个周期的开始。如果怀孕了，黄体会继续产生足够维持妊娠的孕酮和其他激素，直到胎盘能够发挥同样作用。

偶尔情况下，即使没有怀孕，黄体也没能退化。这会产生持续的黄体甚至黄体囊肿，导致致痤疮激素的持续产生。这种情况偶尔会被确定为孤立的和其他原因不明的痤疮恶化的原因，它通常会自然消退。

孕激素不是卵巢周期性产生的唯一激素。除了雄烯二酮，还有脱氢表雄酮、睾酮和一种鲜为人知的 5α-孕二酮（5α-pregnanedione，5α-P）[1]。另外，重要的是，在组织培养中，5α-P 还负责诱导乳腺癌细胞产生更多的雌激素受体（高达正常值的 2.5 倍），可能为乳腺癌的发生奠定了基础 [2]。此外，5α-P 是牛奶中存在的 5α-还原激素之一。推测 FPSU 可能受到相同机制的刺激，5α-P 诱导人皮脂腺细胞产生雌激素受体，提高皮脂腺细胞对来自乳制品的外源性雌激素的反应。这是一个值得研究的课题。

虽然孕酮本身是一个弱的致痤疮源，它也作为其他致痤疮源的复杂级联的前体（见图 2.12）。为了减少痤疮，人们很容易想到降低孕激素的含量，但这会对雄激素级联和生殖系统带来附带损害，这是不可接

受的。

4.1.4 胰岛素

最近发现，胰岛素与痤疮之间唯一的众所周知的关系是糖尿病患者痤疮感染风险的增加和愈合速度的减慢。现在，胰岛素在痤疮中的核心作用已得到认可和定义 [3]。这不是痤疮与糖尿病有关的问题，而是反映了胰岛素是我们日常代谢过程（包括那些导致痤疮的代谢过程）中的重要参与者这一事实。

人类进化到依靠在周围世界中的食物生存，食物基本上包括鱼类和海鲜、肉类、禽类、鸡蛋、浆果、坚果、可食用叶子、块茎、水果、蔬菜。最初，食物是生吃的。母乳中的胰岛素和胰岛素样生长因子 1（insulin-like growth factor 1，IGF-1）是新生儿生长发育直到断奶的必要刺激因素。此后，胰岛素的作用是精确地调节血糖水平。最终，烹饪将先前难以消化的复合碳水化合物改变为人体更容易消化的形式。处理碳水化合物的需要使胰岛素的作用更加重要。面对日益增加的膳食葡萄糖，胰岛素的作用也发生了变化。它成为葡萄糖进入各种细胞的促进剂，用于能量和储存，降低血液中的葡萄糖水平。有趣的是，在我们学习烹饪、放牧、将谷物磨成细面粉之前，胰岛素从未真正进化成一种足够的控制机制来应对我们饮食在过

去 1.5 万年中的巨大变化。

每一种食物升高血糖的能力被测量为升糖反应。纯糖会使血糖迅速上升，因此葡萄糖的升糖指数（GI）很高（100），就像水的 GI 很低（0）一样。含有碳水化合物的食物越容易被消化并转化为糖，其 GI 就越高。

可以通过测量进食后几个小时内血糖的升高来测量单一食物（通常为 100g）的升糖反应，从而计算 GI。这样就可以用 GI 乘以食物（或整顿饭）中各种成分的质量 / 重量来计算升糖负荷（glycemic load，GL）。少量的低 GI 食物会产生最小的升糖负荷，大量的高 GI 食物会产生非常高的升糖负荷。

血糖的增加会引发血清胰岛素的升高，这是一个无限变化的过程。由于雄激素受体的主要触发因素之一是胰岛素，这种变化转化为某种食物的 GI、一餐食物的 GL 和随后对食物中的雄激素反应之间的直接但可变的关系。

如 Melnik[4] 所述，胰岛素通过诱导核内多肽 FoxO1 的磷酸化来调节雄激素受体。虽然是理论上的，但他的解释的逻辑性，结合相关试验，是相当令人信服的。他论点中的每一个环节都支持他提出的整体解释，没有任何逻辑上的论据来反驳他。

简言之，胰岛素和 IGF-1（第 4.2.4.1 节）协同诱导雄激素受体去抑制（打开）的过程。这种多肽激素的组合使通常隐藏的（被抑制的）雄激素受体暴露出来，迫使它接受雄激素分子。这不仅使男女都能获得内源性雄激素（及其前体），而且也接受了乳制品中存在的外源性雄激素和雄激素前体，以及其他外源性类固醇激素，如避孕激素，甚至是提高运动成绩的类固醇补充剂。

因此，胰岛素可能是导致痤疮的关键因素之一。除了用于治疗糖尿病的注射胰岛素外，没有其他的外源性胰岛素，唯一的例外是乳制品和饮料中少量的胰岛素。由于胰岛素分子会被消化分解，口服胰岛素（在成人中）的作用微乎其微，甚至为零。

那么，这些是如何组合在一起的呢？很明显，在过去 20 年左右的时间里，在女性痤疮患者中，可能出现月经不调、不孕症、卵巢囊肿、多毛症和体重控制等方面的挑战，还有一个叫作胰岛素抵抗的额外问题。

这是一组代谢变化的复杂问题，这些变化被赋予了不同的名称，包括神秘的 X 综合征，现在通常被称为代谢综合征。目前还没有完全弄清，但重要的是要考虑到在代谢综合征中经常出现的异常之一，胰岛素水平升高，容易导致慢性雄激素受体去抑制。而长期升高的胰岛素反过来又导致雄激素受体的长期"可用"，导致皮肤和卵巢疾病。

被称为胰岛素抵抗的现象，通过一种尚不为人知的机制，将胰岛素的循环水平提高到容易检测的程度，使诊断相当容易。

但治疗并不容易。如果一个人仍然摄入过多的卡路里，胰岛素水平就会慢慢上升。这可能是在特殊情况下高血糖负荷饮食诱导和促进痤疮的部分机制。这也有助于解释痤疮与高血糖负荷饮食和体重指数（BMI）升高之间的关系[5]。

胰岛素水平的长期升高有打开雄激素受体的作用。这意味着，以前游离在血液中的雄激素与容易接触到的新打开的雄激素受体"结合"，并刺激一系列反应。

虽然雄激素激增最明显的影响是对典型的激素反应性组织的影响，但需要记住，这些类固醇激素，除了参与生殖之外，也广泛参与合成代谢。这种雄激素受体的激活，通过随后的哺乳动物雷帕霉素复合物 1（mammalian target of rapamycin complex 1，mTORC1）的激活（第 2.9 节），刺激许多非生殖组织的生长。包括肌肉和骨骼，这就是为什么合成代谢类固醇被许多运动员用来提高成绩。

在促进组织生长的过程中，雄激素促进了身体的整体变化，这些变化可能导致 Stein-Leventhal 综合征。即我们现在所说的多囊卵巢综合征（polycystic ovarian syndrome，PCOS）。虽然对痤疮的影响是本文的主题，但需要指出的是，过度刺激头皮毛发，会导致女性脱发，这与睾酮水平高的男性容易过早秃顶的原因相同。雄激素过量同样会导致面部毛发增多，特别是女性的上唇、躯干、乳房、下腹部和大腿内侧，PCOS 患者在这些部位会有不同程度的受累。不仅痤疮是这种疾病的标志，许多其他组织也受到影响，特别是卵巢，会受到睾酮和胰岛素代谢异常及其相互作用的刺激。

1型糖尿病（典型的早发型糖尿病）在发病初期胰岛素水平迅速下降，葡萄糖代谢因胰岛素缺乏而无法进行。代谢综合征基本上是2型糖尿病的早期表现。胰岛素的来源是胰腺。在2型糖尿病中，胰岛素过多很可能是受饮食的影响（在本章中概述），压倒了胰岛素的应对能力，正如这里推测的，可能是因为胰岛素控制机制没有足够的时间进化到能够处理高热量的现代西方饮食。

牛奶中的乳清蛋白可能是导致问题的物质之一。这些蛋白质是葡萄糖依赖性促胰岛素多肽（glucose-dependent insulinotropic polypeptide，GIP）的最有效诱导物，由神经内分泌K细胞在胃肠道中分泌。GIP与源自乳制品中乳清的胃内水解的必需氨基酸共同作用。氨基酸和GIP的结合刺激胰腺细胞的慢性胰岛素分泌，这就是牛奶和乳制品刺激胰岛素水平升高的原因[3]。另一方面，高血糖的食物虽然可能诱导更多的胰岛素使血糖水平恢复正常，但慢性高血糖症本身可以损害胰腺β细胞功能并加剧胰岛素抵抗，导致恶性循环及代谢状况恶化[6]。

这里悬而未决的主要问题是胰岛素抵抗的机制。从文献中寻找答案会带来挫败感。很少有研究对象是如此的含糊不清且令人费解。

目前正在探讨若干可能性，包括：

1. 一种引起胰岛素受体功能障碍的基因家族性（遗传）异常，有一些案例可以这样解释。
2. 引起胰岛素受体功能障碍的DNA突变。这可能只是我们所面临的大规模肥胖流行病的一小部分原因。
3. 针对胰岛素受体的抗体，破坏其功能。这是过去的解释，当时过敏反应和"胰岛素抵抗"被认为是由于曾经使用的猪和牛胰岛素抗体所引起。这是从免疫角度阐释的胰岛素抵抗。
4. 细胞内DNA的表观遗传变化可诱导胰岛素受体功能紊乱。激发因素一定是某种常见的因素（因为数千万人受到影响），如果是表观遗传影响，它应该是某种潜在的可逆因素。最有可能的研究对象是我们每天都能接触到的东西，有些人比其他人接触得更多（或更敏感）。它应该是简单且无处不在的东

西。食物是很容易想到的因素。基于几百万年的经验，"天然"食物（人类在进化过程中所消耗的食物）不太可能成为突然流行的原因。这无疑是一种突然的流行病。这就把研究范围缩小到几个方面，最可能的是现代的乳制品和高血糖食物，这些食物被认为是西方化饮食的组成部分，而它们在我们早期进化的数百万年中并不存在。

尽管人们很容易猜测到摄入过多的"非天然"食物可能是问题所在，但是除了牛奶和乳制品，有没有其他原因（不管有没有高血糖负荷饮食）？有哪些可能原因？杀虫剂、杀真菌剂、抗生素和其他工业和农业化学品都是可能的，将现代饮食与这类疾病联系起来的分子机制正变得越来越容易理解，并得到越来越好的解释。新的化学物质是有毒性的，可能会抑制生物过程。另一方面，现代饮食通过过度刺激正常的代谢过程而导致疾病。

一项研究深入探讨了饮食对代谢综合征的影响，Unger和Scherer写道：

根据本文综述的证据，代谢综合征和2型糖尿病（T2DM）的流行模式可能是由持续的热量过剩以及脂肪细胞未能维持对脂毒性的保护而导致的。假设，一个临床研究项目纳入的不知情的志愿者是所有美国人口——历史上规模最大（3亿人），研究时间最长（50年），而研究目的是确定在啮齿动物中持续的热量过剩的有害影响是否会在人类中发生，这个项目的结果变得清晰起来——在经历了50年低成本、高热量、高脂肪和高碳水化合物的饮食后，2亿人超重，超过5000万人患有代谢综合征。卫生保健人员和制药行业未能控制这一流行病，这表明需要消除"廉价"的卡路里，以便"将肥胖排除在市场之外"。不幸的是，这会产生深刻的社会经济影响：我们如何对过多的卡路里征税，同时保证弱势群体有足够的机会获得高质量的食物[7]？

无论什么原因，减肥和低血糖负荷饮食加上零乳制品饮食可以最大限度地降低风险，并可以扭转这一过程。最近的研究显示，严格的热量限制（连续数周每天600cal，1cal=4.18J）有望使糖尿病患者的血清胰岛素水平恢复到正常水平[8]，但这种限制性饮食很难向公众推广。

4.1.5 生长激素和胰岛素样生长因子 1

导致雄激素受体去抑制的另一种分子是胰岛素样生长因子 1（IGF-1），它是由来自垂体的生长激素（growth hormone，GH）刺激肝脏产生的。如第 2.9 节所述，IGF-1 与胰岛素一起触发了雄激素受体的去抑制，为痤疮的发生创造了条件。正如胰岛素一样，摄入牛奶可提高 IGF-1 的血液水平，而酪蛋白被证明是牛奶提高 IGF-1 水平的主要成分[9]。除了注射 GH 治疗侏儒症外，没有已知的外源性生长激素。

在青春期和青年期，痤疮的发病率与 IGF-1 水平有着非常密切的关系。这更接近于痤疮与 IGF-1 之间的合理因果关系，而不是雄性激素（图 4.2）[10]。此外，最近的研究表明，IGF-1 基因缺陷可防止痤疮的发生[11]。

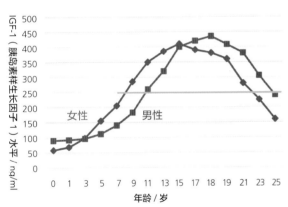

图 4.2　在 250 水平上的绿线给出了一个非常准确的"痤疮阈值"，用于判断寻常痤疮的患病率和发病时间

总之，胰岛素和 IGF-1 是导致痤疮发生的一系列事件中的"动态组合"。控制导致其升高的内源性刺激是控制痤疮的重要部分。

4.2 外源性激素

任何源自身体外部的激素，无论是否与内源性激素相同，都被认为是外源性的。外源性激素的名单很长，而且还在增加。

表 4.1　合成代谢类固醇激素

1- 烯二醇	甲基屈他雄酮
1- 雄烯二酮	甲基二诺酮
勃雄二醇	甲基 -1- 睾酮
勃拉睾酮	甲诺酮
勃地酮	甲睾酮
雄烯二酮	美曲勃龙
卡鲁睾酮	米勃酮
氯司替勃	诺龙
达那唑	19- 雄烯二醇
脱氢氯甲基睾酮	诺勃酮
去氧甲基睾酮	诺司替勃
屈他雄酮	诺乙雄龙
乙烯雌醇	氧宝龙
甲睾酮	氧雄龙
勃龙	羟甲睾酮
夫拉扎勃	羟甲烯龙
孕三烯酮	普罗司坦唑
4- 羟睾酮	奎勃龙
美雄诺龙	司坦唑醇
美睾酮	司腾勃龙
美替诺龙	1- 睾酮
美雄酮	四氢孕三烯酮
美雄醇	群勃龙

本表包含外源性合成代谢型雄激素类固醇及用于提高性能（或治疗某些疾病）的人造或人工修饰激素。一些内源性合成代谢雄激素类固醇 [雄烯二醇、雄烯二酮、双氢睾酮、脱氢表雄酮（DHEA）和睾酮] 也可以通过注射使用，这时被认为是外源性的

4.2.1 合成代谢类固醇激素

这些类固醇激素是由健美运动员或其他运动员为获得更好的成绩而使用的（表 4.1）。公众通常不知道，合成代谢类固醇是使我们每个人从婴儿走向成熟的食物——母乳中的日常生长兴奋剂成分。

4.2.1.1 母乳

让我们从一个鲜为人知的事实开始。合成代谢类固醇是婴儿第一餐的一部分。母亲的乳汁含有合成代谢类固醇。它们刺激婴儿成长。它们完全天然，易于

吸收，非常有效，因母亲的种族不同而不同。此外，乳汁可能是"有机的"，这取决于母亲的饮食。"没有人给妈妈注射类固醇激素或生长激素，使她生产更多的乳汁"。乳汁的确是大自然"完美的食物"，但在孩子们学会适应童年和成年饮食后，它就不是必需的食物了。

正如 Melnik 所述，"我们必须意识到，乳汁是一种物种特异性内分泌信号系统，可激活细胞代谢中的中枢信号节点，刺激生长和细胞增殖"。

此外，乳汁信号的内分泌变化堪比青春期的内分泌变化。两个生长期——乳汁促进的新生儿生长期和生长激素促进的青春期与 IGF-1、胰岛素的升高以及胰岛素抵抗有关[12]。

在所有哺乳动物种中，营养敏感激酶 mTORC1 整合营养信号，如葡萄糖（三磷酸腺苷/细胞能量状态）、必需氨基酸（主要是亮氨酸）和生长因子信号（胰岛素、IGF-1 和成纤维细胞生长因子）。

青春期的生长和乳汁促进的新生儿生长是由相同的胰岛素和 IGF-1 信号转导通路驱动的，这些信号转导通路最终上调 mTORC1 信号通路，使细胞生长。FPSU 过度生长很可能是该通路过度刺激的结果，但"痤疮中 mTORC1 的高血糖负荷通路似乎已经建立，高乳/乳蛋白消耗的营养信号有待进一步的试验证实"（图 4.3）[13]。

我们都看过关于自然界的纪录片，母鹿或母牛在断奶过程中赶走它们正在成长的后代。断奶是自然的，这是大自然的安排。而人类是唯一食用其他物种乳汁的物种。

母乳中有许多刺激生长的物质，但只有一些是外源性类固醇激素，这些会在第 4.2.4 节中讨论。母乳中含有大量的非甾体激素和生长因子[14]，以及为生长提供能量的脂肪、蛋白质和碳水化合物。一旦婴儿能够摄取和消化标准饮食，就应该自然地断奶，尽管一些人愿意一辈子喝牛奶，尽管有冰淇淋圣代和手工奶酪的诱惑。

在过去几千年里，导致乳糖酶持续遗传变异的自然事件发生在现在的中欧地区。这使得那些原本对乳糖不耐受的人可以饮用含有乳糖的牛奶。有人认为，这种突变使人类祖先得以利用家养的牛在早期欧洲生存下来。虽然这种基因突变被认为是一种成功的适应性基因，但它并不是一种真正的生存基因。如果是这样，喝牛奶将提高生育率。至于喝牛奶能否普遍提高生育能力，情况显然不是这样——每年都有数以百万计的乳糖不耐受和牛奶过敏的人避免喝牛奶和其他乳制品，却可以正常生育婴儿。事实上，每天饮用 2 份或 2 份以上低脂牛奶的女性不孕率比每天饮用 1 份或更少低脂牛奶的女性高出 85%。每天摄入高脂牛奶则导致相反的结果[15]。

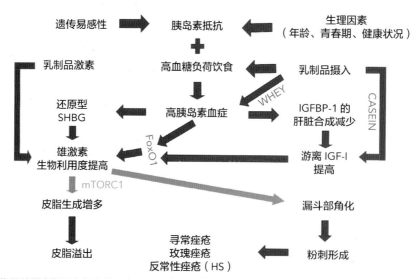

图 4.3　哺乳动物雷帕霉素靶蛋白复合体 1（mTORC）是最终效应物，导致所有类型痤疮的毛孔堵塞以及某些类型痤疮的皮脂溢出

并非人类进化带来的所有适应性变化都对我们有利，我们医生也不是没有责任，当我们通过失去自然、有机和无激素的生存状态来换取有效的节育措施时，我们就让患者暴露在人为给予的激素之下。生活是一种交易，需要考虑成本、风险和收益。

4.2.1.2 "肌肉制造者"

向运动员提供合成代谢类固醇是一项大买卖。有大量的类固醇激素可供选择。它们可以单独使用，也可以通过口服和肌内注射以各种组合的方式叠加使用。令人惊讶的是，我们很少发现有患者因非处方使用类固醇激素而引发痤疮。我怀疑这是因为使用者意识到痤疮是激素的一种已知的副作用，那些患有痤疮的人要么自己停止使用类固醇，要么避免接触皮肤科医生和其他对此类使用持批评态度的医生。另一方面，我所见过的少数引发痤疮的患者，在就诊一段时间后，病情确实有所好转，他们停用了激素。一般来说，合成代谢类固醇的服用者往往在 20 ~ 30 岁，因而在一定程度上受到内源性 IGF-1 水平较低的保护。但有时合成代谢类固醇诱导的痤疮严重失控，产生真正可怕的且具有破坏性的变异型痤疮[16]，皮肤科医生的作用通常是收拾残局。到目前为止，我只遇到 1 例患者因为持续使用类固醇，痤疮出现了耐药性。在治疗痤疮几个月仍然无效之后，我才发现了这一点。这给医生的提示很明确——问清楚，并禁止乳清和酪蛋白！

4.2.2 口服避孕药

此类药物的发明和使用，对我们的世界产生严重影响。我们现在正在使用第四代"避孕药"，未来可能还会更新换代。

4.2.2.1 口服雌激素

最初的避孕药（BCP）是一种孕酮制剂。雌激素最初并不是 BCP 的一部分。在孕激素占主导地位的制剂的开发过程中，人们发现雌激素物质美雌醇具有避孕作用，该制剂最终以 Enovid® 的商品名上市。美雌醇被发现可以防止突破性出血，最初销售的制剂含有 150μg 美雌醇（雌激素）和 9850μg 异炔诺酮（孕激素/

孕酮），总激素剂量为 10 000μg 或 10mg，比现在的标准剂量高得多。在此后的 50 年中，雌激素的使用已经普遍标准化，通常是炔雌醇（EE_2）。剂量逐渐降低至每片 10μg。虽然这种低剂量的雌激素通常足以达到预防突破性出血的预期效果，但它治疗痤疮的效果不如以前高剂量的雌激素。控制痤疮需要更高剂量的雌激素，特别是在体重 55kg（110 磅）或更高的年轻女性中。对于这一人群，需要增加 EE_2 的剂量，否则将面临不可接受的突破性出血发生率（就像在加入美雌醇之前，最初的 BCP 的情况一样）。选择"避孕药"剂量的灵活性有限，开具处方者应考虑剂量问题。

痤疮并不局限于 35 岁以下的女性。随着女性在40 岁晚期和 50 岁早期自然内源性雌激素的分泌逐渐减少，睾酮的作用变得越来越重要，相对来说，雌激素的作用越来越小。这种雄激素主导的环境会导致一种晚发型痤疮。有时会伴有心理创伤、多毛症、雄激素性脱发和大量非皮肤病症状。作为贴剂使用的外源性雌二醇是处理这种雌激素缺乏的最安全且容易调节的方法。生物上完全相同的微粉化孕酮，商品名为 Prometrium®，同时用于保持子宫的健康。这些生物性相同的雌二醇贴剂和口服孕酮制剂是首选，可以避免使用非人源的类似物。建议患者与全科医生、妇科医生和内分泌科医生进行认真的咨询和协调。幸运的是，研究表明，激素替代疗法（在早期开始使用，由副作用少的药物组成）是有益的[17]。关于激素替代疗法的最新指南和对相关数据的重新评估现已公布[18, 19]。见第 8.6.1.1 节，"警告"。

4.2.2.2 口服孕激素

BCP 中最初使用的孕激素是美雌醇。近年来，雄激素性孕激素减少的趋势使 BCP 的致痤疮性降低，但仍有许多 BCP 使用雄激素性孕激素，包括左炔诺孕酮、炔诺孕酮及去氧孕酮。在选择治疗痤疮的口服避孕药时，需要选择雄激素性孕激素含量少的，最好与合理剂量的雌激素结合使用。在含有 3mg 屈螺酮的产品中，20μg 剂量，即"低剂量"的雌激素炔雌醇，对于体重小于 50kg（110 磅）的女性来说已经足够了。超过该体重，我们会使用 30μg 剂量。其他含有不同孕激素的产品也采用相同的剂量（表 4.2 和图 4.4）。

表 4.2　不同的孕激素

孕激素	孕激素活性（相对于 1mg 炔诺酮）	雄激素活性（相对于 1mg 炔诺酮）
炔诺酮 1mg	1.0	1.0
醋酸炔诺酮 1mg	1.2	1.6
双醋炔诺醇 1mg	1.4	0.6
左炔诺孕酮 1mg	5.3	8.3
炔诺孕酮 1mg	2.6	4.2
诺孕酯 1mg	1.3	1.9
甲基孕酮 1mg	1.3	1.9
去氧孕酮 1mg	9.0	3.4
屈螺酮 1mg	1.5	0.0

雄激素性孕激素越多，痤疮越严重，越少或无雄激素性孕激素可预防和清除痤疮

来源：dickey RP. Individualizing oral contraceptive therapy.

OBG Management Supplement October 2000:5.

A.A. Aaaaa, MD　　　　　　NPI nnnnnnnnnn
B.B. Bbbbbbbbb, MD　　　　　NPI nnnnnnnnnn
Dermatologists
999 Sssssss Street　City, State, Zip
603-nnn-nnnn or Fax 603-nnn-nnnn

Rx

Name　　　　　　　　　　　　　Date of Birth

Address　　　　　　　　　　　　　/　/

Drospirenone 3 mg Ethinyl estradiol **0.03 mg**
Yasmin Ocella Syeda Zarah Beyaz Safyral
21/7

Drospirenone 3 mg Ethinyl estradiol **0.02 mg**
Yaz Gianvi Loryna 24/4

No substitute permitted
Drospirenone medically necessary

S:　One tablet daily

M:　(　) 1 pak and 12 refills (qs 1 year)

　　(　) 3 paks plus 2 refills of 3 paks
　　　　plus final refill of 4 paks (qs 1 year)

A.A. Aaaaa　　B.B. Bbbbbbbbb　　Date

A.A. Aaaaa, MD　　　　　　NPI nnnnnnnnnn
B.B. Bbbbbbbbb, MD　　　　　NPI nnnnnnnnnn
Dermatologists
999 Sssssss Street　City, State, Zip
603-nnn-nnnn or Fax 603-nnn-nnnn

Rx

Name　　　　　　　　　　　　　Date of Birth

Address　　　　　　　　　　　　　/　/

EXTENDED CYCLE

(　) Yaz / Gianvi / Vestura　　　4 × 24 Cycle

(　) Yasmin / Ocella / Zarah　　4 × 21 Cycle

No substitute permitted
Drospirenone medically necessary

S:　One **active** tablet daily × 96 84 days
　　then one **inactive** tablet daily × 7 days,
　　then repeat the cycle.

M:　96 84 Active and 7 Inactive Tablets
　　Refill × 3 (qs 1 year)

A.A. Aaaaa　　B.B. Bbbbbbbbb　　Date

图 4.4　供患者选择的口服避孕药标准及延长方案的处方

4.2.2.3 延长周期

在治疗痤疮时，含有屈螺酮的 BCP 的延长周期疗法特别有用，但其他 BCP 也可以以类似的方式使用。不是重复 21/7 周期，而是顺序地进行多个 21 天周期。从 4 包 BCP 中取出活性片剂，并连续使用 4 个 21 天周期，可以达到 84/7 周期。这样可以持续阻断雄激素，使月经间隔延长到 3 个月。年轻妇女一旦有了这种选择，几乎立刻分成两个阵营。有人说："太棒了！我在哪里报名？"其他人说："不可能，医生，那太奇怪了。"在问诊时提供两种处方供选择（第 12.6 节和图 4.4）——给患者时间来考虑如何选择，如果需要，可以选择恢复到常规周期。更复杂的是，屈螺酮的包装为 24/4（$20\mu g\ EE_2$）或 21/7（$30\mu g\ EE_2$）。如果你使用低剂量的产品，你将有 96 天（24×4）的延长周期，而高剂量产品会达到 84 天（21×4）周期，每个周期之间有 7 天的休息时间，总周期时间分别为 103 天或 91 天。药剂师通常需要提供患教及药物相关信息，有时还需要进行记录。

过去 10 年对含有屈螺酮的产品的研究表明，在早期治疗期间，凝血障碍 [静脉血栓栓塞（venous thrombo-embolisms，VTE）] 的风险增加。使用 2 ~ 3 年后，这种副作用会逐渐消失，原因尚不完全清楚。该领域的研究几乎每月都有，"当含有屈螺酮的最新口服避孕药与含有非屈螺酮的口服避孕药进行比较时，VTE 风险没有显著增加（OR=1.13；95%CI=0.94 ~ 1.35）"[20]。*风险增加了 13%，但没有统计学意义。然而，"在遗传性血液凝固突变 G20210A（凝血酶原Ⅱ异常）和因子Ⅴ Leiden（FVL 或 R5062）的携带者中，与非使用者（OR 值 1.63）相比，口服避孕药使用者出现 VTE 的风险显著增加"[20]。风险增加了 63%。当 55 岁以下的家庭中存在 VTE 家族史或动脉闭塞性问题（如中风或心脏病发作）时，应检测这些突变（也称为异常）并避免使用屈螺酮（或所有口服雌激素）。令人困惑的是，现有数据显示，A 型血、B 型血或 AB 型血使用口服避孕药的患者的 VTE

风险增加[21]。

非专业媒体偶尔会以耸人听闻的方式报道这些研究，令人产生困惑和恐惧。应该知道，15 ~ 49 岁使用非激素避孕的妇女静脉血栓栓塞的发生率为每年每 10 000 名妇女 3 例，在怀孕期间增加到 12 例，在分娩后几个月增加到 30 例。使用炔诺酮，左炔诺孕酮或诺孕酯等口服避孕药的患者发生 VTE 的风险增加了 3 ~ 9 倍，使用去氧孕酮、孕二烯酮、屈螺酮或醋酸环丙孕酮的患者发生 VTE 的风险增加了 6 ~ 18 倍，使用避孕阴道环的患者发生 VTE 的风险比不使用者同样增加了 6 ~ 18 倍[22]。

美国最近的一项大型研究报告显示，左炔诺孕酮的非致命性 VTE 发生率为每年 1.25 / 10 000 位女性，而屈螺酮则为 3.08/10 000。共识是，屈螺酮使风险增加 1 倍，但绝对医疗风险仍然很低[23]。向不吸烟、35 岁以下、血压正常、没有 VTE 家族史、55 岁以下没有心肌梗死或中风家族史的患者开具 BCP，VTE 可以保持在较低水平。可以考虑检测凝血异常和血型。

法律风险是另一个考虑因素。在撰写本文时，对于需要口服避孕药的痤疮患者来说，最好的选择似乎是口服诺孕酮，这是一种具有较低的雄激素水平和较低的 VTE 风险的孕激素[22]。还可以使用其他避孕药，图 4.4 中的数据用于选择适当的孕激素。如果需要额外阻断雄激素，可以考虑联合使用螺内酯。

正确看待静脉血栓栓塞事件的风险很重要。孕期和产后，即妊娠的风险远远超过激素避孕药所造成的风险，在对凝血遗传易感性进行普遍监测之前，患者发生静脉血栓栓塞始终有一个基线，没有明显的危险因素（图 4.5）。

4.2.3 其他外源性避孕激素

不选择口服药物的原因有很多。如患者的偏好，还有"无法口服药"。忘记吃药是另一个原因。还有一个原因是无效。避免口服用药的最重要原因之一是避免雌激素从胃吸收，并经门静脉进入和通过肝脏的

---

* 译者注：OR 又称优势比。是流行病学研究中病例对照研究中的一个常用指标，OR 大于 1，表示该因素是危险因素。

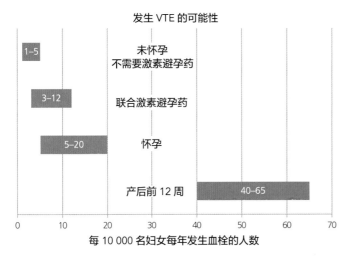

发生 VTE 的可能性

1–5	未怀孕 不需要激素避孕药
3–12	联合激素避孕药
5–20	怀孕
40–65	产后前 12 周

0 10 20 30 40 50 60 70

每 10 000 名妇女每年发生血栓的人数

图 4.5　如果每位女性都能够接受检测，那么在开始使用激素避孕药之前，要考虑检测因子 V Leiden、凝血酶原 II 和血型——如果在临床试验中检测 81mg 阿司匹林的疗效，则显示出一定的保护作用——患者可能因此而得救。同时，要重视个人和家族史

第一次代谢。易发生血栓的循环蛋白（凝血因子 VII、凝血因子 IX、凝血因子 X 和凝血因子 X 复合物以及减少的抗凝血酶 III 和抗 X a）的变化实际上是由口服雌激素引起的[24]。见第 8.6.1.1 节，"警告"。已经上市的几种装置可以帮助消费者避免口服雌激素直接转运到肝脏。

4.2.3.1 植入物

　　最初的皮下植入物（Norplant®）含有雄激素性孕激素——左炔诺孕酮，但没有雌激素。它的效果还算不错，但最终因为月经和其他问题而停用，其中一个问题就是痤疮。最新的是 Implanon®，含有 68mg 依托孕烯（一种与诺孕酯有关的孕激素），其雄激素水平远低于左炔诺孕酮。许多人认为放置和移除的成本过高，但其实只需要插入 1 个"植入棒"。这种植入物可持续作用 3 年，不含雌激素，失败率极低，不到 1%。在一项针对该产品的在线患者调查中，729 个条目中没有提到痤疮的增加（http://www.drugs.com/comments/etonogestrel/），到目前为止，我个人还没有看到与使用该产品相关的痤疮。一种名为 Nexplanon® 的新装置在 X 线下清晰可见，并且是经过重新设计的器械，该器械放置浅、便于患者触摸以确定其位置，并且在 3 年后更容易取出。

4.2.3.2 宫内节育器

　　当宫内激素避孕装置首次上市时，人们普遍认为它只在子宫局部起作用，没有全身效应。最初上市的 Progestasert® 仅含有孕酮，有非常弱的致痤疮性，但它在 2001 年被停止使用。我在文献中找不到它与痤疮相关的报道，它并没有得到广泛的应用。目前，在美国可用的装置是 1990 年引入的含左炔诺孕酮的可用 5 年的（52mg）曼月乐® 和新的可用 3 年的（13.5mg）Skyla®。曼月乐® 最初上市的优势是不会全身吸收。维基百科 2012 年的解释中提到，"与口服避孕药不同，曼月乐® 的激素定位于子宫区域"[25]。相反的证据很快就出现了：产品插页现在声明，"只有少量的激素进入血液"，大多数皮肤科医生现在都知道曼月乐® 会引起寻常痤疮的问题。这种联系现在扩展到反常性痤疮 / 化脓性汗腺炎（AI/HS）的一些病例中。左炔诺孕酮的剂量从曼月乐® 的 18μg/d 减少至 Skyla® 的 14μg/d，可以在一定程度上降低发生痤疮的风险，尤其在接近 3 年结束时，剂量将降至 5μg/d，临床试验中痤疮的发生率为 13.4%[26]。

4.2.3.3 阴道内装置

　　NuvaRing® 是一个柔软、4mm 厚、54mm（2 英寸）直径的环，由乙烯醋酸乙烯酯共聚物和硬脂酸镁组成，含有 EE_2 和依托孕烯。将新环插入阴道并每月保留 3 周。这种药物组合通过阴道壁传递，避免了雌激素 EE_2 在肝脏的首次通过，这是一种有价值的新方法。该装置与植入物 Implanon® 同样使用了低雄激素性的依托孕烯。出现痤疮的副作用明显减少，但 EE_2

仍然与女性凝血问题的增加有关[22]。

4.2.3.4 局部用药：贴剂

OrthoEvra® 每周 1 次的贴剂含有 0.75mg EE_2 和 6.0mg 甲基孕酮。这种组合通过皮肤递送，避免了雌激素 EE_2 首次通过肝脏，这是一种有效的方法，可以最大限度地减少凝血风险，但 EE_2 传递到血液的恒定量比口服避孕药更高。孕激素是依托孕烯，雄激素水平相当低，所以痤疮的副作用应该较少，但是 EE_2 仍然具有理论上的更低的出现凝血问题的风险。对于更年期后雌二醇缺乏症（对于更年期痤疮很重要），有一系列上市的生物活性相同的雌二醇（E_2）贴剂。市面上有各种不同形状、尺寸、黏合剂和剂量的产品可供选择。这些产品可以提供最少量的雌二醇，以缓解和预防雌二醇缺乏的症状。与 OrthoEvra® 避孕贴剂中每周 0.75mg 的 EE_2 相比，这些类似的贴剂含有 0.39 ~ 1.56mg 的 E_2，每周使用 2 次。最高剂量的 E_2 替代贴剂令人惊讶地提供了几乎是 OrthoEvra®5 倍的雌二醇，但没有孕激素。见第 8.6.1.1 节，"警告"。

4.2.3.5 肌肉（长效）注射

强效半合成孕激素醋酸甲羟孕酮（MPA 或 DepoProvera®）是一种有效的避孕药，可以每 3 个月肌肉注射 1 次，年妊娠失败率为 3%。它的主要优势在于它在残疾人或依从性差的人群中的有效性。不过，它有高度雄激素活性，几乎与体外 DHT 相同[27]。它可以导致 AI/HS 和许多相当顽固的痤疮病例，应该避免在有痤疮倾向的人群中使用。它还与骨质流失有关。有研究指出，用于绝经后激素替代疗法的口服剂型与乳腺癌风险增加有关[19]。

4.2.4 饮食中的激素来源

牛奶含有大量完全天然的具有生物活性的化学物质。每一口牛奶都会提供众多的生长刺激剂和调节剂[14]。下面列表中的一些名称在过去几年里发生了变化。

1. 类固醇激素
    雌二醇
    雌三醇
    孕酮
    睾酮
    雄烯二酮
    17- 酮甾类
    皮质甾酮
    20α- 二氢雷诺龙
    5α- 孕二酮
    5α- 孕酮 -3β- 醇 -20- 酮
    5α- 雄烯 -3β，17β- 二醇
    5α- 雄甾二酮
    5α- 雄甾烷 -3β- 醇 -17- 酮
    20α- 和 20β- 二氢孕酮
    脱氢表雄酮（DHEA）酰酯
2. 垂体激素
    催乳素（PRL）
    生长激素（GH）
    促甲状腺激素（TSH）
    卵泡刺激激素（FSH）
    促黄体激素（LH）
    促肾上腺皮质激素（ACTH）
    催产素
3. 下丘脑激素
    促甲状腺素释放激素（TRH）
    生长激素抑制素
    PRL- 抑制因子
    PRL- 释放因子
    促黄体激素释放激素（LHRH）
    促性腺激素释放激素（GnRH）
    生长激素释放因子样活性
    神经降压素
4. 甲状腺和甲状旁腺激素
    三碘甲状腺氨酸（T3）
    甲状腺素（T4）
    反三碘甲状腺氨酸（rT3）
    降钙素
    甲状旁腺激素 / 甲状旁腺激素（PTH
    PTH- 相关肽（PTHrP）
5. 胃肠肽
    血管活性肠肽
    Y 肽，现在称为神经肽 Y（NPY）

P 物质

抑胃肽（GIP）

缩胆囊素

胃泌激素

胰多肽

蛙皮素

神经降压素

生长激素抑制素

6. 生长因子

胰岛素样生长因子 1 和 2（IGF-1 和 IGF-2）

IGF- 结合蛋白（IGFBP）

神经生长因子（NGF）

表皮生长因子（EGF）

转化生长因子 α 和 β（TGFα）（TGFβ）

7. 生长抑制剂

乳源性生长抑制剂（MDGI）

巨噬细胞活化因子（MAF）

血小板源生长因子（PDGF）

8. 其他

前列腺素 PGE 和 PGF2α

环磷酸腺苷（cAMP）

环鸟苷磷酸（cGMP）

δ 睡眠诱导肽（DSIP）

转铁蛋白

乳铁蛋白

β- 酪啡肽

促红细胞生成素

维生素 D

松弛素

胰岛素

许多尚未定义的核苷酸

一些激素是第 4.2.1 节中提到的合成代谢类固醇，有些是 5α- 还原的激素。值得指出的是，有效的雄激素会影响婴儿肌肉和骨骼中的许多受体，而不仅仅是 FPSU[28]。一些激素是多肽，可以消化成多种氨基酸并用于营养[29]。酸性胃内容物导致牛奶中的酪蛋白在 pH 4.6 下"凝结"或"聚集"。酪蛋白分子聚集和折叠形成酪蛋白胶束的保护层[30, 31]。这被认为是创造了一个三维空间，使相对脆弱的多肽激素分子完整地传递到酪蛋白展开的碱性肠内，释放出完整的多肽和生长因子供吸收。其中一些化合物，如核苷酸，与刺激生长的动力没有明显联系（大自然很少"故意浪费"资源，它们可能起着尚未被认识的功能）。最近的一项研究显示，单链 RNA 的传代可能是牛奶在人类进化中作用的一部分[32]。

4.2.4.1 饮食对痤疮的影响

饮食对痤疮的影响是逐渐得到认识的。我在 20 世纪 80 年代早期的认识是，乳制品中天然存在的类固醇激素是痤疮的唯一刺激物。自 20 世纪 40 年代以来，牛奶一直没有被怀疑是痤疮的重要诱因，只有 1 个没有发表的个案[33]。Cordain 在 2002 年指出，饮食可能导致痤疮[34]。痤疮被称为"西方文明的疾病"，并被归咎于我们的高血糖负荷饮食。最初，研究者没有注意到被研究的两个原始部落都没有消费乳制品，但进一步的调查显示，巴布亚的 Kitavan 人从不食用乳制品，而巴拉圭的 Aché 部落则认为饮用其他物种的乳汁是"可恶的"。

之后，有一些在澳大利亚进行的研究，研究高血糖和低血糖负荷饮食在寻常痤疮中的作用[35-37]。Smith 和 Mann 的研究采用了这种方法，他们能够证明两种饮食对痤疮的影响存在明显差异。高血糖负荷饮食的人群继续长痤疮，没有明显的改善。低血糖负荷饮食与痤疮活动性在统计学上的显著降低有关[36]。仔细观察这些饮食可以发现，高血糖负荷饮食的乳制品含量也高于低血糖负荷饮食，这进一步证明了不仅仅是血糖负荷，乳制品的含量也很重要。这些论文为越来越多的人接受低糖饮食在控制寻常痤疮中的作用奠定了基础。

澳大利亚生物化学家 Jennie Brand-Miller 教授和 Lindeberg-Cordain 研究小组的另一名成员随后设计了一项更大的研究，比较饮食对面部痤疮的影响，升糖指数分别为 51（低）和 61（高），但饮食之间的差异没有达到显著性[38]。Kwon 随后的血糖负荷实验达到了统计学意义，说明了血糖负荷对痤疮的影响[39]，但在 Di Landro 的意大利研究中，关于乳制品影响的统计学意义要大得多，他们的研究小组证明，每周喝 3 次或更多的脱脂牛奶（250ml）的痤疮患者的优势比为 2.20[5]。这种影响在不以乳制品为主的传统饮食中更加明显。马来西亚的一项研究表明，痤疮患者食用牛奶（P<0.01）和冰淇淋（P<0.01）的频率明显高于对照组。每周 1 份牛奶的优势比为 3.99，每周 1 份冰淇淋的优势比为 4.47[40]。Melnik 的理论研究有效地将这两种截然不同但协同刺激的影响结合在一起[41,42]。Aché 部落对牛奶的厌恶态度同样在日本人中代代相传，也许是因为乳糖酶缺乏。亚洲人口众多且饮食文化相似，以前的饮食非常类似，主要以米饭和鱼为主，几个世纪以来，变化非常缓慢。16 世纪中期，随着耶稣会牧师引入天妇罗这种食品，日本的饮食习惯逐渐受到西方饮食的影响*。从 20 世纪上半叶开始，乳制品逐渐被引入日本，小麦代替大米，肉代替鱼，改变了日本人的饮食，尤其是脂肪的含量。在第二次世界大战结束后的几年里，这种变化加速了，25 年来日本人均乳制品消费量增长了 20 倍。表 4.3 说明了战后人口指标的明确变化[43]。

显然，未来关于痤疮的临床试验必须考虑乳制品摄入量和血糖负荷。事实上，饮食中这两种成分的作用现在已经得到了很好的证明，任何临床试验的设计都着眼于痤疮的成因。事实上，对痤疮进行任何治疗，都必须考虑适当控制乳制品和血糖负荷，以避免饮食的不良影响。

表 4.3　1950 年和 1975 年日本人生长状况和乳制品消费的变化

日本的 12 岁女孩	1950 年	1975 年
重量（磅）	71	90
身高（英寸）	54	58.5
乳制品摄入量（磅 / 年）	5.5	117.4
初潮年龄（岁）	15.2	12.2

注：1 英寸 ≈ 2.54cm，1 磅 ≈ 453.59g

4.2.4.1.1 案例：冰淇淋推销员的儿子

我早期在私人诊所工作的时候，大约在 1975 年左右，转诊来一位我见过的年龄最大的痤疮患者。他的年龄是 61 岁。

他的背部像月球表面一样坑坑洼洼，但不是只有旧伤疤。在瘢痕上有活跃的、新鲜的炎症性结节和粉刺。从 11 岁开始，这个问题已经困扰了他半个世纪，他几乎没有正常的毛囊。

该患者的饮食史对我来说是一次具有里程碑意义的学习经历，他是最早使我把乳制品与痤疮联系起来的患者之一。

碰巧这个男性患者的父亲为当地的乳品厂工作，是当地的冰淇淋推销员和送货员。早上，他的父亲会驾着马车从牛奶场出发，车上装有隔热的冰袋和纸板包裹的冰淇淋。1925 年没有冷藏设备，这就意味着要在一天结束前把冰淇淋卖出去，以免融化。一天下来，剩下的冰淇淋都是软的，不能冷藏和出售，所以冰淇淋推销员会把剩下的冰淇淋带回家中。

这位患者从接触冰淇淋开始就爱上了冰淇淋。从十几岁开始到 61 岁我遇到他，他每天都要吃 1 块冰淇淋砖，相当于 1 品脱（约 473ml）。十几岁时，他的痤疮是他所认识的人中最严重的。多年来，医生除了给他面部做 X 线检查外，基本上什么也帮不上他，他的面部有疤痕，但不像背部、胸部和肩部的皮疹那样活跃。由于背部和胸部的区域太大，无法照射，而且由于疾病严重，他基本上无法参加任何社交活动。

当我告诉他希望他停止摄入所有的乳制品，特别是冰淇淋时，他睁大了眼睛，充满了泪水，沮丧地抽泣。他平静下来，并且愿意尝试没有冰淇淋的生活，我用四环素给他治疗几个月以使痤疮消退，1 年后所有活动的病变都消失了。他的皮疹消退后，我就再也没有见过他。多年来，我一直在想，他是否会不顾脸上的粉刺，继续吃冰淇淋。

4.2.4.1.2 生殖激素

牛奶中存在的激素（也存在于牛奶副产品中）令人印象深刻，包括所有种类的类固醇生殖激素。对雌激素的研究显示牛奶中含有大量的雌激素，值得注意的是，标记为有机的牛奶中雌激素和孕酮的含量更高[44]。

---

*译者注：在日式菜点中，用面糊炸的菜统称天妇罗。

山羊奶中总雌激素代谢产物的总含量低于牛奶，但差异没有临床意义[45]。特别值得注意的是 5α-DHT 的真正合成代谢雄激素前体，5α- 还原分子包括：

5α- 孕二酮

5α- 孕酮 -3β- 醇 -20- 酮

5α- 雄甾烯 -3β，17β- 二醇

5α- 雄甾烷二酮

5α- 雄甾 -3β- 醇 -17- 酮[46]

尚未使用现代分析技术来识别其他类似物并测量乳制品中相关的雄激素[47]。

当这些分子到达 FPSU 时，它们可以被胞内分泌系统的酶利用，该系统由直接转化为更强雄激素所需的全部酶组成，就在 FPSU 内部。尚不清楚 5α- 还原"处理"的这些分子是否是雄激素受体的合适配体。同样，即使没有转化为 DHT，它们本身是否是雄激素激动剂目前尚不清楚。这些领域值得优先研究。同时，这些结构相似的分子诱导雄激素效应的能力将是显著的。

4.2.4.1.3 胰岛素

如果牛奶中的胰岛素被直接吸收，而不是被消化所破坏，就会转化为对新生儿体内雄激素受体的去抑制作用。牛奶旨在打开雄性激素受体，以便开始婴儿生长的合成代谢阶段。有人认为多肽胰岛素分子通过折叠的酪蛋白分子在其通过胃的低 pH 值过程中受到保护，这些酪蛋白分子排列在如上所述的胶束中，然后被释放到新生儿的小肠中并被吸收。与此同时，母乳刺激生长和促进肠道健康的程度是可变的、非线性的，而且可能具有协同作用，这需要进一步研究[48]。胰岛素水平的提高和合成代谢链的启动的重要作用似乎被另一种多肽所替代，即 GIP。水解乳清蛋白衍生的必需氨基酸（来自母乳）是 GIP 最有效的诱导剂。它由胃肠道的专门内分泌细胞——K 细胞分泌。GIP 刺激胰腺 β 细胞分泌胰岛素。这种分子被母乳中的乳清刺激产生，它的任务是提高新生儿体内的胰岛素水平[49]。这种胰岛素与 IGF-1 协同工作（第 4.2.4.1.4 节），加快了从雄激素反应细胞的细胞核消除 FoxO1 的速度（第 2.9 节），这样就激活了雄激素受体，从而使母乳中天然的合成代谢类固醇得以在新生儿的生长

过程中发挥作用。

4.2.4.1.4 胰岛素样生长因子 1（IGF-1）

IGF-1 协同胰岛素使雄激素受体去抑制，它存在于牛奶中，是促进生长的合成代谢的一部分。与胰岛素一样，IGF-1 能否在胃酸环境中存活尚存争议，但我们有充分的理由相信，大自然通过酪蛋白包裹为其提供了一种保护机制。IGF-1 是否是从牛奶中被吸收从而成为外源性的，或者牛奶中的酪蛋白是否足够刺激其内源性产生（或两者兼而有之），都无关紧要。不管怎样，一旦它成为 FoxO1 磷酸化过程的触发器，合成代谢类固醇就可以发挥作用。

4.2.4.1.5 生长因子和雄激素的结合

读者应认识到这是非常大的领域，虽然这里提出了重要的观点，但完整的讨论超出了本书的范畴。

我希望这些观点已充分表明：

· 生殖类固醇和多肽激素，内源性或外源性，单独和协同作用，促使痤疮的发生。

· 青春期摄入的外源性激素会刺激痤疮的发生。

· 乳汁是物种特异性的，乳汁使婴儿成长。

· 当 IGF-1 处于高峰时，在青春期和青年期摄入的牛奶和其他乳制品将导致痤疮发病率显著增加。

· 外源性致痤疮剂的其他来源包括用于健身的注射剂以及用于控制生育的口服、注射和"植入的"雄激素性孕激素。

· 通过阻止外源性激素可以预防、减少或清除痤疮。

4.2.4.1.6 乳制品不耐受

在我每次讲课结束后的"提问时间"里，最常被问到的是关于乳糖不耐受、对牛奶过敏、"有机"牛奶和"无激素"牛奶方面的问题。

大约在 15 000 年前，所有人在断奶后都变得对乳糖不耐受，但这在那时候并不重要，因为断奶后摄入的天然饮食中基本上没有乳糖。由于偶然的突变，对我们许多祖先以现在的中欧的人来说，情况发生了变化。虽然非洲人和亚洲人往往终身都有乳糖不耐受的倾向，但在不同程度上，我们这些乳糖酶耐受突变

特征的携带者长期消费这种物质，并没有明智地停止摄入它。乳糖不耐受虽然让人不舒服，却让患者意识到他们吃的食物有问题！也许巴拉圭 Aché 部落对牛奶的憎恶反映了一种基于这种不适的文化排斥。作为白令海峡移民的后代，他们可能缺乏对乳糖酶的耐受。

对牛奶过敏又是另一回事。已有相关书籍出版。大自然似乎又在试图向我们传达信息。痤疮不是对牛奶过敏引起的，但是如果你同时有牛奶过敏和痤疮，并且因为牛奶过敏而停止喝牛奶，你会意识到痤疮会发生什么变化。痤疮和过敏同时消失，所以被误认为是过敏引起的。目前没有文献表明牛奶过敏本身会导致痤疮。我个人认为它有能力促使痤疮暴发，相关机制已经在本书讨论过，但这是另一个故事。

4.2.4.2 碳水化合物负荷与乳制品负荷

Cordain 的研究表明，低血糖负荷可能是其研究人群不长痤疮的决定性因素。

我们知道，每种饮食都含有不同类别或类型的食物。每一种食物，根据消化过程中产生的糖分的多少，都被赋予一个叫作升糖指数的评级。如果你研究一顿饭里的每一种食物，然后给每一种食物分配一个升糖指数，然后用这个升糖指数乘以这顿饭里特定食物的重量，就会得到一个数字，告诉你这顿饭里食物的升糖负荷。通过每种食物的升糖负荷，您可以获得整个膳食的升糖负荷和膳食的总体饮食评级。低血糖饮食由多份低血糖负荷膳食组成，这些膳食由低升糖指数食物组成。

一般来说，引起高升糖指数的食物是那些高精制碳水化合物的食物。最经典的是葡萄糖，它的升糖指数为 100。水的升糖指数为 0，因为它不含任何葡萄糖。高度精制的面粉和由它制成的任何东西，如白面包、蛋糕和饼干，都会出现在升糖指数的前列，还有土豆和非巴斯马蒂大米*。所有这些都会使血糖迅速上升，导致胰岛素释放。胰岛素水平升高是打开雄激素受体的两个因素之一，激活雄激素受体接受雄激素分子，刺激依赖雄激素信号的组织生长。这是饮食和

痤疮之间的主要联系之一。

总体来说，高血糖负荷饮食可能具有促发痤疮的作用。它提高了胰岛素水平。这容易导致痤疮的发展，但仅检测血糖变化而不检测类固醇和其他激素，迄今无法获得显著的研究结果[39, 50]。

此外，牛奶和由牛奶制成的乳制品可能具有更强效、"三管齐下"的效果。

首先，牛奶和乳制品（尤其是含有乳清的）会提高胰岛素水平，但其机制与乳糖或葡萄糖或试图降低高血糖无关[51]。

其次，牛奶和乳制品（特别是含有酪蛋白的产品）会升高 IGF-1 水平[9]。胰岛素和 IGF-1 协同工作，刺激两种激酶磷酸化，从而将 FoxO1 从雄激素反应细胞的细胞核中清除，以暴露雄激素受体。此过程称为胰岛素／胰岛素样生长因子 1 信号（insulin/insulin-like growth factor-1 signaling，IIS）[42]。

第三，牛奶和乳制品含有许多生长因子，主要是多肽激素加上合成代谢类固醇激素。由于 IIS 的作用，雄激素可以被新打开的雄激素受体利用，然后激活。

这种饮食级联有效地打开了受体，不仅来自摄入的牛奶和其他乳制品的雄激素性致痤疮源或致痤疮性雄激素，还来自内源性性腺（卵巢和睾丸）和肾上腺（压力腺）合成代谢的致痤疮性雄激素以及 BCP 和其他避孕装置中的雄激素性孕激素。这种激素级联是由机体无法防御的外源性刺激触发的，它作用在尚未进化出任何保护机制的 FPSU 上。因此，FPSU 无法抵抗内源性和外源性雄激素的攻击，这些雄激素会引发作为痤疮的驱动力的增殖活动。

随着研究的深入，越来越清楚的是，引起痤疮的不仅仅是类固醇激素，也不仅仅是高血糖负荷饮食。两者都参与其中。

然而，影响不仅仅落在 FPSU 上。实际上，断奶后通常没有额外的激素刺激。只有人类通过引入牛奶、其他乳制品以及高血糖负荷食品提供额外的刺激。

促进这一过程的因素有：

---

*译者注：非巴斯马蒂大米是产自印度的一种大米。

· 多肽 GIP，在摄入牛奶中的乳清多肽后能提高血液中的胰岛素水平。

· IGF-1，摄入牛奶（特别是乳清）后，其血液水平升高。

· 天然合成代谢类固醇存在于人类乳汁中。

· 高血糖负荷饮食和乳制品中酪蛋白的过量摄入导致胰岛素水平升高和继发性胰岛素不耐受。

这种激素信息传递系统经过数百万年的进化，产生母乳，喂养婴儿。实际上，激素促生长级联反应在断奶后明显降低，在儿童期生长速度减慢，直到青春期开始。第二个生长高峰是由 IGF-1 水平增高引起的。这种内源性的 IGF-1 在青春期重新激活生长系统，使性和生殖成熟。这需要所有生殖激素的充分参与，在断奶时减慢的生长系统被 IGF-1 再次激活。

高血糖负荷和富含乳制品的西方饮食增加了一个意想不到的刺激，即 IIS，它会加速生长和成熟的自然过程（图 2.16）。

毫不奇怪，我们会看到易感女孩出现早期痤疮、早期乳房发育和早期月经。易感男孩表现为早期痤疮和身高增加。现在的男孩和女孩会出现性早熟（比 40 年前早 2 年）[52]。我在患者身上观察到一种不太好描述的特征，这种特征已经变得非常普遍，它可能在很大程度上未被注意到——男女都有的突出的、粗壮的肌肉。这种特征可能单独发生或作为肥胖的先兆或与肥胖同时发生。这些变化很可能是由相同的激素导致的[53, 54]，对我来说这是比处理痤疮更令人担忧的问题，并且可能威胁生命。

（关欣、丛林 译，尹志强 审校）

参考文献
References

1. Backstrom T, Andersson A, Baird DT, Selstam G. The human corpus luteum secretes 5 alpha-pregnane-3,20-dione. Acta Endocrinol (Copenh) 1986 Jan;111(1):116–21.

2. Wiebe JP, Beausoleil M, Zhang G, Cialacu V. Opposing actions of the progesterone metabolites, 5alpha-dihydroprogesterone (5alphaP) and 3alpha-dihydroprogesterone (3alphaHP) on mitosis, apoptosis, and expression of Bcl-2, Bax and p21 in human breast cell lines. J Steroid Biochem Mol Biol 2010 Jan;118(1–2):125–32.

3. Melnik BC. Evidence for acne-promoting effects of milk and other insulinotropic dairy products. Nestle Nutr Workshop Ser Pediatr Program 2011;67: 131–45.

4. Melnik BC. FoxO1—the key for the pathogenesis and therapy of acne? J Dtsch Dermatol Ges 2010 Feb;8(2):105–14.

5. Di Landro A., Cazzaniga S, Parazzini F, Ingordo V, Cusano F, Atzori L, et al. Family history, body mass index, selected dietary factors, menstrual history, and risk of moderate to severe acne in adolescents and young adults. J Am Acad Dermatol 2012 Dec;67(6):1129–35.

6. Li Y, Xu W, Liao Z, Yao B, Chen X, Huang Z, et al. Induction of long-term glycemic control in newly diagnosed type 2 diabetic patients is associated with improvement of beta-cell function. Diabetes Care 2004 Nov;27(11):2597–602.

7. Unger RH, Scherer PE. Gluttony, sloth and the metabolic syndrome: a roadmap to lipotoxicity. Trends Endocrinol Metab 2010 Jun;21(6):345–52.

8. Lim EL, Hollingsworth KG, Aribisala BS, Chen MJ, Mathers JC, Taylor R. Reversal of type 2 diabetes: normalisation of beta cell function in association with decreased pancreas and liver triacylglycerol. Diabetologia 2011 Oct;54(10):2506–14.

9. Hoppe C, Molgaard C, Dalum C, Vaag A, Michaelsen KF. Differential effects of casein versus whey on fasting plasma levels of insulin, IGF-1 and IGF-1/IGFBP-3: results from a randomized 7-day supplementation study in prepubertal boys. Eur J Clin Nutr 2009 Sep;63(9):1076–83.

10. Melnik BC, Schmitz G. Role of insulin, insulin-like

growth factor-1, hyperglycaemic food and milk consumption in the pathogenesis of acne vulgaris. Exp Dermatol 2009 Oct;18(10):833–41.

11. Ben-Amitai D, Laron Z. Effect of insulin-like growth factor-1 deficiency or administration on the occurrence of acne. J Eur Acad Dermatol Venereol 2011 Aug;25(8):950–4.

12. Melnik BC. Diet in acne: further evidence for the role of nutrient signalling in acne pathogenesis. Acta Derm Venereol 2012 May;92(3):228–31.

13. Inoki K, Ouyang H, Li Y, Guan KL. Signaling by target of rapamycin proteins in cell growth control. Microbiol Mol Biol Rev 2005 Mar;69(1):79–100.

14. Koldovsky O. Hormones in milk. Vitam Horm 1995;50:77–149.

15. Chavarro JE, Rich-Edwards JW, Rosner B, Willett WC. A prospective study of dairy foods intake and anovulatory infertility. Hum Reprod 2007 May; 22(5):1340–7.

16. Kraus SL, Emmert S, Schon MP, Haenssle HA. The dark side of beauty: acne fulminans induced by anabolic steroids in a male bodybuilder. Arch Dermatol 2012 Oct 1;148(10):1210–2.

17. Schierbeck LL, Rejnmark L, Tofteng CL, Stilgren L, Eiken P, Mosekilde L, et al. Effect of hormone replacement therapy on cardiovascular events in recently postmenopausal women: randomised trial. BMJ 2012;345:e6409.

18. de Villiers TJ, Gass ML, Haines CJ, Hall JE, Lobo RA, Pierroz DD, et al. Global consensus statement on menopausal hormone therapy. Climacteric 2013 Apr;16(2):203–4.

19. Manson JE, Chlebowski RT, Stefanick ML, Aragaki AK, Rossouw JE, Prentice RL, et al. Menopausal hormone therapy and health outcomes during the intervention and extended poststopping phases of the Women's Health Initiative randomized trials. JAMA 2013 Oct 2;310(13):1353–68.

20. Manzoli L, De VC, Marzuillo C, Boccia A, Villari P. Oral contraceptives and venous thromboembolism: a systematic review and meta-analysis. Drug Saf 2012 Mar 1;35(3):191–205.

21. Sode BF, Allin KH, Dahl M, Gyntelberg F, Nordestgaard BG. Risk of venous thromboembolism and myocardial infarction associated with factor V Leiden and prothrombin mutations and blood type. CMAJ 2013 Mar 19;185(5):E229–37.

22. Lidegaard O, Milsom I, Geirsson RT, Skjeldestad FE. Hormonal contraception and venous thromboembolism. Acta Obstet Gynecol Scand 2012 Jul;91(7):769–78.

23. Jick SS, Hernandez RK. Risk of non-fatal venous thromboembolism in women using oral contraceptives containing drospirenone compared with women using oral contraceptives containing levonorgestrel: case-control study using United States claims data. BMJ 2011;342:d2151.

24. DiCarlo F. [Action of drugs in relation to the administration route]. Minerva Endocrinol 1989 Jan;14(1):41–4.

25. Wikipedia. S.v. IUD with progestogen [Internet; redirected from s.v. Mirena]. 2012 [cited 2012 Feb 20]. Available from: http://en.wikipedia.org/wiki/Mirena

26. Bayer. Skyla package insert [Internet]. 2013 [cited 2013 Dec 6]. Available from:http://dailymed.nlm.nih.gov/dailymed/lookup.cfm?setid=9f44ff35-e052-49cd-a1c2-0bfd87d49309

27. Luthy IA, Begin DJ, Labrie F. Androgenic activity of synthetic progestins and spironolactone in androgen-sensitive mouse mammary carcinoma (Shionogi) cells in culture. J Steroid Biochem 1988 Nov;31(5):845–52.

28. Belvedere P, Gabai G, Dalla VL, Accorsi P, Trivoletti M, Colombo L, et al. Occurrence of steroidogenic enzymes in the bovine mammary gland at different functional stages. J Steroid Biochem Mol Biol 1996 Nov;59(3–4):339–47.

29. Lonnerdal B. Human milk proteins: key components for the biological activity of human milk. Adv Exp Med Biol 2004;554:11–25.

30. Liu Y, Guo R. Ph-dependent structures and properties of casein micelles. Biophys Chem 2008 Aug;136(2–3):67–73.

31. McMahon DJ, Oommen BS. Supramolecular structure of the casein micelle. J Dairy Sci 2008 May;91(5):1709–21.

32. Irmak MK, Oztas Y, Oztas E. Integration of maternal genome into the neonate genome through breast milk mRNA transcripts and reverse transcriptase. Theor Biol Med Model 2012;9:20.

33. Fisher JK. Acne vulgaris; a study of one thousand cases. JK Fisher; 2006 [cited 2014 Aug 13]. Available from: http://www.acnemilk.com/fisher_s_original_paper

34. Cordain L, Lindeberg S, Hurtado M, Hill K, Eaton SB, Brand-Miller J. Acne vulgaris: a disease of Western civilization. Arch Dermatol 2002 Dec;138(12):1584–90.

35. Smith R, Mann N, Makelainen H, Roper J, Braue A, Varigos G. A pilot study to determine the short-term effects of a low glycemic load diet on hormonal markers of acne: a nonrandomized, parallel, controlled feeding trial. Mol Nutr Food Res 2008 Jun;52(6):718–26.

36. Smith RN, Mann NJ, Braue A, Makelainen H, Varigos GA. The effect of a high-protein, low glycemic-load diet versus a conventional, high glycemic-load diet on biochemical parameters associated with acne vulgaris: a randomized, investigator-masked, controlled trial. J Am Acad Dermatol 2007 Aug;57(2):247–56.

37. Smith RN, Mann NJ, Braue A, Makelainen H, Varigos GA. A low-glycemic-load diet improves symptoms in acne vulgaris patients: a randomized controlled trial. Am J Clin Nutr 2007 Jul;86(1):107–15.

38. Reynolds RC, Lee S, Choi JY, Atkinson FS, Stockmann KS, Petocz P, et al. Effect of the glycemic index of carbohydrates on acne vulgaris. Nutrients 2010 Oct;2(10):1060–72.

39. Kwon HH, Yoon JY, Hong JS, Jung JY, Park MS, Suh DH. Clinical and histological effect of a low glycaemic load diet in treatment of acne vulgaris in Korean patients: a randomized, controlled trial. Acta Derm Venereol 2012 May;92(3):241–6.

40. Ismail NH, Manaf ZA, Azizan NZ. High glycemic load diet, milk and ice cream consumption are related to acne vulgaris in Malaysian young adults: a case control study. BMC Dermatol 2012;12:13–8.

41. Melnik BC, Zouboulis CC. Potential role of FoxO1 and mTORC1 in the pathogenesis of Western diet-induced acne. Exp Dermatol 2013 May;22(5):311–5.

42. Melnik BC, Schmitz G. Are therapeutic effects of antiacne agents mediated by activation of FoxO1 and inhibition of mTORC1? Exp Dermatol 2013 Jul;22(7):502–4.

43. Kagawa Y. Impact of Westernization on the nutrition of Japanese: changes in physique, cancer, longevity and centenarians. Prev Med 1978 Jun;7(2):205–17.

44. Vicini J, Etherton T, Kris-Etherton P, Ballam J, Denham S, Staub R, et al. Survey of retail milk composition as affected by label claims regarding farm-management practices. J Am Diet Assoc 2008 Jul;108(7):1198–203.

45. Farlow DW, Xu X, Veenstra TD. Comparison of estrone and 17beta-estradiol levels in commercial goat and cow milk. J Dairy Sci 2012 Apr;95(4):1699–708.

46. Belvedere P, Gabai G, Dalla VL, Accorsi P, Trivoletti M, Colombo L, et al. Occurrence of steroidogenic enzymes in the bovine mammary gland at different functional stages. J Steroid Biochem Mol Biol 1996 Nov;59(3–4):339–47.

47. Yeung A, Sheehan J. Hormone concentrations in milk and milk products [letter from FDA Center for

Food Safety and Applied Nutrition]. Washington, DC: US Food and Drug Administration; 2012.

48. Donovan SM, Odle J. Growth factors in milk as mediators of infant development. Annu Rev Nutr 1994;14:147–67.

49. Salehi A, Gunnerud U, Muhammed SJ, Ostman E, Holst JJ, Bjorck I, *et al.* The insulinogenic effect of whey protein is partially mediated by a direct effect of amino acids and GIP on beta-cells. Nutr Metab (Lond) 2012 May 30;9(1):48.

50. Reynolds RC, Lee S, Choi JY, Atkinson FS, Stockmann KS, Petocz P, *et al.* Effect of the glycemic index of carbohydrates on acne vulgaris. Nutrients 2010 Oct;2(10):1060–72.

51. Hoyt G, Hickey MS, Cordain L. Dissociation of the glycaemic and insulinaemic responses to whole and skimmed milk. Br J Nutr 2005 Feb;93(2):175–7.

52. Herman-Giddens ME, Steffes J, Harris D, Slora E, Hussey M, Dowshen SA, *et al.* Secondary sexual characteristics in boys: data from the pediatric research in office settings network. Pediatrics 2012 Nov;130(5):e1058–68.

53. Melnik BC. Permanent impairment of insulin resistance from pregnancy to adulthood: the primary basic risk factor of chronic Western diseases. Med Hypotheses 2009 Nov;73(5):670–81.

54. Melnik BC. Milk—the promoter of chronic Western diseases. Med Hypotheses 2009 Jun;72(6):631–9.

Chapter **5**

外源性致痤疮源和痤疮样发疹

真正的寻常痤疮会出现粉刺，而玫瑰痤疮没有粉刺，反常性痤疮则会造成破坏性病变。化学物质、药物、细菌、真菌、寄生虫、摩擦和浸渍都会引发"痤疮样"皮疹，例如发炎的毛囊。准确的医学术语叫"毛囊炎"，非皮肤科医生喜欢将这种发疹描述为"痤疮样疹"，但这种说法会引起病因学和诊断学上的混淆。

5.1 化学物质和药物

最臭名昭著的"致痤疮源"是 2，3，7，8- 四氯二苯并 -p- 二噁英（2，3，7，8-tetrachlorod-ibenzo-p-dioxin，TCDD），这是使当时的乌克兰总统候选人 Victor Yushchenko 因严重的氯痤疮而毁容的有毒物质（图 5.1）。这种化学物质在体内排出很慢，会有一小部分残留在皮脂中 [1]；尽管接触到约 2mg 的 TCDD，但他活了下来，他计划 8 年后重返政坛。

许多药物会产生痤疮样反应。Litt 的《药疹和药物反应手册》（*Drug Eruptions and Reactions Manual*）列出了 210 种的药物（从阿坎酸到唑尼沙胺）[2]。最为严重的发疹是表皮生长因子受体抑制剂诱导的（第 3.0.4.5 节）。由于因果关系尚不明确，尚无标准化的治疗。目前有各种各样的抗痤疮和抗炎疗法 [3, 4]。有两种具有潜在作用的新型雄性激素，不需要 5α- 还原即可发挥它们的最大雄激素效应：二甲基安非酮（7α，11β- 二甲基 -19- 去甲睾酮）和 11β- 甲基 -19- 去甲睾酮 [5]。这些没有经过 5α- 还原的新型雄性激素会成为致痤疮源吗？我们还不知道。

5.2 内分泌类似物和干扰物

现代世界正以惊人的速度自我污染。环境污染现象已存在多年。从杀虫剂、塑料到大豆中的植物雌激

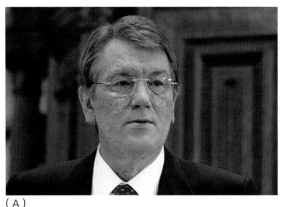
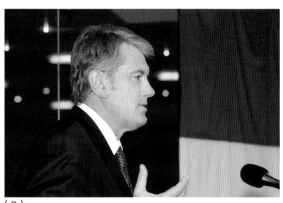

（A）　　　　　　　　　　　　　　　（B）

图 5.1　（A）接触 TCDD 后的 Victor Yushchenko 和（B）接触 5 年后的情况

图片分别来自：Muumi (own work) [CC-BY-SA-3.0 (http://creativecommons.org/licenses/by-sa/3.0/)], Wikimedia Commons. http://www.flickr.com/photos/maiakinfo/3664435519/JürgVollmer/maiak.info [CC-BY-SA-2.0 (http://creativecommons.org/licenses/by-sa/2.0/)], Wikimedia Commons.

素都可能对人类产生威胁。迄今为止，新闻报道只触及了问题的表面。真正有效的监管面临着经济、社会和法律等方面的障碍。内分泌干扰物质（endocrine-disrupting chemicals，EDC）影响着我们的生活[6]，但它们对痤疮的影响似乎不大。另一方面，因为雌激素类似物是抗雄激素的，大家都想知道，这种人造内分泌干扰物是否真的对痤疮有益！对于食用植物雌激素和大豆的恐惧是没有必要的，因为所有的植物都含有植物雌激素。毕竟，植物雌激素对于植物的生长就像雌激素对于人类的生长一样，是生殖的重要化学信使。

5.2.1 环境污染

在农业中常常使用激素，陆地上的动物也会排出激素。对于人类，使用激素药物更加常见，如避孕药的使用，这些情况会导致地下水[7]及城市和乡村的排水系统出现激素。英国对河流下游河水采样的研究，发现雄激素水平明显升高[8]。这会对鱼的生育能力产生影响，但鱼不会长粉刺，所以这一点被人们忽视了。此外，河水会流入海洋。尽管海水不是人类饮用水的主要来源，但来自河水的激素在海洋中的浓度将明显增加。人们想知道，在北美五大湖的研究中会出现什么结果，因为那里含有激素的水在被冲进大海之前会被数百万人循环利用。

5.3 食品

我们食用的所有食品都会影响我们的健康，通常是有益的，但有时是有害的。母乳喂养是最天然的方式，但是乳制品有着惊人的销售额。消费者寻求"纯天然"或"有机"产品已形成潮流，但商家会把"纯天然"的标签贴在任何食品上。小心有些有毒食品，也会被商家贴上"纯天然"的标签。

还要注意我们每天食物中的致粉刺源。"致粉刺源"的定义目前还未达成共识。但我们发现，寻常痤疮的流行与"西方"生活方式和饮食有关。Steiner 在冲绳岛没有看到过痤疮患者，他指出："（在那里）山羊奶或牛奶仅用于那些生病的婴儿以及母亲奶水不足的婴儿，冲绳人讨厌乳酪"[9]。Robinson 的研究称牛奶为最常见的加重因素[10]。Fisher 在 1000 多名痤疮患者中进行的研究提示牛奶有加重痤疮的作用[11]。在碳水化合物方面，Bendiner 报道的内容可供大家参考：

"寻常痤疮"现在已经成了著名的爱斯基摩人的常见病。年轻人脸上的痘痘，提示他们总是在吃糖块或喝苏打水。事实上，白人已经让爱斯基摩人爱上了糖和碳水化合物。

哈得逊湾贸易公司商店的货架上堆满了琳琅满目的巧克力、软糖、薯片及苏打水。Shaeffer 博士指出[12]，这些容易吸收的碳水化合物已经使爱斯基摩人——一个完全不习惯这些食品的族群，受到了明显影响。爱斯基摩人缺乏白人稳定血糖水平的能力。因此，他们的机体会过度刺激胰岛素及生长激素、糖皮质激素和儿茶酚胺的分泌。加拿大的医生从爱斯基摩年轻人长高的事实中证实了相关结论[13]。

Anderson 给志愿者食用牛奶、坚果、可乐和巧克力（这些志愿者是声称这些食物使自己的痤疮恶化了的医学院的学生），但并没有发现痤疮样发疹[14]。该研究只观察了 7～10 天，时间太短而不能证明这些食品的作用。临床经验表明，痤疮通常需要至少 2 个月的时间形成，也可能需要数年，取决于个体差异。很难招募到志愿者尝试其他类型的痤疮（例如他们没有患过的反常性痤疮），因为这涉及社会伦理问题。在原住民狩猎者中，Bechelli 指出亚马逊地区痤疮患病率为 2.7%[15]，Cordain 在巴布亚新几内亚的 Kitivan 岛民或巴拉圭的 Aché 部落都没有发现过痤疮患者[16]。后者认为食用乳制品是"可恶"的行为。

5.3.1 碘和溴

如果过量食用溴化物和碘化物，会导致中毒，并表现出类似毛囊炎的皮疹（碘疹和溴疹）。这些皮疹看起来像痤疮，所以被称为痤疮样疹。仔细检查并没有发现粉刺，所以不是寻常痤疮，但容易与玫瑰痤疮混淆。研究人员质疑碘、碘化物或溴化物是否真的会导致痤疮。寻常痤疮患者口服碘并不会导致痤疮加重[17]。事实上，很多皮肤科医生使用碘化钾饱和溶液作为抗炎剂来控制炎症性皮肤病。尽管患炎症性皮肤病的患者接触的碘量是牛奶或海藻碘量的数千倍，但他们并没有发生痤疮。

碘引起痤疮的误解一直存在，但这种说法并非空穴来风。碘化物和溴化物的补充可能会导致毛囊炎的恶化，而痤疮本质上是毛囊炎，所以这种误解是可以理解的。其次，玫瑰痤疮不易与碘疹或溴疹鉴别，因为玫瑰痤疮本质上是一种炎性毛囊炎，但没有粉刺，与碘疹或溴疹在面部具有相同的好发部位。碘疹或溴疹在临床上与暴发性玫瑰痤疮几乎无法区分。

不必担心牛奶中含有的碘会导致痤疮样疹。牛奶中碘的含量非常低，以至于在一些碘缺乏的国家，需要依靠牛奶来给国民补碘[18]。

5.3.2 巧克力

有些皮肤科医生和患者会将痤疮和巧克力联系起来。一篇1969年发表的研究认为饮食与痤疮的发生无关[19]，但受到了许多皮肤病学专家的批评：不同巧克力中使用的脂肪是不同的，缺乏不同成分巧克力的对照；共5名患者参加了研究（受试者太少），正常受试者每天食用特殊巧克力棒1个月；还有整个研究的时间过短（共6周）。现在我们知道，饮食需要更长时间来形成粉刺。这项研究在大众媒体上导致了30年的错误认识，即饮食不会导致痤疮。甚至许多皮肤科医生毫不犹豫地接受了这个错误认识，尽管该研究结果广受批评。

事实上，巧克力对痤疮的影响仍然存在。迈阿密大学的一个研究小组重新研究了这个问题[20]。他们注意避免在巧克力中添加乳制品，受试者中出现了痤疮的毛囊性丘疹，并且发现巧克力与这种皮疹成正相关。出现痤疮样皮疹是由于粉刺的发展导致的。需要进一步研究证实的是，巧克力是否诱发了可能存在的亚临床痤疮。

5.3.3 酪蛋白和乳清蛋白

大约7年前，我治疗了5名平均年龄在40岁作用的男性痤疮患者，他们因身体健康不佳经常去健身房锻炼身体。

除了锻炼和一般饮食指导外，这些人还被推荐服用"蛋白粉"。我让他们停止所有含酪蛋白和乳清蛋

白的膳食补充剂：即健美蛋白粉补充剂（图5.2）以及"即食早餐"和小吃。

在印度的一次学术会议上，有一位娇小的皮肤科女医生向我提出蛋白粉是否与痤疮相关的问题。她提到"我曾见过几个长粉刺的年轻人常去健身房，并被推荐服用蛋白质补充剂"，她想知道蛋白质食物中是否含有导致粉刺的成分，我很高兴地支持她观察到的现象。在世界的另一端，听到这样的独立见解，真让人兴奋。随后，有报道发现，乳清蛋白在5名青少年运动员中引起中度至重度的痤疮发作[21]。

我们需要避免食用这些激素"兴奋剂"。然而，截至2012年7月，美国食品和药物管理局（Food and Drug Administration，FDA）从未调查过乳制品中的激素，并且没有这样的调查计划[22]。

我们现在知道，摄入乳清蛋白能够刺激胰岛素升高，而摄入酪蛋白会刺激 IGF-1 的升高[23]，这两种乳制品成分是对雄激素受体的双重刺激[24]，Melnik 尤其强调这一点（见第2.9节）。

5.4 光损伤、糖化、痤疮和老化过程

如第1.2节所述，玫瑰痤疮的发病机制与 Favre Racouchot 综合征[*]类似，基于阳光对缠绕在 FPSU 周围的以胶原为基础的支撑结构的破坏。糖化过程可促成玫瑰痤疮中胶原蛋白的光损伤。同样，会破坏反常性痤疮/化脓性汗腺炎（AI/HS）患者毛囊的支撑结构。

这是怎么回事呢？糖化是葡萄糖分子对胶原纤维的交联作用。这种交联是一种在阳光照射部位紫外线增强的过程，阻止结构胶原的正常再生和修复[25]。糖化对支撑结构的破坏是长期的，尤其是在代谢综合征、胰岛素抵抗和高血糖人群中。高血糖会引起皮肤中葡萄糖水平升高。而糖-糖化的原材料，在我们现代社会很容易得到。加上阳光照射，就会导致以上结果。这说明了痤疮与代谢综合征的密切关联。

---

[*]译者注：又称日光弹力纤维综合征。

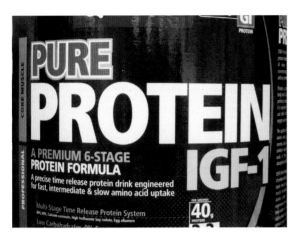
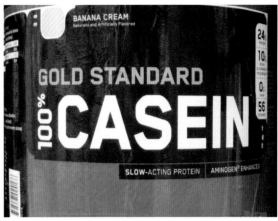
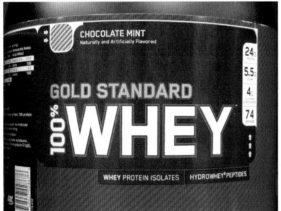

图 5.2　4 种蛋白粉选择 1 种还可以接受，鸡蛋蛋白不错！

5.5 吸烟和尼古丁

有新的证据表明，尼古丁对两种类型的痤疮有影响。流行病学研究发现吸烟和青春期后痤疮之间存在关联[26]，可能是由于尼古丁能够激活非神经元乙酰胆碱受体，导致毛囊漏斗部角化增加。Hana 的研究指出，"提示非神经元胆碱能系统在 HS（反常性痤疮）发病中，通过促进漏斗部上皮增生并引起毛囊堵塞的机制"[27]。基于伦理学的原因，向以前不吸烟的 AI/HS 基因携带者引入吸烟或尼古丁的研究是无法进行的！基于相关研究，回避尼古丁成为 AI/HS 治疗的重要组成部分。但 AI/HS 患者很难接受建议而停止吸烟或尼古丁。他们无法接受口香糖替代法戒烟。为这些患者提供诊疗服务极具挑战性。

（刘光金 译，丛林 审校）

参考文献
References

1.　Geusau A, Tschachler E, Meixner M, Papke O, Stingl G, McLachlan M. Cutaneous elimination of 2,3,7,8-tetrachlorodibenzo-p-dioxin. Br J Dermatol 2001 Dec;145(6):938–43.

2.　Litt J. Drug eruption reference manual. 17th ed. London: Informa Healthcare USA; 2012.

3.　Bachet JB, Peuvrel L, Bachmeyer C, Reguiai Z, Gourraud PA, Bouche O, et al. Folliculitis induced by 3.0.4.53.0.4.5R inhibitors, preventive and curative efficacy of tetracyclines in the management and incidence rates according to the type of EGFR inhibitor administered: a systematic literature review. Oncologist 2012;17(4):555–68.

4. Gerber PA, Meller S, Eames T, Buhren BA, Schrumpf H, Hetzer S, et al. Management of EGFR-inhibitor associated rash: a retrospective study in 49 patients. Eur J Med Res 2012 Jan 30;17(1):4.

5. Attardi BJ, Hild SA, Koduri S, Pham T, Pessaint L, Engbring J, et al. The potent synthetic androgens, dimethandrolone (7alpha,11beta-dimethyl-19-nortestosterone) and 11beta-methyl-19-nortestosterone, do not require 5alpha-reduction to exert their maximal androgenic effects. J Steroid Biochem Mol Biol 2010 Oct;122(4):212–8.

6. Schettler T, Solomon G, Valenti M, Huddle A. Generations at risk: reproductive health and the environment. Cambridge, MA: MIT Press; 1999.

7. Cai K, Elliott CT, Phillips DH, Scippo ML, Muller M, Connolly L. Treatment of estrogens and androgens in dairy wastewater by a constructed wetland system. Water Res 2012 May 1;46(7):2333–43.

8. Thomas KV, Hurst MR, Matthiessen P, McHugh M, Smith A, Waldock MJ. An assessment of in vitro androgenic activity and the identification of environmental androgens in United Kingdom estuaries. Environ Toxicol Chem 2002 Jul;21(7):1456–61.

9. Steiner P. Okinawa and its people. Sci Mon 1947 Mar;64(3):233.

10. Robinson H. The acne problem. South Med J 1949 Dec;42(12):1050–60.

11. Fisher JK. Acne vulgaris; a study of one thousand cases [Internet]. JK Fisher; 2006 [cited 2014 Aug 21]. Available from: http://www.acnemilk.com/fisher_s_original_paper

12. Schaefer O. Pre- and post-natal growth acceleration and increased sugar consumption in Canadian Eskimos. Can Med Assoc J 1970 Nov 7;103(10):1059–68.

13. Bendiner E. Disastrous tradeoff: Eskimo health for white civilization. Hospital Practice 1974;9:156–89.

14. Anderson PC. Foods as the cause of acne. Am Fam Physician 1971 Mar;3(3):102–3.

15. Bechelli LM, Haddad N, Pimenta WP, Pagnano PM, Melchior E Jr, Fregnan RC, et al. Epidemiological survey of skin diseases in schoolchildren living in the Purus Valley (Acre State, Amazonia, Brazil). Dermatologica 1981;163(1):78–93.

16. Cordain L, Lindeberg S, Hurtado M, Hill K, Eaton SB, Brand-Miller J. Acne vulgaris: a disease of Western civilization. Arch Dermatol 2002 Dec; 138(12):1584–90.

17. Gaul L, Underwood G. Oral iodine therapy in acne vulgaris; failure of iodine, or the equivalent of iodized salt, to produce pustular exacerbations. Arch Derm Syphilol 1948 Oct;58(4):439–43.

18. Danby FW. Acne and iodine: reply. J Am Acad Dermatol 2007 Jan;56(1):164–5.

19. Fulton JE, Jr., Plewig G, Kligman AM. Effect of chocolate on acne vulgaris. JAMA 1969 Dec 15; 210(11):2071–4.

20. Block SG, Valins WE, Caperton CV, Viera MH, Amini S, Berman B. Exacerbation of facial acne vulgaris after consuming pure chocolate. J Am Acad Dermatol 2011 Oct;65(4):e114–15.

21. Silverberg NB. Whey protein precipitating moderate to severe acne flares in 5 teenaged athletes. Cutis 2012 Aug;90(2):70–2.

22. Yeung A. FDA measurement of hormone concentrations in milk and milk products [personal communication]. Communication to F.W. Danby, 2012 Jul 2.

23. Hoppe C, Molgaard C, Dalum C, Vaag A, Michaelsen KF. Differential effects of casein versus whey on fasting plasma levels of insulin, IGF-1 and IGF-1/IGFBP-3: results from a randomized 7-day supplementation study in prepubertal boys. Eur J Clin Nutr 2009 Sep;63(9):1076–83.

24. Melnik BC, Schmitz G. Role of insulin, insulin-like growth factor-1, hyperglycaemic food and milk consumption in the pathogenesis of acne vulgaris. Exp Dermatol 2009 Oct;18(10):833–41.

25. Danby FW. Nutrition and aging skin: sugar and glycation. Clin Dermatol 2010 Jul;28(4):409–11.

26. Capitanio B, Sinagra JL, Bordignon V, Cordiali FP, Picardo M, Zouboulis CC. Underestimated clinical features of postadolescent acne. J Am Acad Dermatol 2010 Nov;63(5):782–8.

27. Hana A, Booken D, Henrich C, Gratchev A, Maas-Szabowski N, Goerdt S, et al. Functional significance of non-neuronal acetylcholine in skin epithelia. Life Sci 2007 May 30;80(24–25):2214–20.

Chapter 6

毛囊菌群、微生物群和内生毛发

部分外来物质可引起痤疮炎症反应。外来物质是指任何不应该出现在真皮层中的物质，真皮层是表皮层下的结构。基底膜在表皮下水平延伸，表皮突深入皮下，包裹表皮附属器，从汗腺到发根。表皮突沿着毛囊皮脂腺单位（folliculopilosebaceous unit，FPSU）分布，就像为手指戴上塑料手套。表皮突将表皮固定在真皮上，是一种半渗透性屏障，允许有限的水、化学物质和细胞进出表皮和附属器（见图 2.7）。

缺氧诱导因子 1（hypoxia-inducible factor 1，HIF-1）是发生痤疮的可能原因之一。HIF-1 可诱导"表皮角质形成细胞的过度增殖和不完全分化"[1]。它也是"细胞适应低氧压力的主要调节器"，并且"在角质形成细胞产生细胞因子和中性粒细胞向皮肤募集中起重要作用"[2]。它可刺激角质形成细胞过度生长而爆裂，并招募炎性细胞迁移到表皮附近以应对缺氧压力。

一旦屏障被打破，位于 FPSU 导管中的外来物质就会被人体的免疫系统"识别"。免疫细胞可以通过基底膜的裂隙进入毛囊管或者导管内的物质泄漏到管外。无论哪种方式，免疫系统都会识别异物，这是触发炎症的第一步。当免疫反应继续进行时，导管更容易渗漏和破裂，导管中大量的物质会进入真皮。在真皮中，它们触发了先天性免疫系统和适应性免疫系统的重度炎症反应。

所有外来物质被堵在了导致炎症的导管里，要想使炎症减轻并清除痤疮，必须针对性地消除这些因素。

6.1 痤疮丙酸杆菌

痤疮杆菌（Propionibacterium acnes，*P. acnes*）或者叫"痤疮芽孢杆菌"，由 Gilchrist 于 1900 年首先描述，并于 1909 年重新命名为痤疮棒状杆菌，后来改称痤疮丙酸杆菌（*P. acnes*）。丙酸杆菌家族有 22 个成员，但痤疮丙酸杆菌（包含几个菌株）是导致痤疮的唯一重要的菌种。它一直是皮肤科医生试图清除的病原体。但是，仅仅应用抗生素对付痤疮丙酸杆菌通常是不能清除痤疮的。这提示我们，还有其他因素参与了痤疮的发生。更多内容见下文。

6.1.1 痤疮丙酸杆菌的正常作用

虽然普遍认为痤疮丙酸杆菌是皮肤上的一种正常的共生菌，但无法解释它的全部作用。最近，Bek-Thomsen 的研究表明，痤疮丙酸杆菌似乎独占了FPSU。他的研究表明没有其他微生物可以有这样的作用[3]。此外，有人认为，这种相对无害的微生物实际上是 FPSU 完整性的温和守护者[4]。那么，究竟是如何发挥这种保护作用的呢？

想象一下，*P. acne* 安静地待在毛囊里。它是一种兼性厌氧菌，这意味着它可以在低氧（或无氧）的环境中生存和繁殖。正常情况下，毛囊供氧充足，所以*P. acne* 只是"待在原地"。如果导管受到轻微伤害，例如划伤或擦伤，*P. acne* 可能会从导管漏出。在更少见的情况下，携带 Toll 样受体 2（toll-like receptor 2，TLR2）的游动树突状细胞可能进入导管腔。如果这种接触是在 *P. acne* 和先天性免疫系统之间进行的，那么炎症级联反应就会发挥作用，通常会启动损伤修复。这种轻度的"炎症"实际上是为了让导管的物理结构恢复正常。我们努力抑制的炎症反应并非只具有"破坏性"——它的修复功能通常被忽略，我们使用的许多药物实际上会影响这种功能。例如，外用激素会导致手部湿疹患者的皮肤变薄，这种变薄需要数月才能修复。

先天性免疫系统被激活后，很快完成修复，一切恢复正常。*P. acne* 实现了免疫哨兵的作用。只有当病情严重时（例如反常性痤疮的导管堵塞，导管壁变软）时，才会出现破坏性的炎症反应，导致永久性的损害。

6.1.2 痤疮丙酸杆菌的致病作用

我们更熟悉的是 *P. acne* 作为一种病原体导致痤疮，所以我们要杀灭它。在过去的 60 年中，我们使用了各种抗生素，包括四环素、红霉素、多西环素、米诺环素、赖甲环素、阿奇霉素、磺胺类药物、克林霉素、克拉霉素、氨苄西林、阿莫西林、环丙沙星，甚至利福平。我们发现了对抗生素耐药的寻常痤疮。如果加上玫瑰痤疮，那么甲硝唑、新霉素、夫西地酸、莫匹罗星、壬二酸和西罗莫司都经常使用。治疗反常性痤疮 / 化脓性汗腺炎（AI/HS）时，药物向"核选择性"升级，包括长期系统性给予利福平、莫西沙星和甲硝唑[5]。这些药物足以杀灭任何细菌，但使用这三种抗生素的 28 名 HS/AI 患者中只有 16 人完成了长达 12 个月的治疗。

为什么 *P. acne* 会从 一种温和的共生菌变成能破坏我们的面部、背部，甚至影响情绪的"病原体"？为什么最强效的抗生素治疗不起作用？可能有四个与 *P. acne* 有关的因素在起作用，其中一个被完全忽视了。

第一，*P. acne* 只能在厌氧或低氧环境中起作用。那么，为什么会在健康的青少年面部出现缺氧环境？充满生机和活力的年轻人，血液循环良好，并提供足够的营养，维持和修复所有正常代谢过程。可能的原因是，如第 2.9 节详细描述的，增加的胰岛素样生长因子 1（insulin-like growth factor 1，IGF-1）和增加的胰岛素及外源性雄激素，加上内源性激素和内源性青春期 IGF-1 过度刺激毛囊导管角质形成细胞。发生毛囊堵塞，毛囊内部的压力会影响营养物质（尤其是氧气）的供应。营养物质的缺乏会干扰角质形成细胞内的正常代谢过程，出现的缺氧为 *P. acne* 提供了繁殖的场所。皮脂代谢形成的脂肪酸对厌氧菌有营养作用，使 *P. acne* 大量繁殖，以至于菌落大到足以在显微镜下看到。当压力过大导致毛囊渗漏或破裂时，*P. acne* 的数量成倍增加，对先天性免疫系统产生强烈刺激。这就是寻常痤疮暴发的原因。

第二，*P. acne* 的基因组能够支持大量的功能。当它安静地待在导管中时，由它的基因组产生的酶的作用并不明显。但在拥挤和被压缩的导管内提供了缺氧条件，使 *P. acne* "起死回生"，并且可以选择性地表达致病基因。这表现为 *P. acne* 向完全活跃的生殖表型的转变，由厌氧或低氧环境触发[6]。包括与毒力相关的和适合生长的基因编码，如转运系统和代谢途径以及可能的毒力因子编码，如皮肤硫酸盐黏附素、多不饱和脂肪酸异构酶、铁获取蛋白 HtaA 和脂肪酶 GehA。有研究者认为，不同的 *P. acne* 菌株的致病力不仅由其特定的基因组决定，也与基因表达变异有关[6]。

第三，这种混乱的情况并非完全是 *P. acne* 造成的。虽然 *P. acne* 的基因组具有相当大的破坏能力，也与被大量释放到基底膜之外的真皮和皮下的物质相互反应。这些物质既是先天性免疫系统的直接刺激因子，也是免疫系统的抗原，反应较慢但很有效的适应性免疫反应需要识别它们、与它们发生反应，并最终清除这些有害的抗原。

第四，刺激免疫系统源于对一系列共同抗原的识别。导管内其他的微生物被莫名其妙地忽略了，而且试图根除 *P. acne* 时却增加了另一个致病者——马拉色菌（一种酵母菌）。

6.2 马拉色菌种

马拉色酵母于 1874 年由 Louis-Charles Malassez 首次鉴定，并于 1904 年被 Sabouraud 命名为酵母 - 秕糠马拉癣菌（*Pityrosporum malassez*）。直到 1988 年，分类学家才采用马拉色菌属作为属名，并将卵圆形和圆形的并称为糠秕马拉色菌（*Malassezia furfur*）。现在有 14 种特征性种属：

糠秕马拉色菌（*M. furfur*）

厚皮马拉色菌（*M. pachydermatis*）

轴马拉色菌（*M. sympodialis*）

球型马拉色菌（*M. globosa*）

钝型马拉色菌（*M. obtusa*）

限制性马色拉菌（*M. restricta*）

斯洛菲马拉色菌（*M. slooffiae*）

皮肤马拉色菌（*M. dermatis*）

日本马拉色菌（*M. japonica*）

大和马拉色菌（*M. yamatoensis*）

纳娜马拉色菌（*M. nana*）

羊马拉色菌（*M. caprae*）

马马拉色菌（*M. equina*）

兔马拉色菌（*M. cuniculi*）[7]

它们广泛存在于人类以外的分泌皮脂的动物中。具体的动物种类、特定的酵母菌种类、它们引起的疾病，甚至它们与人类的迁徙之间的关系都在研究之中，但球形马拉色菌可能是头皮屑的主要来源。

马拉色菌需要有特定的脂质才能繁殖，它具有明显的亲脂性。事实上，它的繁殖需要大量碳链长度大于10（C12～C24）的长链脂肪酸，只有向培养基中加入长链脂肪酸才能使马拉色菌繁殖并获得阳性培养物。通常需要向沙氏培养基内加入橄榄油（见图1.8）。

在免疫功能低下患者中报道了几种罕见的马拉色菌感染。马拉色菌导致的主要临床疾病为花斑糠疹（图6.1和图6.2）和马拉色菌毛囊炎（图6.3～图6.7），也可在特应性皮炎（特别是头部和颈部，图6.8和图6.9）见到马拉色菌感染所致的丘疹脓疱性皮损[8]。马拉色菌也发现与银屑病（特别是在头皮中，图6.10和图6.11）[9]和脂溢性皮炎[9]有关。皮肤科医生普遍认为痤疮的发生与马拉色菌感染无关。

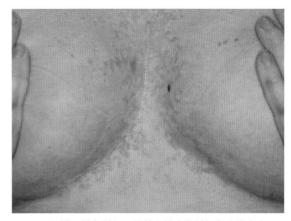

图6.2　活性马拉色菌诱导的花斑糠疹的粉红色炎性皮疹

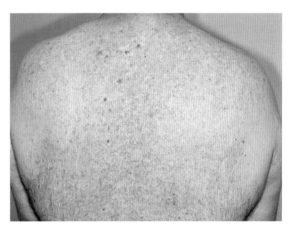

图6.3　一旦毛孔中的马拉色菌被免疫系统识别，就会出现毛囊炎

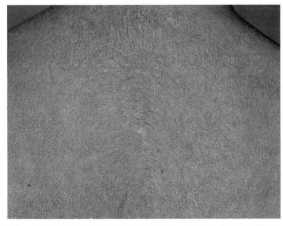

图6.1　生长在皮肤表面的马拉色菌，最初免疫系统是无法识别的，无论是在皮肤表面还是在毛孔中。一旦被识别，这种感染就会变得很痒，皮疹可能成淡粉色或红色

图6.4　发疹最活跃的部位是背部中央，那里的皮脂腺活动度最高

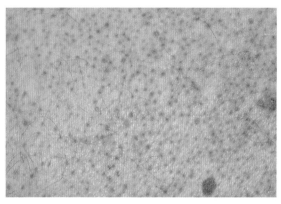

图 6.5 注意毛囊性丘疹之间的皮肤是完全正常的，没有鳞屑、干性湿疹及特应性或接触性皮炎

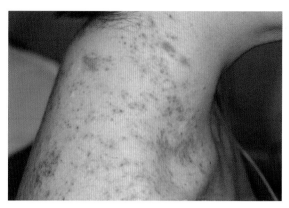

图 6.8 典型的右肩和锁骨上的毛囊性丘疹往往被忽视或误诊为细菌性感染，使用抗生素使病情变得更糟

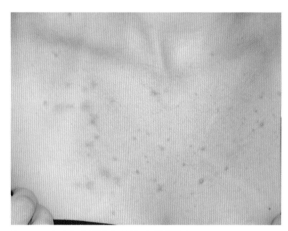

图 6.6 中央和外侧胸部上的毛囊性脓疱

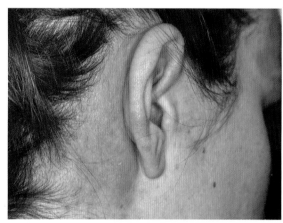

图 6.9 与图 6.8 为同一患者。特应性皮炎的病史，加上颈部和前额的毛囊性小丘疹，再加上头皮没有银屑病症状，提示两种病情同时存在。"口服抗生素和外用激素类洗剂和乳膏"治疗失败印证了诊断

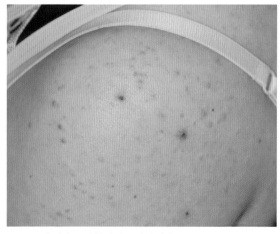

图 6.7 左肩有毛囊性脓疱，瘙痒伴有早期的脱屑

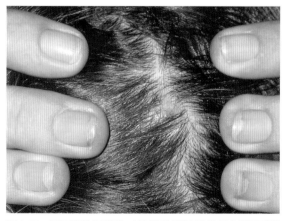

图 6.10 银屑病的甲剥离，瘙痒和对酮康唑的反应提示对创伤和微生物刺激的同形反应

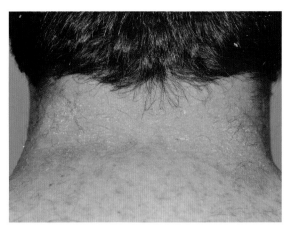

图 6.11　银屑病在颈后往下扩散，上背部有毛囊性丘疹和毛囊性脓疱

6.2.1 正常作用

到目前为止，还没有发现马拉色菌在生理上有重要作用。球型马拉色菌使用 8 种不同类型的脂肪酶以及 3 种磷脂酶来分解头皮上的油脂[11]。这种重要的病原体可能已经具有了适应能力，它在皮肤上遇到各种类型的脂质，都能确保自己在皮肤上生长。更重要的是关于痤疮的发病，这些脂肪酶和磷脂酶进入由痤疮丙酸杆菌在毛囊管中产生的物质，使由皮脂分解产生的脂肪酸增多，从而加重对导管的刺激。人们推测，这些脂肪酶产生的脂肪酸可能会影响含脂质管壁的完整性，是否会出现这种情况还有待研究。

6.2.2 免疫原性

在过去的 20 年里，人们发现马拉色菌的几个组分具有诱导免疫球蛋白 E 的能力并对其进行了测序，临床经验证实这种酵母菌会导致严重瘙痒。瘙痒是特应性皮炎最棘手的症状之一，它也是脂溢性皮炎、头皮皮脂溢出、花斑糠疹和马拉色菌毛囊炎的症状。经过治疗症状可以缓解，但需要坚持。正如 Faergemann 指出的，每月 1 次口服 400mg 酮康唑是有效的[12]。

6.2.3 致痒性

大约 25% 的玫瑰痤疮和相同比例的寻常痤疮会出现瘙痒，尤其在面部[13]。是什么导致了这种难以忍受的瘙痒？我认为少女人工痤疮（l'acné excoriée des jeunes filles）（第 3.4.6 节）可能与痤疮患者对定植的

马拉色菌过敏有关。事实上，大多数痤疮患者会无意识地（或有意识地）搔抓患处，可能是注意力被吸引到瘙痒的患处。如果询问病史，是否曾经有外阴阴道酵母菌感染，多数患者感染过这种酵母菌。我认为早期感染过的念珠菌（一种更常见的酵母菌）是一种"致敏剂"，使患者的免疫系统识别出马拉色菌侵入了寻常痤疮和玫瑰痤疮的毛囊，从而导致瘙痒。

6.2.4 马拉色菌在痤疮中的作用

1988 年，Leeming，Holland 和 Cunliffe 发表了一篇我认为最重要却被忽视的论文《炎性痤疮病变的微生物定植》[14]。Cunliffe 这个名字被错误拼写为"Cuncliffe"可能导致了文献检索的遗漏。或者是没有人认为这是一项开创性的研究？不管是什么原因，这篇论文被忽视了。

该研究简明扼要。对患者的上背部 1 天大、3 天大的丘疹进行穿刺活检（3mm），对其进行显微检查和培养。对 3 天大痤疮丘疹的活检显示，马拉色菌的定植率为 68%。"所有患者均未接受过至少 4 周的抗菌治疗"[14]。

除了 68% 的马拉色菌定植外，"痤疮丙酸杆菌仅在 71% 的丘疹中构成定植菌群，在 20% 的丘疹中完全找不到"[14]。对这种情况有两种解释：第一，之前可能使用过抗生素来选择性杀灭毛孔中 20% 的痤疮丙酸杆菌；第二，需要重新评估痤疮丙酸杆菌是不是产生痤疮丘疹的必要条件。正如作者所说，"由于分离到没有被微生物定植的单个痤疮丘疹，这与认为寻常痤疮总是由痤疮丙酸杆菌引起的假说不一致"[14]。可见，无菌的毛囊确实可以产生非炎性和炎性丘疹。值得注意的是，这支持无氧 / 缺氧 / HIF-1 假说（第 7.3节），痤疮丙酸杆菌在痤疮发病中的作用也受到了质疑。

可能是因为激素过度刺激使肿胀的毛囊泄漏并释放毛囊内物质（例如在反常性痤疮发现的角蛋白碎片）进入邻近组织，从而导致炎症？有作者提出了这种可能性，"其他粉刺成分，如蛋白质和脂质，也可能是潜在的炎症诱发者"[14]。本章将进一步探讨这种可能性。

马拉色菌引起的玫瑰痤疮在文献中被忽略了，但我1 个月就会诊治两三个与马拉色菌有关的玫瑰痤疮患者。

没有证据表明马拉色菌在反常性痤疮中起作用。

可能是由于皮脂腺被破坏（见图3.2）而缺乏皮脂使马拉色菌无法生长。

6.3 金黄色葡萄球菌、链球菌和革兰氏阴性菌

我们生活在微生物的海洋中。如果对与我们共生的细菌和环境微生物（现在称为微生物群组）进行排查，会发现有成百上千的微生物物种生活在我们的环境中[15]。

6.4 蠕形螨

与细菌和酵母菌共生的，有一种适应性很强的小孔螨，叫做毛囊蠕形螨。它们是疥疮的近亲，可使你感到重度瘙痒。蠕形螨通常晚上出来活动，早上醒来的时候皮肤上可能会有你不知道的划痕。虽然蠕形螨是导致玫瑰痤疮的主要因素，同时也可能与寻常痤疮有关，但它在IIS/AI中没有作用。紧密的漏斗端部和皮脂的缺乏限制了蠕形螨的作用。

蠕形螨通常生活在毛孔下面，白天以皮脂为食。雄性晚上从毛孔里出来，在皮肤上游荡寻找伴侣，在你醒来后将它们洗掉之前回到毛孔。在一个毛孔中可能存在不同发育阶段的蠕形螨，从卵到幼虫，从幼体到成虫。只有对螨虫过敏时才会出现症状，会引起红斑、肿胀、瘙痒，包括微小的、容易破裂的脓疱（图6.12）。这是最容易检查到蠕形螨的部位，无论是活的蠕形螨，还是治疗后死亡的蠕形螨。幸运的是，有杀灭蠕形螨的方法（第8.5.3节）。

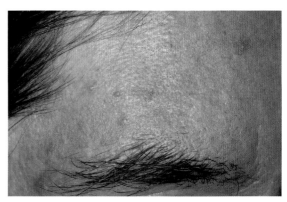

图 6.12 每次看诊时都要思考两个问题，"脓疱里有没有蠕形螨？"和"怎么除掉它们？"

小贴士：查找蠕形螨

查找蠕形螨并不难，但很难找到一个没有破裂的完整脓疱。我更喜欢使用显微镜的玻璃盖玻片的一角作为脓疱破碎器和取样材料（图6.13）。如果你用的是手术刀片，成本会更高，你想在显微镜下观察的有价值的东西会粘在刀片上，而且盖玻片是肯定会用到的。那些从皮下位置查找疥螨的人都知道螨虫会因为未知的原因而粘在不锈钢上。盖玻片因其易碎需要轻柔地握持，并且以45°角用盖玻片的一角打开脓疱。把脓液和其他物质收集在一起。再将其转移到显微镜的标准玻璃载玻片上，只需将盖玻片角的两边擦到载玻片中心即可。之后将盖玻片置于样品区域，滴1滴或2滴10%氢氧化钾（KOH）于盖玻片的边缘。

KOH通过盖玻片下的毛细管作用移动，可以立即检查载玻片。

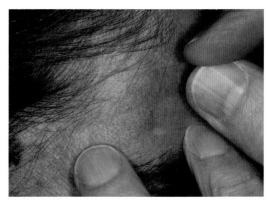

图 6.13 使用显微镜盖玻片对脓疱内容物进行取样

这种螨虫在通常用于 KOH 检查的低光照条件下具有独特性，易被检测到。可以看到各种各样的形式，例如，蠕形螨幼虫（图 6.14）和蜕皮蠕形螨（图 6.15）。玻片的其余部分通常只显示脓疱碎片。

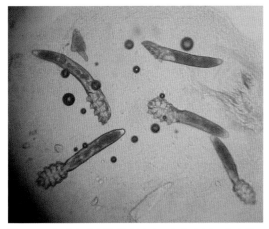

图 6.14　各发育阶段的单个脓疱。左上方是一个小的冠状新生幼虫

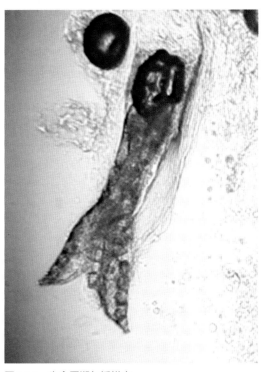

图 6.15　生命周期包括蜕皮

小贴士：内生毛发

处理内生毛发最好的方法是将内生毛发的一端从皮肤下面的固定位置翻转过来，与此同时，它仍然附着在上面。这样，皮肤上多余的毛发就可以被整齐地剪短，毛囊就可以用毛发作为支架，围绕毛发重新生长。如果在胡须部位，几天后剃须是安全的。要避免拔毛，如果毛囊受损，新的毛发可能永远长不出来了。

6.5 内生毛发

几乎每个人都曾长过向内生长的毛发。它们会很烦人、细长、很痛；如果继发感染，皮肤下面会有细菌，而不仅仅是毛发。治疗很简单（见小贴士：内生

毛发）。

毛发一旦长出来，一切都恢复正常，无须使用抗生素。这种情况主要见于长的毛发，而我们的 FPSU 生长的微小的"绒毛"会怎样呢？它们会堵塞在毛孔里，被包裹在导管的角质形成细胞中吗？而且这些小家伙也会引起炎症，常见于玫瑰痤疮的浅表毛囊脓疱中。有时，当我用显微玻片技术来检查蠕形螨时，我发现毛孔里只有一根细小的毛发。没有蠕形螨，只有毛发（图 6.16）。我们可以使用温和的粉刺溶解剂来预防在毛孔中形成微小角栓，更多细节请参见第8.4.1.1 节。至于 HS/AI，在表皮脱失的 HS/AI 病灶中偶见内生毛发，在藏毛囊肿*中更常见。

总之，炎性痤疮是对包含在毛囊内的物质（毛囊菌群、微生物群和内生毛发）产生免疫反应的结果。这些物质从破裂的导管释放到真皮，最终被巨噬细胞和异物反应所清除，最终在清除异物后愈合，但也可

---

*译者注：是在骶尾部的一种慢性窦道或囊肿，内藏毛发是其特征。

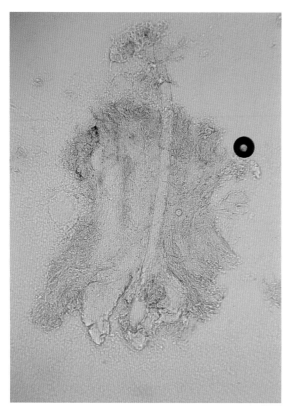

图 6.16 这个毳毛和它周围的角栓是这个脓疱中唯 的异物

能产生痤疮特征性的窦道和瘢痕。

（丛林 译，尹志强 审校）

参考文献
References

1. Kim SH, Kim S, Choi HI, Choi YJ, Lee YS, Sohn KC, *et al.* Callus formation is associated with hyperproliferation and incomplete differentiation of keratinocytes, and increased expression of adhesion molecules. Br J Dermatol 2010 Sep;163(3):495–501.

2. Leire E, Olson J, Isaacs H, Nizet V, Hollands A. Role of hypoxia inducible factor-1 in keratinocyte inflammatory response and neutrophil recruitment. J Inflamm (Lond) 2013;10(1):28.

3. Bek-Thomsen M, Lomholt HB, Kilian M. Acne is not associated with yet-uncultured bacteria. J Clin Microbiol 2008 Oct;46(10):3355–60.

4. Naik S, Bouladoux N, Wilhelm C, Molloy MJ, Salcedo R, Kastenmuller W, *et al.* Compartmentalized control of skin immunity by resident commensals. Science 2012 Aug 31;337(6098):1115–9.

5. Join-Lambert O, Coignard H, Jais JP, Guet-Revillet H, Poiree S, Fraitag S, *et al.* Efficacy of rifampin-moxifloxacin-metronidazole combination therapy in hidradenitis suppurativa. Dermatology 2011 Feb;222(1):49–58.

6. Brzuszkiewicz E, Weiner J, Wollherr A, Thurmer A, Hupeden J, Lomholt HB, *et al.* Comparative genomics and transcriptomics of *Propionibacterium acnes.* PLoS One 2011;6(6):e21581.

7. Gaitanis G, Magiatis P, Hantschke M, Bassukas ID, Velegraki A. The *Malassezia* genus in skin and systemic diseases. Clin Microbiol Rev 2012 Jan; 25(1):106–41.

8. Zhang E, Tanaka T, Tajima M, Tsuboi R, Kato H, Nishikawa A, *et al.* Anti-*Malassezia*-specific IgE antibodies production in Japanese patients with head and neck atopic dermatitis: relationship between the level of specific IgE antibody and the colonization frequency of cutaneous *Malassezia* species and clinical severity. J Allergy (Cairo) 2011;2011:645670.

9. Schwartz JR, Messenger AG, Tosti A, Todd G, Hordinsky M, Hay RJ, *et al.* A comprehensive pathophysiology of dandruff and seborrheic dermatitis—towards a more precise definition of scalp health. Acta Derm Venereol 2013 Mar 27;93(2):131–7.

10. Hu G, Wei YP, Feng J. *Malassezia* infection: is there any chance or necessity in refractory acne? Chin Med J (Engl) 2010 Mar 5;123(5):628–32.

11. Juntachai W, Oura T, Murayama SY, Kajiwara S. The lipolytic enzymes activities of *Malassezia* species. Med Mycol 2009;47(5):477–84.

12. Faergemann J. Pityriasis versicolor. Semin Dermatol 1993 Dec;12(4):276–9.

13. Emerson R. Incidence of itch in acne vulgaris and acne rosacea [personal communication]. Communication to F.W. Danby, 2011 Jul 5.

14. Leeming JP, Holland KT, Cunliffe WJ. The microbial colonization of inflamed acne vulgaris lesions. Br J Dermatol 1988 Feb;118(2):203–8.

15. Chen YE, Tsao H. The skin microbiome: current perspectives and future challenges. J Am Acad Dermatol 2013 Jul;69(1):14355.

Chapter 7

炎症反应

痤疮有非炎症性损害和炎症性损害之分。痤疮早期形成阶段的粉刺（毛孔堵塞），不管是白头还是黑头，都没有炎症反应。在免疫系统发现问题之前，不会出现炎症反应。从那一刻起，直到一切恢复正常，痤疮的炎症反应贯穿始终，即使炎症反应很轻微。

人体有两种截然不同的免疫类型，一种是在出生时就存在的（固有免疫或天生免疫），另一种是为了适应新的威胁而获得新反应的系统（适应性免疫或获得性免疫）。本篇主要讨论了固有免疫和适应性免疫反应对痤疮的影响。

7.1 固有免疫

固有免疫系统是我们人体第一道免疫防线。它是在我们的进化过程中发展起来的，那时，我们的原始祖先的身体需要学会清除或摆脱任何能很快穿透他们"皮肤"的东西，否则他们就会死去。固有免疫系统经过数百万年的发展，能够对各种不同的外来物质和威胁做出反应，从水母到碎片，从内生毛发到病毒。

这是我们与生俱来的防御系统，这意味着它可以立即开始工作。我们的固有免疫系统反应很快，因为皮肤下面有数百万个"岗哨"。它们不断地对任何陌生的"外来"物质保持警惕，并能立即做出反应，释放出一连串的化学信使，这些信使要么能立即做出反应，要么寻求额外帮助。固有免疫系统"岗哨"的核心成员是 Toll 样受体（toll-like receptors，TLR）。我们人体有 13 种 Toll 样受体，每种 Toll 样受体能对特定的刺激做出反应。有些 Toll 样受体非常特殊，只对一种刺激发生反应。其他 Toll 样受体可以对一种以上刺激作出反应，有时候两种或更多的 Toll 样受体对同

一种刺激发生反应。这种联合作用是复杂的，超出了我们的讨论范围，但是有一些普遍规律可以解释。TLR1 和 TLR2 可以识别细菌脂蛋白（由细菌细胞壁构成）。真菌壁物质（如马拉色菌）会触发 TLR2 和 TLR6，但 TLR2 和 TLR6 也会被细菌脂蛋白（痤疮丙酸杆菌）激活。一些病毒物质激活 TLR4，而其他病毒物质则能激活 TLR7、TLR8、TLR9，但 TLR9 也可以引发对细菌物质的反应[1]。关于痤疮的试验研究已明确证实了 TLR2 和 TLR4 都可以被痤疮丙酸杆菌激活，而 TLR2 也可以被马拉色菌激活[2]。

一旦 Toll 样受体发现了它认为的威胁，就能触发危险警报，接着产生一系列级联反应。一般来说，这样的反应通常会产生两种信使，细胞因子（细胞搬运工）和趋化因子（化学搬运工）。细胞因子向细胞发送信息，如白细胞（多形核白细胞），来帮助清除入侵者。这与适应性免疫系统有交叉（见第 7.2 节），因为一些细胞因子需要淋巴细胞的帮助，而其他细胞因子则涉及更复杂的细胞组合。

趋化因子引起一系列化学反应，从简单的释放组胺到复杂的化学级联反应。作为一个进化了数百万年、协调性很好的系统，固有免疫系统能够很好地识别、分离、中和、消除外来异物。如果人体需要更多对抗外界有害物质的武器，它有能力寻求进一步的帮助：人体已经进化出了适应任何新威胁的能力，但固有免疫系统还没有进化出对于这些威胁的即时反应能力。

7.2 适应性（获得性）免疫

第二种类型的免疫系统是适应性免疫系统，因为

需要去学会适应。"获得性免疫"是一个旧称，意思是一样的。获得性免疫反应是人体为适应新的环境而获得的，它需要学习如何和入侵者战斗。适应性免疫需要监视新的入侵者，把它们其中的一小部分带到局部淋巴结是其发挥作用的机制。淋巴结是发炎和肿胀的腺体，就像你喉咙痛时下巴和脖子下面的淋巴结会发炎、肿胀那样。你的身体散布着大量这样的淋巴结，它们静静地等待着适应性免疫系统呼唤它们来对付入侵者。

每个淋巴结都有两种可能的方法来应对这些被称为抗原的、微观的、分子大小的异物。

淋巴结可以形成一种抗体，它是一种特定的蛋白，循环运行于我们的血液当中，可以发现并与入侵者（比如病毒）匹配并清除它，也可以训练某些特定类型的淋巴细胞来识别、杀死或固定入侵者。这需要时间，有时只需要几天，但如果免疫系统以前从未"见到"过这种入侵者，通常需要 1 周甚至更长时间。当新的威胁出现时，适应性免疫系统总是比固有免疫系统反应慢。即使因为人体之前曾经暴露在入侵者的威胁下，适应性免疫系统知道入侵者为何物，它也需要 1 ~ 2 天时间去加速工作，但有些反应几乎是即刻的。想想花生和青霉素过敏，几分钟时间就可以发生致命性后果。如果初次接触入侵者是很久以前的事，那么对于这些入侵者来说，适应性免疫系统需要更长的时间才会做出反应。而固有免疫系统则要快很多，因为它不需要去辨别这种入侵物是什么，它已经知道如何应对入侵者。

无论免疫系统如何反应，痤疮的发生都必须有触发因素。一小部分微生物，比如痤疮丙酸杆菌或马拉色菌，它们静静地待在毛囊导管内，远离固有和适应性免疫系统，本身并不足以引起痤疮。如果不是这样的话，我们都会一直长痤疮。对于毛囊皮脂腺单位（folliculopilosebaceous units，FPSU）的毛囊单位中天然存在的其他物质也是如此。马拉色菌生活在我们所有人身上，痤疮丙酸杆菌和蠕形螨也是如此，还有数百种其他种类的生物（毫不夸张！）。如果"痤疮杆菌"（痤疮丙酸杆菌）是寻常痤疮的主要发病原因，我们需要做的就是清除它。我们用了 60 年时间才认识到杀死痤疮丙酸杆菌不足以清除痤疮。直到现在我们

才认识到企图杀死痤疮丙酸杆菌可能弊大于利 [3, 4]。

7.3 炎症是主要的致痤疮源

已经有大量的关于痤疮炎症的原因以及炎症产生机制的研究 [5]。在痤疮的各个阶段和各种形式中均发现了大量炎症介质（信使）。

这是由细胞因子触发的，细胞因子是由免疫系统的炎症细胞产生的一组化学物质。有些分子本身就是细胞因子，其他的则会触发另外的细胞因子和趋化因子活性。细胞因子基本上属于信使，就像激素是信使一样。趋化因子是一种特殊的细胞因子，它告诉特定的细胞（通常是淋巴细胞）应该做什么和去哪里做。通常传达的信息是需要细胞到哪里去战斗，并快速到达。但是自然是平衡的，因此还有一些趋化因子和细胞因子是起抑制性作用的。

很多问题涉及免疫系统对痤疮启动过程的影响。特别是——"什么信息使得毛囊单位角质形成细胞数量增加，角栓形成，从而导致痤疮的发生？角质形成细胞能被特定的细胞因子激活，而不受激素的刺激作用吗？"

有一种特殊的细胞因子——白细胞介素 1（interleukin 1，IL-1），实际上是由可能参与其中的表皮角质形成细胞产生的 [6]。

这时，学者 Zouboulis 想知道，寻常痤疮是一种真正的炎症性疾病吗 [7]？Baroni 的研究表明还有另一种信使——IL-8，它的 DNA 会在马拉色菌感染的角质形成细胞的培养基中出现，并且"TLR2 介导人类角质形成细胞对糠秕马拉色菌的信号传递" [2]。Watanabe 的研究表明，"马拉色菌通过角质形成细胞刺激细胞因子产生，而细胞因子的产生需要马拉色菌的存在。而在马拉色菌酵母中，诱导人类角质形成细胞因子产生的能力存在差异" [8]。

因此有证据表明白细胞介素潜伏在角质形成细胞周边。但是被检测的一些角质形成细胞是表皮细胞，而不是导管角质形成细胞，这可能存在差异。这些信使为什么存在？当马拉色菌在毛囊导管被 TLR 识别后，难道它们不是做了应该做的事吗？它们真的有能

力自己去启动导管角质形成细胞生长吗？我个人的感觉是，如果是那样的话，在我们的生活中，每个人都会长痤疮。幸运的是，真正的痤疮似乎只发生在由激素引发的那些毛囊皮脂腺单位中，通常是外源性的，但有时是因为异常和过量的内源性原因。说明炎症介质如 IL-1 的出现意味着预先存在的炎症反应，就像血液中出现白细胞，表明有败血症存在一样。

认为激素驱动的学者和炎症驱动的学者之间的争论现在可以解决了，因为现在似乎有一种途径，通过低氧诱导因子 1（hypoxia-inducible factor 1，HIF-1）介导，可以刺激导管角化和炎症。这一假说认为缺氧是由导管内压力过大引起的，而过度的角质形成细胞的产生又是由西方饮食的某些成分引起的[9]。HIF-1似乎能够诱导"表皮角质形成细胞角化过度和角化不全"[10]。HIF-1 也是细胞适应低氧压力的主要调节者，它在角质形成细胞产生细胞因子以及中性粒细胞被募集到皮肤的过程中发挥了重要作用[11]。因此，HIF-1 可以调节角质形成细胞的过度生长，募集炎症细胞迁移到需要的区域，对缺氧压力做出反应。

毫无疑问存在白细胞介素，我们知道它们在炎症后发挥了一系列的作用，包括刺激角质形成细胞增殖以修复受损区域[12, 13]。在修复的过程中，白细胞介素的作用是受调控的，在修复完成后它会关闭。相反，痤疮的特征在于即使产生过多的导管角质形成细胞也未能关闭导管角化。导管角化过度而不能被关闭是一个异常过程，它是粉刺形成的基础。这个异常的过程最有可能是由外源性因素影响下，发生了致病性改变或者一系列事件所触发，而毛囊导管没能适应这种变化所致。饮食是导致这一系列事件的关键因素。

7.4 炎症介质及神经免疫学

痤疮活动性损害中被检查出来能够影响痤疮变化的化学物质，即介质，数量是巨大的。这是可以预期的，因为这是一种异常"活跃"的炎症反应，破裂的毛囊给真皮提供了大量的抗原，它们诱发炎症的所有症状：红、肿、热、痛，以及功能丧失。

每个症状的轻重程度范围很广。例如，在疼痛类别中，轻微瘙痒发生在疼痛谱的一端（可能是对马拉色菌引起的组胺释放的反应）[14]，而在另一端可能发生剧烈疼痛（可能是反常性痤疮导致深层炎症和肿胀，使得 P 物质释放所致）。

寻找适合新药靶点的单体分子组成了这些介质和效应分子的文库。

但是需要提出一点，这些都是二级、三级和四级反应，它们都发生在主要问题的下游。它们都是副现象，是毛孔堵塞这一主要现象的后续事件。

虽然中和、抵消，甚至（存在炎症抑制剂的情况下）模仿它们可能是有帮助的，但痤疮所需的主要疗法是制订一种方案，该方案将阻断新病变的发展，使旧的病变尽快愈合。

7.5 过敏（共同抗原）

几十年来，患者一直担心痤疮是由于对牛奶的"过敏"引起的。多年来，我一直否认适应性免疫系统积极参与了痤疮的发病机制，但现在我开始怀疑。有几个原因使我重新考虑，就像那些坚持认为巧克力会导致痤疮暴发的人，那些把痤疮和乳制品联系在一起的人，最后可能并不是他们所想象的那样。特别是，我一遍又一遍地听到的故事是"我一直很好，直到上周我吃或喝了某种乳制品或其他任何东西，第二天早上我就变得一团糟"之后，我持续关注互联网上反复出现的这方面的内容，看到了相反的故事——"我听了你们的话后，停止食用所有的乳制品。我改变我的饮食 2 周后，我的皮疹几乎消退干净了！"

这是怎么回事？痤疮发病的部分原因可能是对牛奶成分的过敏引起的吗？如果部分是由于过敏反应，痤疮病变会在过敏的时间范围内消退吗？我认为两种情况下的答案都是肯定的。目前还没有证据，在网上搜索也没有发现相关证据，但让我们来思考一下。我们知道婴儿可能对牛奶中的某些东西过敏，而对母乳的过敏几乎闻所未闻。我们知道这些快速发作的病变不是乳糖不耐受症，它们的发病速度太快而不可能是激素引起的。脂肪不容易发生过敏，所以牛奶中的蛋白质很可能是罪魁祸首。在常规牛奶过敏试验中，针对酪蛋白（特别是 αS1- 酪蛋白）和全脂牛奶的免疫球蛋白 E 在患者组中高于对照组。α- 乳清蛋白和 β- 乳球蛋白均能使皮肤点刺反应呈阳性[15]。目前，尚未发现所有过敏原蛋白质，这些假定的过敏原蛋白其中的一些经常在消化过程中存活足够长时间，足以制造麻烦[16]。这些蛋白质究竟是什么？蛋白质组学使我们能够识别牛奶中数以千计的不同蛋白质，但从数量如此多的蛋白质中挑出过敏原需要很多年时间。

在讨论这点时，重要的是要注意牛奶中的蛋白质都是由乳腺产生的。这些蛋白质在一定程度上是专门为哺乳婴儿或牛幼崽准备的食物，但有些蛋白质有结构来源。请记住，乳腺是一种变异的大汗腺，这意味着一个非常特殊的事件，即顶浆分泌，是牛奶生产过程的一部分。产生乳汁的细胞的顶部脱落下来并流到乳汁中。反过来这意味着，从每个产乳细胞的细胞壁和顶部都会在乳汁中形成小的且很容易过敏的片段。我们应该尝试鉴定未加工牛奶中的这些片段，看看它们是否具有特别的抗原性。这项工作必须在把原料奶打匀之前进行。打均匀的高压过程包括使牛奶通过不锈钢板或阀门上的小孔，以便在分离大部分奶油之前（完全均匀的奶）或在分离大部分奶油之后（低脂或脱脂奶）分解剩余的脂肪小球。我们需要知道这对蛋白质或脂蛋白的可能过敏性（或多或少）有什么影响。

无论如何，我不再对可能存在的过敏置之不理了。我认为患者正在告诉我们一个值得倾听的故事，即使我们不确定为什么。在某些患者中，情况似乎确实与局部毛囊和毛囊脓疱性炎症反应有关。

7.6 炎症、色素和炎症后色素沉着

治疗痤疮最困难的部分之一是炎症引起的色素沉着（颜色增加）。

炎症后色素沉着通常缩写为 PIH（post-inflammatory hyperpigmentation），对于许多患者而言，这种情况持续的时间非常长，并且患者的肤色越深，问题就越棘手。这种暂时的颜色改变有时被称为"痘痕"。

色沉的原因仅仅是炎症对赋予皮肤颜色的黑色素细胞的影响。更重的炎症意味着更多的黑色素细胞刺激，进而意味着颜色加深。肤色较深的患者尤其如此（第 8.5.7 节）。

7.7 炎症和瘢痕

治疗瘢痕的挑战之一是，有些人所说的瘢痕并不是真正的瘢痕。深色皮肤中构成 PIH（第 7.6 节）的深色印记并不是瘢痕，白皙皮肤中的红色印记也不是瘢痕。它们会随着时间而消退。在浅色皮肤中显示出的红色提示局部血管扩张，炎症反应正在发挥作用。深肤色的人暂时性的色沉也是一样。抠、挤、摩擦、面部护理和使用刺激性美白霜，都会使问题持续更长时间。这需要患者有耐心，在数周或数月的时间里。必须避免：色沉→退色素→刺激→更多色沉→使用更多退色素方法→循环往复的恶性循环。

会出现几种真正的瘢痕，最容易治疗的是早期的瘢痕。实际上，治疗瘢痕最重要的方法之一是预防瘢痕的形成，甚至早在新鲜瘢痕没有产生之前。这意味着需要积极预防痤疮，尽早开始积极而恰当的治疗，特别是有家族或个人严重瘢痕史的患者。如果可能的话，应该使用异维 A 酸。虽然使用异维 A 酸并不能保证不会形成瘢痕，但它能帮助患者尽快度过治疗的炎症期。它可以与可的松注射液（一种激素）联合使用。注射并不总能产生完美的结果，但值得去做。只有一种方法可以判断它们是否适合您的患者，那就是试试看。它们对于早期炎症性结节期的瘢痕预防特别有价值。患者复诊时要求继续治疗，意味着治疗是成功的。我几乎没见过其他的效果如此稳定、物有所值的治疗。另外，请记住用美容方法治疗炎症后色素沉着可能需要 6 个月和几百美元，而让它自己消退同样需要半年，却是免费的。

对于已形成的厚厚的瘢痕，重要的是要认识到有两种类型：肥厚性瘢痕和瘢痕疙瘩。"瘢痕疙瘩"这个词来自希腊语中的"蟹爪"，描述了超出损伤原始部位的爪状延伸。除烧伤外，它们并不常见。

人们在痤疮中看到的正常瘢痕是在痤疮结节所在的地方的凸起，它们包含在原始损伤的部位内。它们不呈蟹足样（见图 0.18），不是瘢痕疙瘩，但同样难

以治疗。大多数皮肤科医生直接在病灶内注射曲安奈德，药物剂量严格限制在 10～40mg/ml 的范围内。必须注射到瘢痕内部，而不是注射到瘢痕下面的组织。有些医生注射含有甲氨蝶呤或 5- 氟尿嘧啶的混合物。另一种技术是在局部麻醉下，削去凸出的瘢痕，使其变平，然后用氯化铁或氯化铝止血。1～2 天后，每天 2 次薄薄涂抹 5% 咪喹莫特乳膏，持续 6 周左右，以防止瘢痕再生。

重心仍需要回到预防上来。如果患者想要避免炎症、瘢痕，他（或她）必须避免进一步的毛孔堵塞。用适当的饮食和避孕药控制激素水平，否则毛囊皮脂腺单位将再次陷入麻烦。

（丛林 译）

参考文献
References

1. McInturff JE, Kim J. The role of toll-like receptors in the pathophysiology of acne. Semin Cutan Med Surg 2005 Jun;24(2):73–8.

2. Baroni A, Orlando M, Donnarumma G, Farro P, Iovene MR, Tufano MA, et al. Toll-like recJeptor 2 (TLR2) mediates intracellular signalling in human keratinocytes in response to Malassezia furfur. Arch Dermatol Res 2006 Jan;297(7):280–8.

3. Leyden JJ. Antibiotic resistance in the topical treatment of acne vulgaris. Cutis 2004 Jun;73(6 Suppl):6–10.

4. Williams HC, Dellavalle RP, Garner S. Acne vulgaris. Lancet 2012 Jan 28;379(9813):361–72.

5. Kurokawa I, Danby FW, Ju Q, Wang X, Xiang LF, Xia L, et al. New developments in our understanding of acne pathogenesis and treatment. Exp Dermatol 2009 Oct;18(10):821–32.

6. Jeremy AH, Holland DB, Roberts SG, Thomson KF, Cunliffe WJ. Inflammatory events are involved in acne lesion initiation. J Invest Dermatol 2003 Jul;121(1):20–7.

7. Zouboulis CC. Is acne vulgaris a genuine inflammatory disease? Dermatology 2001;203(4):277–9.

8. Watanabe S, Kano R, Sato H, Nakamura Y, Hasegawa A. The effects of Malassezia yeasts on cytokine production by human keratinocytes. J Invest Dermatol 2001 May;116(5):769–73.

9. Danby FW. Ductal hypoxia in acne: is it the missing link between comedogenesis and inflammation? J Am Acad Dermatol 2014 May;70(5):948–9.

10. Kim SH, Kim S, Choi HI, Choi YJ, Lee YS, Sohn KC, et al. Callus formation is associated with hyperproliferation and incomplete differentiation of keratinocytes, and increased expression of adhesion molecules. Br J Dermatol 2010 Sep;163(3):495–501.

11. Leire E, Olson J, Isaacs H, Nizet V, Hollands A. Role of hypoxia inducible factor-1 in keratinocyte inflammatory response and neutrophil recruitment. J Inflamm (Lond) 2013;10(1):28.

12. Lai Y, Li D, Li C, Muehleisen B, Radek KA, Park HJ, et al. The antimicrobial protein REG3A regulates keratinocyte proliferation and differentiation after skin injury. Immunity 2012 Jul 27;37(1):74–84.

13. Roupe KM, Nybo M, Sjobring U, Alberius P, Schmidtchen A, Sorensen OE. Injury is a major inducer of epidermal innate immune responses during wound healing. J Invest Dermatol 2010 Apr;130(4):1167–77.

14. Davidson S, Giesler GJ. The multiple pathways for itch and their interactions with pain. Trends Neurosci 2010 Dec;33(12):550–8.

15. Lam HY, van HE, Michelsen A, Guikers K, van der Tas CH, Bruijnzeel-Koomen CA, et al. Cow's milk allergy in adults is rare but severe: both casein and whey proteins are involved. Clin Exp Allergy 2008 Jun;38(6):995–1002.

16. Lonnerdal B. Human milk proteins: key components for the biological activity of human milk. Adv Exp Med Biol 2004;554:11–25.

Chapter 8

治疗

过去的 15 年，针对三种类型痤疮的治疗主要侧重于药物和手术。随着对痤疮发病机制的进一步认识，痤疮的预防成为人们关注的重点，希望可以通过一些有效措施来预防痤疮的发生、发展，从而避免痘坑、痘印的产生，并且减少相关医疗费用。

8.1 预防

任何疾病的防控都应该从预防开始，寻找疾病的病因和预防靶点至关重要。经典的预防包括一级预防、二级预防和三级预防。如果有特定的预防策略，可进行四级预防。此外，环境预防也十分重要。

如表 8.1 所示，大多数情况下，饮食是痤疮的主要病因。在过去的 20 年里，越来越多的证据证明饮食是我们可以干预的痤疮病因之一（见图 2.16）。Melnik[1]的最新综述阐明了痤疮的发病机制（见图 2.15）。

基础的一级预防是防控痤疮的理想方式。所有痤疮患者都应停止摄入乳制品和含糖量高的食物。但是在美食的诱惑下，并非所有人都能够控制自己的口腹之欲，逃避是解决不了问题的，只有下定决心不吃导

致痤疮的食物，才能有效控制痤疮的产生。这需要通过患者教育等方式逐渐让大家接受，到目前为止这仍然是主要的预防策略。

出于临床治疗的需要，痤疮患者最好禁食所有乳制品（独立包装或作为某种食物的主要成分）。这意味着应该禁食任何来源的牛奶、奶油，禁食黄油、奶酪、奶油芝士、酸奶、冰淇淋、白干酪、酸奶油、生奶、巴氏灭菌牛奶、羊奶，以及来源于牛奶的任何食物和其他哺乳动物来源的乳制品。经过加工的乳制品，特别是任何含有乳清蛋白和酪蛋白的产品也应尽量避免。这些产品的销量逐年增加，已成为世界范围的问题[2]。其实我们并不能确定哪些激素和生长因子存在于这些加工产品中，但这些激素和生长因子都是明确的危险因素。健美运动员常常食用蛋白质补充剂，但是无法判断这些产品中是否添加了激素。没有可用的检测方法。事实上，就连美国食品药物管理局（Food and Drug Administration，FDA）也没有研究过乳制品中检测激素的方法，并且没有关于这方面的计划[3]。

除了饮食，其他与痤疮发病机制相关的因素都没有办法人为干预。遗传因素在痤疮的发生发展过程中发挥了重要作用，但我们无法重新选择父母。青少年

表 8.1 痤疮预防

一级预防	避免发生疾病,这可以在普遍的、选择性的或指定的人群中进行
二级预防	尽早诊断和治疗,以防止明显的印记和身心伤害
三级预防	治疗以减少现有瘢痕、炎症后色素沉着和心理创伤
四级预防	避免不必要或过度的医疗干预
普遍预防	涉及所有人
选择性预防	涉及有个人或家庭痤疮病史的高危人群
指定性预防	识别有风险的人群,旨在早期识别
环境预防	规范的避免已确定的发病因素

的胰岛素样生长因子 1（insulin-like growth factor 1，IFG-1）的升高与痤疮的发生密切相关[4]，然而不可能终止青春期来控制 IGF-1 的升高，因为这意味着阻止正常的生长发育。

通过完全避光以减少阳光对血管和毛囊皮脂腺单位（folliculopiloseba-ceous unit，FPSU）胶原支撑组织的损伤，从而预防玫瑰痤疮的策略实际上难以实现。虽然提出了"疾病前"的概念，而且可能是光化性毛细管扩张和玫瑰痤疮的临床表现，但是面颊潮红并没有被普遍接受是一种"疾病前状态"。此外，严格防晒和使用遮光剂或防晒霜时，必须使用维生素 D_3 补充剂，以避免由于维生素 D_3 缺乏导致的多种不良反应。

遮光剂和防晒霜是两种基本类型的防晒产品，作用原理为吸收或反射。对氨基苯甲酸是最早被用于吸收性防晒霜的化学物质，在 20 世纪 70 年代被广泛应用，由于其不良反应较多，目前已较少使用。预防晒伤并不等同于预防阳光引起的损伤。我们忽视了 UVB 引起的红斑和烧灼感，从而无意识地在阳光下暴露过长的时间。日晒过久使我们暴露在 UVA 下的时间过长，而 UVA 可轻易穿透防护 UVB 的防晒产品。在欧洲，早在 20 世纪 70 年代，就有广谱化学防晒霜上市。最好的防晒产品仍然在欧洲有售，美国则在奋起直追。新的 FDA 指南要求覆盖至 370nm 的紫外线，才能被认证为有足够保护作用的广谱防晒产品。

1955 年的海滩救生员鼻部使用经典的氧化锌糊防晒，起到了极好的反射保护作用，但不太美观。通过不断的改善，目前含有氧化锌、二氧化钛以及氧化铁等成分的物理防晒霜更加美观，而且可以同时提供广谱或全波段的紫外线防护。在过去 40 年中，人们对物理防晒霜的使用感受良好。过去 10 年，上述产品越来越多地受到大众的认可。在这些产品中加入硅酮衍生物可尽量减少刺激性，可用于同时患有痤疮和光化性毛细血管扩张的患者[5]。

任何时候戒烟都是明智的选择，从不吸烟更好。吸烟可影响成人痤疮的发生[6]，特别是反常性痤疮/化脓性汗腺炎（acne inversa/hidradenitis suppurativa，AI/HS）[7, 8]，这里强调不仅要戒烟，而且要避免所有来源的尼古丁。在没有尼古丁替代品的情况下，戒烟很重要，使用尼古丁替代品也只是拖延问题。

另一个有价值的常规预防策略是维持理想的体重。与整个健康产业所能节省的费用相比，如果全国人民都能维持正常范围的体重指数或理想体重，可为美国每年节省 30 亿美元的痤疮治疗费用。当然，对 AI/HS 患者也有好处。

总之，饮食干预是预防寻常痤疮和 AI/HS 的最有效策略，防晒是预防玫瑰痤疮的主要策略。关于饮食将在第 8.3 节中进行更为深入的介绍。

8.2 总的治疗原则

我的患者几乎都是转诊来的，患者和转诊医生都希望我能尽最大努力尽快清除皮损。基层医生不会将患者作为研究对象。这意味着我进行的临床观察，不属于随机临床试验，获得的结果达不到循证医学的证据水平。但我可以自由地制订治疗方案，边治疗边总结，与患者共同探索"非传统"的治疗方案，这种灵活性对综合治疗至关重要。最让人印象深刻的是个人实践模式和我称之为 XBM（experienced-based medicine）的经验医学。这种实践模式的优势是真正基于患者需求，最新的说法是"以患者为中心"。每一个患者都会接受个性化的治疗方法。缺点是 XBM 不能作为临床诊疗路径的一部分，需要总结经验来指导患者战胜痤疮。

痤疮治疗指南及"用药目录"的限制，对国外的非经 FDA 批准的药物的使用限制，官方的某些低效率规定，如 iPLEDGE*，都是人为设置的障碍，会产生适得其反的效果而不利于临床实践。很高兴能看到其他国家的临床试验，这些国家的法律并没有对科学研究有普遍的限制，非常感谢他们所做的工作。

有些患者在基层医疗机构接受过不恰当的治疗，

---

*译者注：异维 A 酸风险管理系统。

这不仅使病情变的复杂，而且患者或其父母会浪费大量金钱。面对这样转诊而来的患者，在合理的情况下，建议他们继续使用之前的药物，有助于维护他们与基层医护人员的关系，有助于维持或建立他们对初诊医生的信心，在可能的情况下，鼓励患者回到基层医疗机构。我曾经也当过全科医生，所以不会批评基层医生的尝试性治疗。

如果患者的临床症状明显或者痤疮对患者造成了很大的心理影响，建议尽可能采用见效最快的治疗方法。如果可能，不论患者表现为哪一类型的痤疮，一开始就必须坚持零乳制品和低血糖负荷饮食。原因有二：①首诊是对病因和预后全面评估的最佳时机，预防必须尽快开始；②预防新发皮损需要时间。因此，越早开始，皮损清除越快。

患者更希望记住预防痤疮复发的方法。然而，大部分患者还是需要他人的不断提醒。

8.3 饮食

治疗寻常痤疮需要改变饮食的原因有三个：首先是降低胰岛素水平，其次是降低 IGF-1 水平，最后是回避乳制品中的类固醇、多肽激素以及生长因子。高血糖负荷饮食仅影响这三个因素中的一个，会使胰岛素保持在长期高水平来打开雄激素受体。

但是乳制品对三种雄激素驱动因素都有影响。

8.3.1 乳制品

限制乳制品的摄入对寻常痤疮的治疗很有帮助，这种方法对青少年男性更为有效，因为女孩比大多数男孩更容易受到压力的影响，而且女孩会受到月经周期激素变化的负面影响，这些都会使限制饮食的效果难以判断。患者需要明确的一点是，只是停止食用乳制品并不能在数周内清除所有痤疮，它至少需要几个月的时间。虽然单纯限制乳制品对清除痤疮很有帮助，但只有少数患者能够坚持到底。应尽早引入低血

糖负荷（低碳水化合物）饮食。本书的其他部分会介绍一些好的治疗经验。

限制性饮食最好坚持 6 个月。同时，可继续使用异维 A 酸，痤疮通常可 100% 清除。遗留的瘢痕或炎症后色素沉着（post-inflammatory hyperpigmentation，PIH）以及一些未痊愈的皮损，一般会在 6 个月后逐渐消退。当皮损完全消失后，对患者饮食的限制可以放松，但是建议患者继续控制饮食，最好终身控制饮食。不建议患者再喝牛奶，包括作为早餐的牛奶麦片。其实还有很多其他的选择，比如由大豆、大米、杏仁、椰子以及粗纤维植物来源的牛奶替代品，甚至可以使用搅拌机用坚果制作自己的"牛奶"。奶酪与痤疮的发生关系密切，吃的越少越好，最好是不吃。但是为了提高患者的依从性，我允许患者偶尔吃点儿他们特别想吃的乳制品。大部分寻常痤疮和化脓性汗腺炎患者都对奶酪上瘾，这些患者也最常出现病情的反复。他们每周可以吃 1 次奶酪或者偶尔尝一下，但他们再也不能把奶酪作为一种食物，只能作为偶尔的舌尖上的美味。

有趣的是，哈佛的一项研究发现，比萨并不是痤疮的危险因素[9]。可能是由于烹饪过程中比萨烤箱中的高温 [平均 750 ℉（398.89℃），某些做法可高达 900 ℉（482.22℃）] 破坏了多肽激素和生长因子的活性（蛋白变性）。但是，并没有足够证据可以证明这种解释。性激素、类固醇激素对于高温具有较强的耐受性，可能不会被破坏，这需要进一步研究。

研究来自不同品种奶牛的不同类型乳制品中的激素困难较大，因为这可能需要数年，并花费数百万美元。此项研究涵盖通过不同饲料*最终"制作"成的生奶、有机牛奶、巴氏杀菌奶或未经高温消毒的牛奶、软的或硬的奶油、白软干酪、酸奶（或希腊酸奶）和其他加工产品。乳制品行业似乎对这项研究不感兴趣。据我所知，美国 FDA 也不感兴趣。全面回避乳制品是最安全的原则，就像 FDA 处理受污染的食品一样，通常是召回，并不需要对每一个样本进行检验。

这就引出了我们每天听到的主要反对意见：避免

---

*译者注：可能含有激素。

食用牛奶是否安全？事实上，居住地的经济、地理、宗教、习俗或个人选择决定了人们是否食用牛奶。数以百万的人在没有牛奶的环境中同样健康的成长。同时又有数以百万的人对牛奶过敏，全世界人口中有接近 65% 的人对乳糖不耐受；在美国，这些人通常不喝牛奶。85%～90% 的非洲裔美国人对乳糖不耐受，而亚裔几乎达到 100%。这两类人均可能在吃西餐后产生严重的痤疮。AI/HS 是影响非洲裔美国人的一个主要问题。

接下来谈谈"有机牛奶"的问题，"有机牛奶"的概念本身就可能引起混淆。美国消费者群体认可的"有机"概念为：在牛奶的生产过程中，奶牛未被注射重组牛生长激素（recombinant bovine growth hormone，rBGH 或 rbGH）。在某些地区，这种未注射过牛生长激素的奶牛所产的牛奶被称为"无激素牛奶"，这是一种不符合事实的广告。在加拿大和欧洲，注射 Monsanto's Posilac® * 是非法的（对于世界其他地区而言成本太高），而且在逐渐停用。特别感谢几家大型零售商，他们在 2008 年拒绝出售这种方式生产的牛奶和乳制品。

要明确一点，并不存在"无激素牛奶"。牛奶可以被认为是一种特殊的、高度进化的、具有物种特异性的激素传递系统，它刚好也含有脂肪、蛋白质和碳水化合物，以满足激素的需求[10]。

对于其他消费者，"有机"通常意味着价格更高，是给予额外照顾的奶牛生产的牛奶，这些奶牛是健康喂养的，饮食来自大自然且不会接触未经批准的杀虫剂、除草剂、抗真菌剂和抗生素。这也意味着，这些奶牛不会给予其他奶牛组织来源的饲料，例如，奶牛组织的蛋白研磨物。因为这些蛋白研磨物可能带有"疯牛病"病原体。虽然这种饲料也称为是"有机的"，但与预期的意义相去甚远。

美国有机食品中心计划在 http://www.ams.usda.gov/nop 上设置有机食品的标准。欧洲已经制定了理事会规章。对于牧民而言，"有机"意味着额外的成本和更多的照顾，并且只能使用美国州政府公布允许

使用的化学物质。有趣的是，美国的有机牛奶被发现含有高水平的雌激素和孕激素，我们认为这是动物健康的证据[11]。但是对于一些疾病，例如痤疮，这不是一个正面的卖点，因为上述激素可能导致病情加重。

患者最常关注的另一个问题是：子女如果不喝牛奶是否无法获取足够的钙？人类是唯一相信他们必须依靠乳制品来补钙的物种。牛有巨大的骨骼，但它们从不服用钙补充剂，它们基本只吃草，而且小牛断奶后也不会额外补充牛奶。

普遍认为，牛奶是维生素 D_3 的主要来源。事实上小牛是通过阳光获取维生素 D_3 的，阳光可将胆固醇合成为自身的维生素 D，而牛奶中含有的天然维生素 D_3 很少。维生素 D_3 是在制造乳制品过程中作为公共卫生措施添加到牛奶中的，以减少佝偻病的风险。人类唯一需要服用的是维生素 D 补充剂，因为现代人多在室内工作与生活，就算在室外也会选择阳光较弱的时间段出行，还会使用各种防晒霜及物理防晒的方法。作为皮肤科医生，我们总是提醒患者避免过度日晒，所以我们要对缺乏维生素 D_3 者承担部分责任。然而，低水平 25- 羟基维生素 D_3 的主要原因是天气、服装和室内生活方式。就像我们在饮食中使用碘盐来提供适当水平的碘一样，我们确实需要每天补充足够的维生素 D_3。

因此，推荐和服用维生素 D_3 补充剂是完全负责任和明智的。随后的问题是"服用多少量？"，虽然美国医学研究所（Institute of Medicine，IOM）对维生素 D 的每天补充量设置了安全上限：2000IU，但是该领域的专家们普遍接受的剂量远远超过了这个数字。事实上，2009 年，对这些专家自己的消费情况进行的一项非正式调查得出了"平均每天补充 5000IU"的结论[12]。

为什么会出现这种分歧呢？IOM 由相关各领域的顶尖专家组成，但他们并不是维生素 D_3 领域的专家。这意味着他们依赖于科学论文，其中一些论文可以追溯到几十年前，那时唯一已知的维生素 D 的价值是满足预防佝偻病的需要。专家们基本上是在寻找数据来

---

* 译者注：孟山都公司生产的牛生长激素。

支持他们的观点。目前还没有大规模的人群研究，使用的是专家推荐的高剂量维生素 D，研究人员现在仍在研究活性维生素 D 的好处，例如联合使用钙和维生素 D 来治疗骨质疏松症。目前对是否需要一定剂量的维生素 D（范围在 2000 ~ 5000IU/d，不补充钙）来预防或治疗骨质疏松并无大规模的研究。由于缺乏此类研究，IOM 专家不会推荐更高的剂量。多数人认为的较小剂量符合"循证医学"标准。

注意，维生素 D₃ 是一种脂溶性维生素，应与食物一起服用，最好是含脂肪的食物，以帮助其充分吸收。维生素 D₂ 远没有维生素 D₃ 有效 [13]。每周服用 5000IU 维生素 D₂ 胶囊的唯一原因是，它是唯一可以处方的维生素 D，被纳入医保系统，处方者可以控制剂量。我很高兴看到维生素 D₂ 退市了，它带来的混乱也随之消失。

钙补充剂是另一个关注点，在补充维生素 D 的同时摄入额外的钙会导致高钙血症（血液中钙含量升高）、高尿钙（尿液中钙含量过高）和肾结石 [14]。然而目前尚未发现单独补钙（不补维生素 D）可以改善骨化的证据。然而，确保血液和组织中的维生素 D 维持正常水平，最好的方式无疑是从食物中摄取适量的钙。

这种非常便宜的维生素 1 年的消费成本比单次检测 25- 羟基维生素 D₃ 血液水平的成本还要低。不需要去看医生，也不需要在检验科抽血，而且这种剂量的维生素 D 产生副作用的风险基本上为 0（只要你远离钙补充剂）。

8.3.1.1 案例：熟食店女继承人

Bleu 女士到我这里时有严重的结节性痤疮，分布于她的下面部、下颌以及上颈部至耳部。

几年前，她大学毕业并继承了一笔遗产，她决定要开一家餐馆。

她想要了解整个运营过程，决定用她继承的财富去学习深造。随后她去了法国，在一所著名的烹饪学校里待了 2 年。她了解了法国和欧洲其他地方餐馆是如何运作的，她觉得做一个与餐厅相关的熟食店很好。她走遍了整个欧洲，研究她计划出售的产品。

在她首次就诊时，我询问了她过去几年的饮食，

她尝试过各种各样的美食。当我问到乳制品时，她激动地说："哦，天哪，一定是奶酪！"在前几个月的研究中，她特别关注荷兰、丹麦、法国、比利时、德国、意大利和瑞士等国"最好的"奶酪。她在青春期时并没有痤疮，但在研究奶酪的这几个月中，她出现了痤疮且不断加重。

痤疮影响了她的社交生活。她适合服用异维 A 酸，但她没有医疗保险，没有钱，她不想服用避孕药（birth control pills，BCP）。

她正是我想找的人，我可以单独用饮食来治疗，她足够成熟，能够遵守饮食规则，痤疮是乳制品诱发的，愿意尝试非药物的治疗方法。

我们约定每 3 个月免费复诊 1 次。在没有任何药物治疗的情况下，规范饮食 3 个月后她面部的痤疮至少改善了 60% ~ 70%，6 个月后皮损消退了 95%。

像 Bleu 女士这样的患者比较少见，即使找到也很难说服他们仅通过调整饮食来治疗痤疮。但当他们愿意遵守饮食规则时，回报是不言而喻的。

某些学者会坚持认为只有再次摄入乳制品，痤疮出现复发，而再次限制摄入后痤疮再次消失，才能够"证实"它们的相关性。我没有把这种方法推荐给刚刚从多年痤疮中恢复的患者。在我看来，他们不想复发，让他们承担再次复发的风险，这近乎不道德。

但在我或 Bleu 女士的角度，毫无疑问，单纯回避所有的乳制品行之有效。

经验总结：青少年时不长痤疮，并不能保证在暴露于大量乳制品饮食时也不长痤疮。

8.3.1.2 药物治疗

多年来，我已在多个国家的访问演讲中分享了本书的大部分内容。随着认识的深入，我经常在美国皮肤病学会年会的专题会场讲授相关内容。

虽然大多数讲座都是向听众单向传递信息，但是当授课结束后，我有时会在非正式的提问环节中学习到一些有趣的东西。

几年前的一次演讲后，一位医药管理人员主动分享了一个令我震惊的故事。他不是我的患者，但是我们相识多年，他的公司影响了数以百万的痤疮患者。

我一直在讲牛奶与痤疮的相关性。他的故事是：

"当我还是青少年的时候，每周有两三个晚上，哥哥和我还有一些朋友常常一起去打篮球。我们很卖力，每次打完球都很疲惫，汗流浃背。我记得我打完球之后总能喝下 1 夸脱的牛奶 *。听了您的讲座，我意识到在那些年里我为什么有严重的痤疮。当我上大学后，停止了篮球运动和喝牛奶，我的痤疮消失了，直到现在我才把两者联系起来。"

这个人是一位非常资深的高管，在他的行业非常受人尊敬，已经建立并发展了一个庞大的跨国制药公司，他的核心产品线是治疗痤疮的外用药。

如果在 50 年前，他发现了牛奶摄入量和痤疮之间的联系，他的生活将会是怎样的呢？我们只能猜想。

经验总结：牛奶和痤疮之间的关系与年龄无关。

8.3.2 碳水化合物、血糖负荷和高胰岛素血症

"血糖"这个词仅仅是指血液中的糖，特别是葡萄糖。如果血液中的葡萄糖水平高，那就是高血糖。高血糖负荷饮食会导致血糖升高。高血糖会导致对血液中胰岛素的反应性升高，使血糖水平降至正常水平。

如果血糖水平过低，那就是低血糖，低血糖会使你感到饥饿。此时你会想吃东西，提高血液中的糖含量后，你就不觉得饿了。在这个过程中，你的身体会试图通过控制胰岛素的浓度和释放时间来控制血液中的糖含量。

与低血糖负荷饮食相比，高血糖负荷饮食是导致血糖升高的原因之一。高血糖会导致血液中胰岛素水平的反应性升高，从而使得血糖水平降至正常水平。

通常，导致高血糖的食物都含有大量的碳水化合物，例如从甘蔗中提炼的糖，还有从小麦中提炼的精制白面粉，它们会导致血糖迅速升高，并促进胰岛素的分泌。胰岛素水平升高（高胰岛素血症）是促进雄激素受体活化的因素之一，它能使雄激素分子 [如：睾酮（testosterone，T）和双氢睾酮（dihydrotestosterone，DHT）] 易与受体结合。它们刺激依赖雄激素信号的组织生长，这是饮食和痤疮的主要联系之一。

牛奶的摄入是高胰岛素血症的另一个原因 [15, 16]。牛奶中的乳糖（一种葡萄糖和半乳糖的结合体）可使血糖升高，但是饮用全脂牛奶对胰岛素水平的影响并非是因为乳糖，而是由一种叫做葡萄糖依赖的胰岛素性多肽（glucose-dependent insulinotropic polypeptide，GIP）的小分子多肽引起的，它大约有 4 倍效价的强大作用。婴儿肠道的肠内分泌 K 细胞可分泌 GIP，牛奶中的乳清蛋白是 GIP 诱导剂，GIP 可与水解乳清蛋白来源的必需氨基酸共同作用，刺激婴儿胰腺的 β 细胞分泌胰岛素 [17]。

在人生的这个阶段出现这种反应是很自然的。牛奶被设计为生命早期阶段需要的一种激素信号传递信使。在婴儿生长发育时期，雄激素受体的激活至关重要，牛奶强大的促进生长作用在此过程中得以充分展现。牛奶可以帮助婴儿成长，这就是为什么婴儿需要喝牛奶。牛奶中的乳清可通过与 GIP 共同作用激活雄激素受体，促进婴儿的成长。再加上 IGF 对雄激素受体的影响，进一步增强了对这个重要受体的去抑制（激活）作用。随着雄激素受体的激活，牛奶也准备好了可以刺激生长的雄激素。

8.3.3 旧石器时代饮食

自 2002 年 Loren Cordain 教授的文章发表后，痤疮研究领域开始关注低血糖负荷饮食 [18]。新几内亚和巴拉圭偏远地区没有进行过痤疮的相关研究，使得 Lindeberg 的研究团队开始关注这些狩猎部落的低血糖负荷饮食。

通过不断研究，Cordain 发现了我们祖先所食用的低糖饮食背后的科学和人类饮食史。他发表的文章解释了我们的祖先在获得精制面粉和糖之前的数百万年时间里饮食结构的基础，以及随着畜牧业的发展，在饮食中逐渐引入乳制品的过程。这通常被称为穴居人、旧石器时代或旧石器饮食。很明显，零乳制品加上简单的碳水化合物构成了非常健康的饮食结构。对于大多数人来说，绝对值得坚持上述饮食。但坚持严格的饮食是一种挑战，这样的饮食能否作为常规的预

---

* 译者注：夸脱是容量单位，主要在英国、美国使用，1 夸脱 ≈ 946.35ml。

防措施还有待观察。

8.3.4 高果糖玉米糖浆

在对高果糖玉米糖浆（high-fructose corn syrup, HFCS）没有认识的情况下，关于糖和胰岛素反应的讨论都是不完整的。因为它比普通的蔗糖更甜、更便宜，含有果糖的玉米糖浆是苏打类饮料首选的甜味剂。

2004年，美国营养学杂志指出，HCFS作为热量甜味剂被添加到40%的食品和饮料中，是美国软饮料中唯一的热量甜味剂[19]。这意味着饮料会更便宜吗？含有果糖的饮料会带来什么问题呢？果糖会带来两个主要问题。

第一个问题是果糖不会刺激胰岛素分泌。这很重要，因为胰岛素控制瘦素，瘦素是一种能告诉你什么时候吃饱了的激素。所以你不能从果糖中得到"饱腹感"。这意味着你可能会过多摄入含果糖的饮料或食物，直到你的身体告诉你已经吃饱了。这不利于控制体重。

第二个问题是果糖不能像其他糖类一样被身体所代谢。果糖并不能像葡萄糖一样可以在糖酵解过程中产生能量，而是会产生脂肪酸成分，为脂肪沉积做准备。动物实验发现，果糖也会使血压和甘油三酯升高，降低葡萄糖耐量，促进胰岛素抵抗，但上述现象在人体中较为少见。适量摄入新鲜水果中的天然果糖对身体健康有益，但摄入过量的加工"食品"（包括加糖饮料），则对身体有害而无益。

HFCS对痤疮的影响基于质量效应。正常的糖分会将胰岛素水平提高到正常水平，促进瘦素的分泌，食欲也得到满足，终止想多喝或多吃的欲望。当果糖成为糖混合物的一部分时，终止吃或喝的信号就减弱了，使得摄入量增加，会导致胰岛素水平升高，这会使雄激素受体去抑制化。从痤疮到毛发的生长，再到肌肉和骨骼的增加，这些都是依赖雄激素的过程。再加上果糖以脂肪形式储存的倾向，这可能是目前肥胖流行的重要因素。因此，适量摄入自然来源的果糖，可能是限制其诱发痤疮或其他有害影响的最好方法。

8.3.5 二甲双胍

正如我们所了解到的，任何可以使痤疮患者日常血糖和胰岛素水平正常化的方法，均会降低胰岛素抵抗的倾向，也有助于降低雄激素受体对于雄激素的反应性。

目前认为二甲双胍可在这方面提供帮助，已经有关于其在AI/HS中有效应用的阳性结果发表[20]。二甲双胍被FDA分类为B类药物，备孕的患者也可以使用这种药物（特别是超重或者被诊断为多囊卵巢综合征或代谢综合征的患者）。还有证据表明，二甲双胍是治疗痤疮的有效辅助药物[21]。最常见的不良反应是恶心和呕吐。考虑到孕妇晨吐的风险，二甲双胍的初始应用最好是在怀孕前。从小剂量开始，缓慢加量。

8.3.6 小结

乳制品和高血糖负荷食物对痤疮和其他现代病的影响存在不少交集[22-24]。痤疮的预防带来了终身的饮食挑战，而这些挑战是所有食用加工食品的人群都要面对的，而不仅仅是那些具有痤疮遗传易感性的人群。

寻常痤疮与肥胖相关，肥胖与多囊卵巢（polycystic ovaries，PCO）相关，而PCO和面部多毛相关，也与女性脱发及肥胖相关。肥胖与AI/HS相关，反常性痤疮与吸烟有关，吸烟与成年女性痤疮相关。高胰岛素血症和糖尿病与胰岛素抵抗和代谢综合征之间的关系已被确认，并且这些都与乳制品摄入和血糖负荷增加有关。最近有研究表明，部分原因可能与食用肉类有关[25]，但至今仍没有流行病学或临床证据支持食用肉类与痤疮有直接关联。

胰岛素抵抗是一个极具挑战性的问题，它与痤疮的发病密切相关。长时间食物来源引起的血糖升高，可导致胰岛素长期处在高水平。胰岛素通过将葡萄糖以糖原形式储存于肝脏和其他外围组织中来降低血糖。长期高水平的胰岛素是雄激素受体去抑制的诱因之一，因此，这是一种持续的痤疮诱发因素。到目前为止，最有效的药物是二甲双胍，它可减少肠道内葡萄糖的吸收，并促进葡萄糖进入肌肉和肝细胞后以糖原的形式储存下来，从而降低血糖水平。它还具有代谢作用及一些副作用，已被证明有治疗痤疮或AI/HS的临床价值[21, 26]。随着不断寻找异维A酸的替代品，二甲双胍可能会得到更广泛的应用，而且常常和饮食疗法一起使用。

乳制品还是其他疾病和健康问题的潜在病因，包括前列腺癌、乳腺癌、女性生育率下降、新生儿超重、剖宫产风险提高、胎儿死亡率增加以及双胞胎概率增加等[27]。还有乳制品相关过敏、乳糖不耐受以及其他不依赖胰岛素机制的问题等，未在此讨论。

如果您或多或少地受到痤疮的困扰，您应该：

- 避免所有乳制品；
- 食用低血糖负荷饮食；
- 避免果糖为主要糖原的食物；
- 使体重降至正常。

8.4 粉刺溶解剂和其他外用产品

目前仍有部分患者认为黑头的形成是因灰尘堵塞毛孔造成的，其实这些堵塞物并非灰尘，而是排列在毛囊漏斗部管腔内的角化细胞，这些细胞在管腔开口处或表皮下"阻碍了皮脂排出"。黑头的颜色与"黑素"有关。治疗粉刺首先需要将导管清空，否则很容易复发。

虽然在一天结束的时候可以用温和的清洁方法去除油脂、化妆品和其他表面污垢，但是要清除表皮下的粉刺是不可能的。无论是使用毛巾、丝瓜或"面刷"（手动或电动），擦洗只会增加皮肤的损伤。肥皂和洗涤剂并不能清除痤疮，总的原则是选择尽可能温和的产品，因为我们可能会在面部使用具有刺激性的化学物质，如有刺激性的药物。无香味和pH平衡的洁面皂是首选，也可以使用温和的液体洗面奶或温和的"超级脂质"香皂。

清洗过程中建议使用温水洁面，仅用指尖轻柔划圈，然后用清水（温水）轻轻冲洗，不建议使用面巾或毛巾。油性皮肤可能需要二次清洁，从而达到"彻底清洁"。使用毛巾拍干或吸干面部，最好使用无酶洗涤剂洗净的毛巾（不建议使用烘干机或织物柔顺剂）。

抗菌皂被推荐用于轻度痤疮，因为其可在一定程度上杀死"敏感"细菌，但是，这样会破坏面部菌群的生态平衡，促使马拉色菌繁殖[28]。除非有明确细菌

感染的证据，不建议患者使用抗菌皂。

可以通过物理方式将粉刺挤出（第8.7.1节），也可使用粉刺溶解剂溶解或裂解粉刺。

8.4.1 标准的局部粉刺溶解剂

这些化学品具有悠久的历史，是有价值和有效的产品。

8.4.1.1 维A酸类药物

维A酸类药物是指维生素A来源的药物，也称为视黄醇。

首先被应用的是维A酸，专业名称为全反式维A酸，最初为液体制剂，供局部外用，非常有效，但刺激性较强（图8.1）。使用期间，局部可能会出现红斑、刺激和脱屑。40年前，给患者推荐此药是非常容易的，因为当时几乎没有其他选择，大多数医生会推荐使用维A酸，因为它的效果真的很好（图8.2），不仅针对开放性粉刺，对于闭合性粉刺同样有效（见图8.3和"写在前面：痤疮实用治疗"）。

随着医学的进步，逐渐开发出更温和的产品，这些产品具有不同作用强度、不同剂型、不同适应证（包括细纹）以及不同的商品名。皮肤科医生通常根据患者的皮肤状况及需求决定并调整药物的使用，多样化的治疗方案比较受患者青睐。0.05%维生素A酸乳膏较常用，外擦于患处，每周3次，晚上应用。外

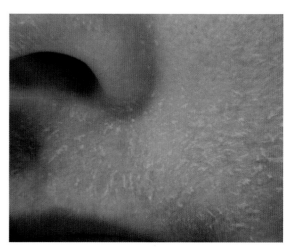

图8.1　20世纪70年代中期最初使用的液体制剂令患者难以耐受，但没有什么替代品

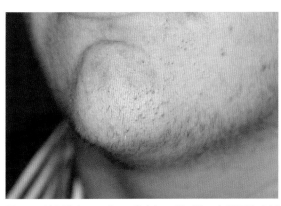

图 8.2　粉刺发生于一名 16 岁少年，当时他正在服用抗炎剂量的多西环素，作为成功治疗慢性苔癣样糠疹的药物

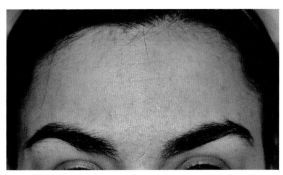

图 8.3　治疗这种具有数百个皮损的闭合性粉刺性痤疮极具挑战，但局部正确使用维 A 酸可以清除微小的粟粒样毛囊性丘疹

用药的使用频率 3～14 次 / 周不等，患者通常被告知应逐渐增加（或减少）使用频率直至耐受。此类药品可大面积涂在所有长痘痘、粉刺的区域。

粉刺溶解剂可发挥两种作用：①如果毛孔堵塞，在使用药物后毛孔中的粉刺逐渐被提升到皮肤表面，通常表现为粉刺更为严重，直到全部毛孔都被清空；②如果毛孔没有堵塞，那么粉刺溶解剂将进入到整个受累区域的毛孔里，预防毛孔的堵塞。

持续使用粉刺溶解剂，直到所有受累区域的粉刺被清除，然后减少使用频率至维持治疗（同时使用温和护肤品），维持治疗的药物浓度通常低于导致皮肤发红和脱屑的水平。

之后进入市场的维 A 酸类药物是阿达帕林，效果

类似维 A 酸，尽管被称为维 A 酸类药物，但它不同于维生素 A 的分子结构。最初面市的阿达帕林是 0.1% 浓度生产的达芙文®乳膏，很快就有了凝胶剂型。它的优势是比维 A 酸更温和[29]，疗效相近，而且当它暴露于阳光时仍很稳定。因此，阿达帕林可以在早上使用，不需要严格避光*。为了与其他产品竞争，达芙文®凝胶的浓度被提升到 0.3%，是一种稳定、可靠，但价格较贵的产品。

第三种维 A 酸类药物是他扎罗汀，主要用来治疗银屑病，但它也是一种粉刺溶解剂，皮肤科一直在进行试验性治疗，目前已用于治疗痤疮。它有软膏和凝胶剂型，0.1% 和 0.05% 的他扎罗汀®。它对光更稳定，作为粉刺溶解剂的效价高于 0.3% 达芙文®凝胶。他扎罗汀作为替代治疗对于低剂量异维 A 酸耐药的、较顽固的粉刺具有非常好的疗效（口服异维 A 酸见第 8.4.3.2 节），使用以上任何一种药物都需要足够的疗程及使皮肤逐渐耐受，但说服患者坚持长期预防性用药比较困难。

8.4.1.2 过氧化苯甲酰

过氧化苯甲酰（benzoyl peroxide，BP），一种强效氧化剂，几十年来一直作为单独的原料或作为复方成分使用。它具有收敛并剥脱表层皮肤的作用，可剥脱堵塞毛孔的角蛋白，并使其变薄。它也是一种中效的杀菌剂（杀死细菌）和抑菌剂（减慢细菌的繁殖）。随着痤疮丙酸杆菌对抗生素耐药性的增加，过氧化苯甲酰的应用价值逐渐提高，因为它的作用机制不易诱导细菌出现耐药性[30]。它可有效渗透到皮脂中，不仅作用于皮肤表面，也可以进入 FPSU 的毛囊部分[31]。

内壁角质形成细胞过度生长产生的压力会导致毛囊结构的低氧环境，氧含量过低可促进痤疮丙酸杆菌（适宜于低氧或无氧环境生长）在缺氧或无氧的管腔中繁殖。只要有足够的营养，它很容易在低氧环境中不断繁殖。作用于角质形成细胞的激素同样会促进皮脂的生成。皮脂是痤疮丙酸杆菌和马拉色菌的首选食物，它们很乐意生活在富含皮脂的皮肤环境中。

---

*译者注：阿达帕林也有光敏性，因此也需要避光，药品说明书也建议晚上应用。

过氧化苯甲酰和过氧化氢一样，可释放新鲜的氧，当把药物涂在皮肤上时，氧分子可与其他物质发生反应，穿透毛孔，沿着管腔下行进入毛囊更深部位并溶解皮脂。此过程会减慢痤疮丙酸杆菌的繁殖，减少其数量。这一直被认为是一种杀菌作用，但它可能仅仅是由于新鲜的氧气对厌氧痤疮丙酸杆菌的抑制作用。尽管目前尚未证实，但我们有理由认为其有效的原因可能是在毛囊深处提供了足够的氧，抑制了低氧诱导因子 1（hypoxia-inducible factor 1，HIF-1，见第 7.3 节）的形成。

市场上的过氧化苯甲酰的浓度为 2%～20%，疗效或刺激性因人而异，也取决于药物的浓度、剂型（乳膏、凝胶、洗液、洗涤、沐浴皂、沐浴露等），应用时间的长短（从 2% 的沐浴露到 10% 隔夜点涂治疗）和患者皮肤的敏感性。使用该药出现过敏的概率大约是 1%～10%。最常见的是原发性刺激性接触性皮炎，这与使用的剂量或频率相关，可以通过改变产品的种类、使用频率和光暴露时间来对症处理。一些非常敏感的人群，通常是特应性体质（有个人或家族性湿疹、荨麻疹、花粉热等病史），完全无法耐受过氧化苯甲酰（或其他的外用药），他们有敏感性皮肤综合征[32]，应该避免刺激。通常，他们只适合使用系统性药物，除非能够忍受长期外用药的刺痛、灼烧和瘙痒等刺激症状。

目前有单一过氧化苯甲酰药物或与其他药物联合的复方制剂。例如，Sulfoxyl 5 Lotion® 是 5% 沉淀硫和 10% BP 的混合物，这是 20 世纪 70 年代的主要治疗药物，其中硫黄可能对马拉色菌发挥作用。研究发现，联合用药可降低耐药菌株的发生，因此，过氧化苯甲酰被添加到红霉素和克林霉素的外用制剂中。联合比单一外用抗生素疗效更好，因为在杀灭痤疮丙酸杆菌的同时还有溶解粉刺的作用。类似于维 A 酸类药物，BP 的产品可以应用于整个受累区域，达到预防的效果。更高浓度的产品（10%）可点涂，从而收敛特定的皮损。尤其适合在夜间使用，例如在 "痤疮手术"之后（第 8.7.1 节）。

8.4.1.3 水杨酸

水杨酸是乙酰水杨酸（Aspirin®，阿司匹林）的类似物，在低浓度下是既安全又便宜的粉刺溶解剂，已经使用了数十年，可温和有效地清除轻度痤疮。它属于 β 羟酸，这种 "β" 构型意味着脂溶性，所以它较易进入毛囊导管的皮脂中。它被制成乳膏、洁面皂、洗剂、沐浴露和点涂棒等使用。与过氧化苯甲酰一样，其有效性和耐受性因人而异。水杨酸还适用异维 A 酸治疗之后的维持治疗。

8.4.1.4 α 羟酸和 β 羟酸

水杨酸是唯一的 β 羟酸，其他羟酸均为 α 羟酸。最初被 van Scott 用于面部抗衰换肤的是一种有效的甘醇酸[33]*。与其他粉刺溶解剂相比，浓度、剂型、作用时间、皮肤预处理、中和及之后的护理都可根据皮肤对甘醇酸的反应进行调整。最好由受过专业医美培训的经验丰富、训练有素的皮肤科医生完成治疗操作，医生应该具有非常优秀、熟练的操作技能。当使用最低浓度时，反应比较温和，可以以非处方药或家用产品的形式使用，但低浓度效果并不好，而高浓度风险又大。目前已经逐渐成为医美的治疗手段之一，主要由皮肤科医生操作。

8.4.2 未分类外用药

多年来，人们已经尝试了许多化合物。但对它们的作用机制并不清楚。不过，其中很多药物的疗效还是得到肯定的，接下来是对这些药物的简单介绍。

8.4.2.1 壬二酸

这是在某些天然谷物中发现的一种相当温和的粉刺溶解剂，它对痤疮丙酸杆菌具有轻度杀菌作用，而且具有轻度抗炎和抑制酪氨酸酶的作用。因此，它被用于治疗深色皮肤患者的炎症后色素沉着（PIH）。剂型对作用效力影响较大，15% 的凝胶最常用。它对马拉色菌作用不大[34]，但属于 FDA 分类的 B 类药物，可在孕期安全使用。

---

*译者注：甘醇酸属于 α 羟酸。

8.4.2.2 硫黄

各种硫黄制剂已经在皮肤科使用了几个世纪。它有轻度抗菌作用，对马拉色菌同样有效，同时是一种温和的粉刺溶解剂。过度使用会造成刺激和脱屑，外用无毒性。它常常在外用洗剂和乳膏中与各种强度的水杨酸或磺胺乙酰钠联合使用 [35]。

8.4.2.3 锌化合物

近年来，研究已经证实缺锌与痤疮的相关性，在AI/HS患者活动性皮损上提取标本的检测结果显示，补锌可诱导固有免疫标记物的表达增强 [36]。这个结果解释了为什么各种形式的锌在治疗寻常痤疮、玫瑰痤疮和聚合性痤疮中都有一定作用。当锌化合物与抗生素联合外用时，其疗效与口服四环素疗效相当 [37]。联合克林霉素局部外用时，锌可减少克林霉素的系统吸收，这是一种潜在的保护作用。锌化合物还具有抑制皮脂分泌的作用。

研究发现，一种含有750mg烟酰胺、25mg锌、1mg铜和500μg叶酸的口服药的治疗效果，与口服抗生素对寻常痤疮或玫瑰痤疮的疗效相当 [38]。口服锌对AI/HS也有效。

尽管有人认为锌补充剂只对缺锌的患者有用，但确认是否缺锌的成本很高。从实用的角度来看，补充一定剂量的锌，如每餐30mg葡萄糖酸锌 [39] 或进餐时服用葡萄糖酸锌或其螯合物（30mg，成人每天2次或3次）是更划算的。锌可以通过置换的方式减少铜的吸收，所以我们建议，补锌的同时配合补充铜 [40]。建议每天口服含有50mg锌和2mg铜的氨基酸螯合物胶囊1次或2次。

8.4.2.4 间苯二酚

间苯二酚是单苯环分子在1和3的位置分别具有2个羟基结构。它是防腐剂、消毒剂、止痛剂和止血剂，对寻常痤疮和玫瑰痤疮均有效。数十年来，低浓度的间苯二酚（2%或更低）一直被作为抗痘产品的有效成分。它与硫黄一起配合应用于Acnomel® 中，且间苯二酚仍然被用于Clearasil® 祛痘膏中。

最近的一项间苯二酚的专利配方，以相当高的浓度（15%）使用，该配方能缓解红斑和肿胀，收敛早期的炎性结节。用于治疗HS/AI的早期或耐药病变 [41]。尽管它不是经典的粉刺溶解剂，但可有效收敛并剥脱皮损。

8.4.3 系统性粉刺溶解剂

局部治疗取决于活性分子在有效浓度下进入毛囊靶点的能力。作为最重要的维A酸类粉刺溶解剂，系统给药比局部给药更有效。

8.4.3.1 维生素A

维生素A（视黄醇）是最初的维A酸类药物，用于一些常规外用药品，如维生素AD软膏，也包含在多种维生素口服制剂中。维生素A局部外用，对任何类型的痤疮都是无效的。在接近毒性剂量的高剂量（每日300 000～400 000IU）下，口服给药有显著的清除痤疮效果。Kligman和其他学者在异维A酸上市之前就使用了该剂量治疗痤疮 [42]。高剂量与致畸性直接相关，所以计划怀孕时必须避免使用 [43]。

8.4.3.2 异维A酸

尽管在一些国家，异维A酸以凝胶形式供局部外用，但口服给药可通过血液循环进入毛囊单位，疗效更佳。而且口服还可将药物传递到皮脂腺，这是外用给药无法实现的。

随着1979年Peck论文的发表以及1982年异维A酸的上市 [44]，痤疮治疗的整个局面发生了变化。异维A酸（Accutane® 或Roaccutane®）上市后，很快被公认为最有效的口服治疗药物。虽然该药有明显的副作用，但这些副作用很容易通过保守的剂量和严密的监测控制，它仍然是所有痤疮治疗方法中最有效的。

异维A酸是一种强效药物，必须谨慎使用，需仔细考虑以下五个方面。具体见"小贴士：异维A酸，对处方的挑战"。

8.4.3.2.1 致畸性

使用异维A酸的主要问题是它的致畸性（母亲在怀孕早期接触到药物引起的胎儿身体和精神的异常）。美国政府授权并由药品制造商赞助的风险管理项目iPLEDGE [45]，目的是将风险最小化，小心谨慎地按照说明书使用药物可取得理想的效果，但不能完全排除意外怀孕的风险。当发生避孕失败的情况时，患者和开具处方者常常被指责，因此要严格按照说明书用药，不要听信不可靠者的建议[46, 47]。

遵守避孕措施属于信任问题，基本上是不可能达到的目标。如果母亲和未成年女儿有不同的规划，就很难达到完全避孕的目标。坦率和诚实，是最好的预防策略。

8.4.3.2.2 避孕

新开发的孕酮并非只用于避孕，还有助于痤疮的治疗。各种形式的痤疮均与激素水平有关，因此人们开始考虑使用激素控制痤疮作为一种很有价值的治疗，这可能会让患者及其父母从另外的角度看待"避孕药"。

从问题的另一方面看，医生在履行职责的同时也有自己的权利，他可以拒绝那些可能出现药物使用不当的患者，从而避免给未出生的孩子带来危险。患者欺骗医生，宣称接受 BCP 的治疗方案，然后出于宗教或其他原因并未按照医嘱服用，但如果服用了医生善意开出的异维 A 酸，可能会造成非常麻烦的局面。

"iPLEDGE 计划"帮助指导、记录并备案签署知

情同意的全过程，但最终的风险是由患者或未出生的孩子承担。

8.4.3.2.3 炎症性肠病

北美的律师目前关注的问题是异维 A 酸是否会引起炎症性肠病（inflammatory bowel disease，IBD）。目前已有几起案件开庭。大多数患者在接受异维 A 酸治疗以前已经接受过广谱抗生素治疗痤疮。实际上，使用异维 A 酸治疗的患者可能比广谱抗生素治疗的患者发生 IBD 的概率要低[48]，但这并不能证明异维 A 酸不会引发 IBD[49]。要想获得没有经过抗生素治疗（局部或系统使用）混淆的数据，唯一的方法是找到没有接受过广谱抗生素治疗，也没有家族或个人 IBD 胃肠道症状的病史的重度痤疮患者。可以在随机临床试验中前瞻性地使用异维 A 酸进行治疗，但是该药物已经"过了专利保护期"，制造商对资助如此昂贵的研究没有兴趣。

这就留下了一个问题：痤疮和 IBD 均为炎症性疾病（无论是原发性还是继发性），两者是否都发生于具有炎症性疾病自身遗传背景或后天易感因素的患者？一些人（如特应性体质）由于某些类型的炎症介质，如肿瘤坏死因子 α（tumor necrosis factor-α，TNF-α）

等，更倾向于患某些疾病。当然，IBD 早在异维 A 酸出现之前就已经存在了。

使问题复杂化的是，美国的一些药房管理人员要求在使用异维 A 酸之前必须有广谱抗生素治疗失败的病史。欧洲关于使用异维 A 酸也有类似的规定（见"小贴士：异维 A 酸，对处方的挑战"）。

这些"抗生素优先"方案（受美国保险公司的影响）忽视了疾病的发病机制，使肠道内念珠菌和毛囊皮脂腺单位中马拉色菌过度生长，增加了患者出现瘢痕以及诱发 IBD 的风险，阻碍了科学研究。

8.4.3.2.4 抑郁

我们需要考虑的第四个问题是异维 A 酸诱发抑郁的问题。虽然这种情况很罕见，但异维 A 酸仍然被怀疑是引起抑郁的一种特殊的诱因。[*] 虽然对抑郁和异维 A 酸治疗的研究普遍认为两者缺乏相关性，但我们需要意识到在少数患者身上发生抑郁症的可能性。在某些情况下，异维 A 酸与抑郁或异维 A 酸与自杀之间存在时间关联。问题是异维 A 酸本身是否是抑郁的病因。

在过去的 30 年里，我见过 4 例患者出现了抑郁问题。第一位是年轻的妇女，她在服用异维 A 酸 6 周后出现了严重抑郁，她不得不入院接受精神科治疗。这发生在"与异维 A 酸相关的抑郁"被提出之前。为了能安全地服用异维 A 酸，她开始服用 BCP；在当时（20 世纪 80 年代早期），BCP 的雌激素水平更高，BCP 致抑郁的风险远远超过了异维 A 酸。她的抑郁症归因于 BCP，后来该患者没有再服用这两种药物，也没有再进行任何其他治疗。接下来的 2 例患者，一男一女，他们在开始服用异维 A 酸不久就出现了抑郁症状。他们接受了关于饮食的深度调查，两人都不吃含维生素 A 的蔬菜，也不服用任何食物补充剂。他们停用异维 A 酸 2 周，并且服用维生素 A 补充剂（8000 ～ 10 000IU）10 ～ 14 天，然后再次服用异维 A 酸并顺利完成整个疗程[51]。

我从第四位患者的父母那里了解到，他的自杀是在他成功完成了 4 个月的异维 A 酸治疗之后。他的案例中有一些个人问题，而他父母打电话来是感谢我帮助了那个年轻人，在他去世前，让他度过了"青春期中最好的几个月"。

毫无疑问，在相当比例的女性中，BCP 会导致抑郁，这可能仅仅是巧合。

在第二和第三个病例中，我怀疑缺乏维生素 A 的人体内有大量的维生素 A 受体位点，而这些位点并没有被他们的天然配体——维生素 A 所占据，这可能使这些受体结合异维 A 酸，不正确的配体可能会导致不可预知的结果，例如出现夜盲症。不过，如果一个人仅仅在开始服用异维 A 酸治疗前 1 周或 10 天每天服用 10 000IU 的维生素 A，对于那些服用维生素 A 出现过不良反应的患者来说，补充维生素 A 出现毒性的风险很小。2000 年 6 月的 Accutane® 的说明书中警告，"由于异维 A 酸与维生素 A 的关系，患者应避免服用含有维生素 A 的维生素补充剂，以免增加额外的毒性"。上述提示并没有参考 Kligman 系列研究中，400 000IU 维生素 A 相对安全的研究结果[52]。在"循证医学"出现之前，并没有证据可支持产品说明书中的警告语。

我治疗这两位患有抑郁症的痤疮患者的经验是，补充维生素 A 后再接受异维 A 酸的治疗，维生素 A 缺乏可能易导致异维 A 酸中毒[53, 54]。这个认识可能与临床证据相距甚远，它很可能永远不会被"Cochrane 循证医学协作网"所认可。尽管如此，如果患者的饮食史表明维生素 A 摄入量不足的话，我会给使用异维 A 酸的患者使用维生素 A 补充剂，每当出现抑郁症的问题时，我都会将其作为一种实用且低成本的预防方法。

对于第四位患者，越来越多的报道表明，有些人在日常各个方面都表现正常，但他们却患有隐性抑郁症。最新报道如下：

心理障碍包括抑郁症和其他自杀倾向，在青少年时期非常普遍，而且痤疮会明显增加其发生率，尤其是在痤疮病情严重的情况下。异维 A 酸似乎不会增加这种风险。因此，应该对青少年的心理障碍进行常规

---

[*] 译者注：目前已证实，使用异维 A 酸治疗痤疮期间出现抑郁与药物无关，可能是疾病本身导致的抑郁状态。

筛查，尤其是对那些患有痤疮的人群。在抑郁症患者中，并未禁用异维A酸 [55]。

那么，在面对心理或精神方面的担忧时，异维A酸应该怎样应用呢？如果患者已经患有抑郁症，正在接受精神治疗，且正在服用适当的药物，我将解释维生素A缺乏的假说，记录饮食史，并建议口服2周10 000IU的维生素A。异维A酸是维生素A的衍生物，而维生素A是脂溶性维生素，两者都需要与高脂肪食物一起服用。在美国，我推荐1汤匙的花生酱，橄榄油也可以，但是不方便食用，或者在烤面包或饼干上涂上一块方形的人造黄油。不管饮食习惯如何，都建议使用维生素A来避免副作用，但是如果患者（或父母）希望或者医生也有顾虑，可以进一步和精神科医生进行交流。在已经接受抑郁症治疗的患者中使用异维A酸很常见，也是可以接受的，大多数精神病医生很清楚这一点，愿意在使用异维A酸的过程中提供帮助。正如我告诉我的患者和他们父母的那样，"如果我不得不治疗这样的痤疮，可能会出现抑郁，但是我会尽量避免这种情况的发生"。这听起来像是"承诺"，而且对于其他药物来说，发表这样的声明是有风险的，但异维A酸已经经历了时间的检验，如果使用得当，它会带来极好的疗效。

当所有相关人员都接受并同意此治疗方案后，可以开始服用低剂量的异维A酸（每天20～40mg，和花生酱同服），最好让患者在治疗之前签订知情同意书，如果出现任何不良反应，必须立即停药，并与医生取得联系。

如果患者有抑郁症或双相情感障碍的家族病史，但并没有出现抑郁症，我会强烈推荐患者补充维生素A，并将这种情况告知其初级保健医生。虽然这种治疗方法被iPLEDGE禁止使用，但并没有循证医学的证据支持这一警告。

如果患者及其家人的担忧只是来自于查阅互联网或iPLEDGE手册，而没有抑郁症的情况，同样建议他们将维生素A作为一种选择。

对于一个明显抑郁的患者或者有罕见的躯体障碍或强迫症的患者，建议在进行痤疮治疗之前，先接受精神科的专业治疗。在所有情况下，需要询问是否曾有自杀的念头。

iPLEDGE项目会给患者增加额外的心理负担，因为很多患者并不需要如此严厉的管理方式。但是如果iPLEDGE项目可以使照顾痤疮患者的父母和专业人士从一开始就按照这本书中列出的原则管理患者，那么这种积极的预防措施可能会减少患者对异维A酸的需求。

iPLEDGE项目会令所有患者感到不舒服*。在我的临床实践中，对于初次就诊的患者，我从来不给女性患者开具异维A酸，也很少给男性开具异维A酸。我坚持要求他们详细阅读iPLEDGE手册。如果年龄小于18岁，由父母进行评估，且必须由父母或是值得信任的第二或第三方签字。这本小册子可在网上获取 [45]，并提出了关于可能出现抑郁和自杀的细节问题，在我填好iPLEDGE同意书并开好处方之前，我会让患者和父母准备好需要和我进一步咨询的问题。而我的询问很简单，"你读过手册，你知道有出现抑郁和自杀的可能吗？你还有什么问题或担心吗？"

对公众来说，iPLEDGE手册和与之配套的同意书是令人担忧的文件。但其实它们是用于保护大家的，它们有助于保护患者获得知情同意，也可保护医生避免一些不必要的麻烦，还有助于防止未出生的孩子接触已知的致畸原。

许多患者和他们的父母带着压力阅读这些文件的内容。确实，那些带着iPLEDGE文件回家阅读的患者，约有15%再也不会回来就诊。另有10%左右的人回来继续就诊，但出于各种原因，他们希望避免使用这种药物。

8.4.3.2.5 其他不良反应

异维A酸还会使我们的身体出现其他副作用。未商品化前异维A酸的剂量通常是每天2mg/kg，随着使用经验的增加 [56]，现在基本上不会超过每天0.8mg/kg。之前的治疗策略是短时间内使用较高的治疗剂量，现

---

*译者注：指需要填写知情同意书及其他大量信息。

在是在较长时间内使用较低剂量。药物使用的总剂量（和效果）大致相同，但副作用要小得多[57]。这种低剂量的治疗方案明显减少了皮肤和黏膜的副作用（表8.2），但仍然会出现嘴唇皲裂和皮肤干燥的不良反应，不过上唇和眼睑的脱皮已经很少见到了（图8.4和图8.5），这在增加患者依从性方面非常有价值。我们仍然不建议在异维A酸服药后的2个月内，对患者的任何部位进行脱毛。还有其他曾经非常常见的副作用，例如脚趾甲周围的化脓性肉芽肿样病变，但近十多年来我从未见过。在零乳制品和低血糖负荷饮食下，高甘油三酯血症的发生率很低，只有当患者有明显的糖尿病或血脂异常家族史时，或者是父母在场且坚持进行检测时，才会对患者进行血液检测。其实，用低剂量异维A酸治疗痤疮比早期高剂量要简单得多。

最令人惊讶的是120天的低剂量治疗获得了很好的疗效。我认为是零乳制品、低血糖负荷饮食的缘

表 8.2　异维 A 酸的皮肤黏膜副作用

暴发性痤疮	甲营养不良
脱发（可能持续存在）	甲沟炎
瘀伤	掌跖脱皮
唇炎（唇干）	光变态反应或光敏性
口干	瘙痒症（痒）
鼻子干	化脓性肉芽肿
皮肤干燥	皮疹（包括面部红斑、皮脂溢出和湿疹）
鼻衄（鼻出血）	Stevens–Johnson 综合征（重症多形红斑）
发疹性黄色瘤	易晒伤
多形红斑	出汗增多
冲洗	中毒性表皮坏死松解症
皮肤脆弱	荨麻疹
头发异常	血管炎（包括韦格纳肉芽肿病）
多毛症	伤口愈合异常（延迟愈合或肉芽组织增生）
色素沉着	
色素减退	
感染（包括播散性单纯疱疹）	

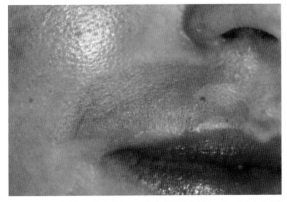

图 8.4　早期的一个病例，一个非常沮丧的伴娘，她在服用异维 A 酸时化妆，导致上唇表皮脱落

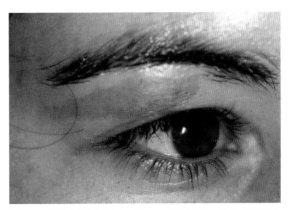

图 8.5　她的眉毛也掉了一层——幸运的是，离婚礼还有 1 周多的时间

故，我鼓励所有患者都这么做。当然，背部、颈部和胸部的明显皮损，通常需要增加 30 或 60 天的疗程才能完全清除皮损，但这也不会导致总剂量过量。异维 A 酸仅通过避免摄入乳制品见效更快。即使是最严重的痤疮也会随着时间的推移而逐渐减轻，但异维 A 酸可以更快地清除皮损并减少瘢痕形成。现在有新的证据表明，高剂量的异维 A 酸可以取得更好的长期疗效 [58]，但我可能不会使用高剂量的异维 A 酸，因为高剂量的不良反应较大（图 8.6 和图 8.7）。

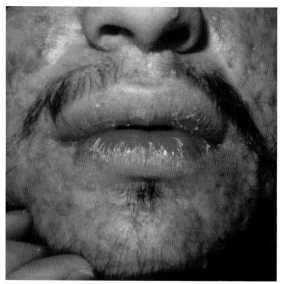

图 8.6 高剂量的维 A 酸。注意（预先存在的）面部瘢痕以及广泛的唇炎（干裂的嘴唇）

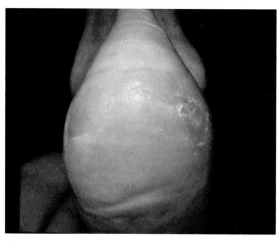

图 8.7 同一患者——足跟部脱皮

FDA 会根据一种新药的临床试验制定相应的用药指南，并给予监管。虽然每日剂量、总剂量和疗程的长短作为指南是有指导意义的，但指南会经过多年的完善和修改。患者和医生每天都面临选择，现在有了"基于 30 年经验"和"循证"的指南供医生们参考使用 [59]。

8.4.3.2.6 案例：长得像酋长的罪犯

在 1982 年异维 A 酸正式上市之前，它被选择性地用于一些临床研究。我有几个患者参与了这个早期项目，其中最让人难忘的是当地监狱的一个因犯。因犯可以因为表现良好而获得"休息时间"，其中一种良好表现就是协助进行药物临床试验。现在人们认为这是一种不道德的做法，但在当时的情况下，这对各方都是有利的。如果你看过电影《飞越疯人院》（*One Flew Over the Cuckoo's Nest*），你一定会记得那个健硕的土著篮球运动员，他对多汁水果的热爱是这部电影的亮点。我的一位患者和他长得很像，他可能是酋长的孪生兄弟，但他的面部、颈部、肩膀和上胸部有十分严重的出血结节性痤疮，这使他成为药物临床试验的主要候选人。

在异维 A 酸使用的早期，高剂量会产生明显副作用。由于临床试验不允许有辅助治疗，所以我们看到了初始治疗时的红斑、脱皮、皲裂和肿胀的嘴唇，脱屑和干燥的面部，甚至连脚上的老茧都脱落了，尤其是脚后跟。他的看管员满足了他的特殊要求，包括：额外的亚麻布、额外的衣物、额外的淋浴时间，并且减少了他的体力劳动，但他仍然很不舒服。但是在 6 周的时间里，他的病情有所改善，这增强了他坚持治疗的决心。随后他的病情逐渐好转，副作用也变得可以忍受了。

16 周后，他基本没有再出现任何活动性的痤疮皮损。虽然他还在忍受着脱皮、嘴唇肿胀和皮肤干燥等副作用，但夜间流血的情况再也没有出现过，痤疮结节也几乎完全消失了。

他应该在治疗后 4 周复诊，但他没有出现。临床试验人员对不完整的记录非常不满，所以我的工作人员打电话询问他的情况。他似乎对效果非常满意，他后来试图越狱，这是我最后一次听到该患者的消息。

8.4.3.3 阿维 A

它是主要用于治疗"角化异常"性疾病的维 A 酸类药物，可用于治疗由于皮脂过多以及角蛋白代谢异常而产生的痤疮。阿维 A 的缺点是半衰期很长，它的致畸性类似异维 A 酸，而且如果与酒精同时服用，半衰期会进一步延长，所以女性，尤其是育龄期女性要避免使用。

阿维 A 未被批准用于寻常痤疮，也不用于玫瑰痤疮。然而，这种药物对于控制毛囊管的异常角化（导致 AI/HS 毛囊破裂的原因）是非常有效的[60]。治疗 AI/HS 时，所有相关人员都必须意识到，治疗周期会延长，因为患者和医生都在寻找预防新发皮损的方法，而旧的病变则使用抗生素、抗炎药或手术方法进行治疗。

8.4.3.4 小结

如果让我制订一个治疗痤疮的最佳方案，甚至是针对非炎性粉刺性痤疮，这个方案中会包括零乳制品、低血糖负荷饮食和低剂量的异维 A 酸；对于女性，则加用非雄激素或低雄激素的口服避孕药，优先使用"延长"的 84/7 方案，并可能加上螺内酯。

这个方案治疗效果较好，可以实现有效的二级预防，而且可以避免长期使用广谱抗生素带来的风险。目前在美国，外用药价格昂贵，每个单位包装的价格高达数百美元。因此教授患者一种健康的饮食生活方式，可以使患者受益一生。虽然我们仍然没有任何流行病学证据表明饮食对于真正的丘疹脓疱型玫瑰痤疮是否重要，但是目前认为，玫瑰痤疮与寻常痤疮有着相同的发展过程，所以我对玫瑰痤疮患者同时提出了关于饮食和服用异维 A 酸的建议。在我的 AI/HS 患者中，越来越多的经验证明了调整饮食的价值，异维 A 酸的治疗价值不大，而阿维 A 却很有效，值得推广。

除非所有的粉刺都能够被预防，粉刺溶解剂仍是治疗痤疮的重要组成部分。

8.5 抗炎药和抗生素

金霉素® 是第一个用于治疗痤疮的四环素类外用软膏，最初是在 60 多年前用于治疗一例重度炎症性痘样痤疮（acne varioliformis）[61]。目的是使用抗生素来杀死"痤疮棒状杆菌"，现在称为痤疮丙酸杆菌。20 年后，我们发现了四环素和其他抗生素，即使是剂量低于杀菌或抗菌作用的浓度，也能有效地抑制炎症活动[62]。随后，用于治疗痤疮的其他抗生素也显示出不同程度的抗炎活性以及不同程度的疗效。多年来我们一直在讨论的是，抗炎反应是纯粹的抗炎作用，还是由于清除了病原微生物而产生的反应。问题越来越深入，但并没有得到充分的讨论，事实上，减少或消除痤疮丙酸杆菌会消灭一个敌人，但往往会增强另一个敌人的活动[*1]（第 6.1 节和第 6.2 节）。

8.5.1 作为抗炎药使用的抗生素

简单地说，每一种用于治疗寻常痤疮的抗生素都具有抗炎作用[63, 64]。也就是说，抗生素的选择更多是基于药物对炎症性痤疮皮损的整体临床效果和安全性，而不是药物的抗炎能力的强弱。外用氨苯砜，一种局部外用的中效抗炎药，比口服安全得多。而克林霉素可能引起的主要副作用是假膜性结肠炎[65]，即使外用时也会出现。四环素外用治疗痤疮效果一般，通常不会使用。红霉素软膏的局部作用有限，主要是基于它的抗菌能力，而非抗炎能力[*2]。

8.5.1.1 寻常痤疮

在 1982 年异维 A 酸（Accutane®）上市之前，我经常使用四环素（每天 1～4g）治疗痤疮。自从异维 A 酸问世以来，高剂量的四环素就很少使用了。四环素从美国市场暂时消失后，现在以大约几年前 100 倍的价格重新上市了，现在推荐应用多西环素和米诺环素。这两种药物的常用剂量为每日 50～200mg，分次

---

*1 译者注：指可能出现菌群失调。

*2 译者注：红霉素及其同类抗生素在中国耐药严重，不建议外用治疗痤疮。

服用。米诺环素可以与食品和水一起服用，多西环素必须使用 8 盎司的水服用（1 盎司 ≈ 28.350g）。因为副作用，米诺霉素的临床应用少于多西环素[66]，但新的价格可能会改变用药选择。随着阿奇霉素的出现，红霉素很少应用了。关于阿奇霉素，有许多治疗方案可供选择，每天服用 500mg 片剂，每 10 天中服用 3 天，这是我最喜欢的疗法之一，因为它提高了依从性，副作用较小，且疗效不错。

也有人推荐阿莫西林和氨苄西林，还有克林霉素和甲氧苄啶。在特殊情况下，如革兰阴性毛囊炎，抗生素的选择将由细菌培养结果决定。

8.5.1.2 玫瑰痤疮

在治疗玫瑰痤疮时，人们几乎尝试过所有治疗过寻常痤疮的抗生素。不过，最近几十年来，外用甲硝唑仍然占据着重要的位置。它被认为具有抗炎作用。乳膏、凝胶或洗剂的临床功效几乎没有差异。患者会根据个人偏好选择药物剂型。同样，0.75% 和 1% 的浓度以及原研药和仿制药之间的差别不大。我告诉患者，80% 的病例对 0.75% 凝胶（每天局部使用 2 次，持续 8 周）的治疗方案有效。它的效果非常好，以至于我很少看到未经治疗的玫瑰痤疮，因为基层医护人员治疗了 80% 的患者，剩下 20% 的患者需要不同的疗法。有趣的是，大约 40% 的患者在停止最初的 8 周试验后仍保持这种状态，有时会一直保持下去。当然，应该首先尝试局部外用甲硝唑。如果外用甲硝唑无效，情况就变得复杂了（见第 1.2 节）。

8.5.1.3 反常性痤疮 / 化脓性汗腺炎

抗生素在化脓性汗腺炎中被大量使用。尽管许多作者坦率地承认细菌可能与疾病的发病无关，但几乎每个人都认为抗生素有效[67]。它们在消除继发感染方面可能非常有效，联合用药似乎依赖于这些抗生素的抗炎能力，而不是它们清除微生物的能力。

当然，当炎症性化脓性汗腺炎的结节或窦道开放的时候，且底部的组织开始颗粒状增生时，通常不需要任何抗生素。这充分说明了该疾病的炎症是由细菌以外的其他因素导致的（见图 1.3）。

如果我确信 AI/HS 是由细菌感染引起的，我可能会

倾向于定期使用抗生素。然而，总体来说，解除病因要比让患者暴露于长期使用广谱抗生素的风险中要好。

然而，当明显存在继发感染时，需要使用抗生素。真正的炎性单发结节可以通过抗生素的抗炎能力在一定程度上得到控制，但是如果进行开放引流，可以快速清除，且愈合更快、疼痛更轻。严重感染的窦道炎非常罕见，但此时需要抗生素，备选药物从大剂量多西环素到三甲氧嘧啶 - 磺胺甲噁唑，再到利福平。它们可能在术前应用以缓解炎症，方便手术，然后在术后短期应用以控制残余的炎症。也就是说，不使用抗生素即可治愈，及没有出现抗生素耐药性、过敏反应以及病原酵母菌感染的风险，应该避免使用抗生素，除非存在明显的蜂窝织炎。

继发酵母菌感染的风险很大，特别是生殖器部位。每周服用 150 ~ 200mg 氟康唑对控制酵母菌感染来说效果满意，而且最好每周使用 1 次，直到感染消失。再强调一遍，开放引流是首选，抗生素和抗真菌药不是必需的。

患有 Hurley Ⅲ 期的深在窦道炎和肥厚性瘢痕的患者，需要的远不止广谱抗生素。他们需要手术，这可以通过积极的大范围的开放创面或整体切除配合皮瓣移植来实现（见第 8.7.3.3 节和第 8.7.3.4 节）。

8.5.1.4 穿掘性毛囊终端炎和瘢痕性痤疮

穿掘性毛囊终端炎（dissecting terminal folliculitis, DTF）和瘢痕性痤疮这样的顽固性疾病需要"积极治疗"，解决问题的所有潜在病因。抗马拉色菌、抗生素、抗炎、粉刺溶解剂和皮损内注射类固醇激素加上饮食调整，被同时用于解决这些顽固疾病。我认为 DTF 没有必要接受手术，即使患者能接受留下瘢痕的风险，但是对瘢痕疙瘩性痤疮的广泛切除确实取得了很好的疗效。

8.5.2 作为抗生素使用的抗生素

在治疗寻常痤疮、玫瑰痤疮或 AI/HS 时，真正的急性继发感染需要积极的细菌培养来指导抗生素治疗。在等待培养结果的同时，医生基于经验的"有根据的猜测"可用于最初的抗生素治疗。通常没必要换用不同的抗生素，但不能忽视培养结果的有效性和敏感性。

此外，必须牢记，炎症并不总是意味着感染。背部发热的红色结节可能是无菌的表皮样囊肿，不需要任何抗生素，简单清理即可治愈。面中部发热的红色结节看起来可能和背部的皮损一样，但可能并没有囊肿，试图切除或排出病灶可能导致损容性问题。对于后一种情况，皮损内注射曲安奈德是更好的治疗方法。有其他 AI/HS 体征的患者在腹股沟或乳房下存在同样的发热的红色结节，使用皮损内注射曲安奈德治疗可能有效，但更有可能需要开放皮损。如果病变是新发的，尤其是单发的，那么活检钻孔的效果最好（见第 8.7.3.1 节）。

请记住，抗生素的生物学效应一直存在。抗生素会促进酵母菌生长，无论是念珠菌还是马拉色菌。分别使用氟康唑或酮康唑治疗时，需要监测它们的副作用。它们的抗真菌活性具有一定的特异性，几乎没有重叠。亲脂的酮康唑用于治疗马拉色菌感染，亲水的氟康唑用于治疗念珠菌感染。

8.5.3 酮康唑、伊维菌素及克罗米通

酮康唑和大多数唑类药物一样，具有抗炎和抗菌的作用。它对寻常痤疮和玫瑰痤疮非常有用，但我没有在 AI/HS 中尝试使用过，除非为预防长期使用广谱抗生素带来的副作用而应用它[*1]。

每天服用酮康唑，容易导致肝功能受损的问题。Shuster 是最早推荐该药的学者，并研究了它在脂溢性皮炎中的应用，酮康唑每天 200mg，持续 4 周，然后每天 400mg，持续 4 周。他在 1984 年写道（并不再使用它），"酮康唑可能偶尔产生肝毒性……这种药物不适合长期治疗脂溢性皮炎和头皮屑"[68]。酮康唑虽然有明显的肝损伤副作用，但在较小剂量下可以安全使用。酮康唑对肝脏的主要影响是抑制细胞色素 P450 3α4 酶系统。如果每周给予 1 次或使用频率更低，剂量为 400mg 的酮康唑通常耐受性良好[*2]。

当然，人们不会盲目地接受治疗。转诊的患者希望得到最好的治疗。但使用酮康唑是一个挑战（见

"小贴士：关于酮康唑的警告（2013 年 7 月）"。

小贴士：关于酮康唑的警告（2013 年 7 月）

每天使用 400mg 酮康唑（口服 2 片 200mg 片剂）被批准用于几种危及生命的深部真菌感染，但该药充分抑制患者的细胞色素 P450 3A4 酶系统，而产生严重的副作用，导致欧盟和美国将该药物退出一线用药。在美国治疗马拉色菌的"超说明书"用药没有限制。美国食品和药物管理局"并未禁止将口服酮康唑用于未经 FDA 批准的适应证；这些仍是口服酮康唑的超说明书应用"，并"同意超说明书用途应基于坚实、充分的科学依据，并考虑患者的风险和利益"[61]。

每周使用酮康唑 400mg 是非常有效的。亲脂的酵母——糠秕马拉色菌（*Malassezia furfur*）聚集在皮脂中，这是它的食物，其中包含对其新陈代谢至关重要的长链脂肪酸。酮康唑具有明显的亲脂性，因此被选择性地吸收并保留在皮脂中[69]。这种药物发挥作用并不需要杀菌剂量。相反，如果暴露于高剂量的酮康唑，酵母就会处于"静默"状态。此外，由于马拉色菌细胞壁结构的变化，这种酵母菌无法抵抗宿主白细胞的吞噬。在酮康唑的存在下，它被巨噬细胞吞噬、消化和清除[70]。

可问题是，这要花上几周时间才能完成，所以患者服用酮康唑 8 周为 1 个疗程。Shuster 发现，酮康唑停药 4 周后病情复发。这并不意外，因为治疗周期不够长。低剂量、长期的治疗方案可以很好地解决这个问题。

另外，如果每天服用酮康唑，它会被储存在肝脏的脂肪区域，严重影响肝酶功能，可能干扰患者正在服用的其他药物的代谢。对于服用降脂药的患者，可

[*1] 译者注：酮康唑一般不用于寻常痤疮，偶尔用于玫瑰痤疮，以外用药为主。

[*2] 译者注：由于临床有更安全的抗真菌药，口服酮康唑已很少使用。

能需要调整药物剂量，通常是他汀类药物。患者同时服用酮康唑和华法林时，应每周接受华法林的国际标准化比率（international normalized ratio，INR）检测。如果每周 INR 有下降趋势，则须调整华法林剂量。

第三，即使与食物同服，酮康唑也不易被吸收。最好是空腹服药，使用低 pH（酸性）饮料，例如苹果汁或橙汁。可口可乐®经典款可减少胃部不适，但含糖量高而不健康[71]。3 盎司或 100ml 就可以了。1 小时后才可以进食早餐。患者偶尔会感到有些恶心，但进食早餐通常会解决这个问题。

体重不足 50kg 的患者每周服用 1 片（200mg）；超过 100kg 的患者每周服用 2 片。由于 FDA 还没有批准上述剂量的治疗方案，这属于"超说明书"用药[72]。

西柚汁最初被推荐是因为它的低 pH 促进了药物的吸收。最近对葡萄柚与许多药物相互作用的研究表明，当酮康唑与其他药物同时服用时，需要谨慎使用葡萄柚和其他果汁。西柚（果汁或水果）可以抑制细胞色素 P450 3a4 酶系统，增加药物的吸收，可能增加二氢吡啶、特非那定、沙奎那韦、环孢霉素、咪唑仑、三唑仑、维拉帕米、洛伐他汀、西沙必利和阿司咪唑的中毒风险[73]。它还能降低乙酰托洛尔、塞替洛尔、非索非那定、他利诺罗和 L-甲状腺素的口服生物利用度，而橙汁同样降低阿替洛尔、塞替洛尔、环丙沙星和非索非那定的口服生物利用度[74]。

为了缓解胃肠道不适并利用药物的亲脂性来增加吸收，我建议患者用 1 汤匙花生酱来提高药物的吸收。这和服用异维 A 酸一样，它是脂溶性维生素 A 的衍生物，它的效果非常好，患者接受度非常高。

第四，马拉色菌实际上并没有像其他微生物那样通过分泌外毒素（例如白喉毒素、肉毒毒素或葡萄球菌烫伤皮肤综合征的表皮松解毒素）而导致疾病。然而，马拉色菌静静地定植于几乎我们所有人的皮肤和毛囊里。

第五个问题是，复发并不少见。众所周知，微生物无处不在。应提醒患者，马拉色菌生活在头部、帽子、头盔、发带、梳子和连帽衫上面。患者可以使用 2.5% 硫化硒洗发水/溶液或 2% 酮康唑洗发水，甚至是 1% 硫化硒洗发水来明显降低再感染的风险。用指尖将其擦拭在湿润的头皮上，按摩 5 分钟。

根据我的经验，超过 50% 的患者会在 1 年至 18 个月内复发。Faergemann 在 20 年前指出，预防性"每个月服用 400mg 的剂量"是有效的[75]。

8.5.3.1 治疗寻常痤疮

酮康唑对于痤疮的治疗越来越有价值[*1]。我接诊的大多数患者都是转诊过来或已接受过治疗的，而且大多数已经服用了广谱且具有抗炎作用的抗生素。其中一些是外用，一些是口服，这些情况都被认为是"抗生素治疗无效的痤疮"。事实上，是"抗生素耐受"，但不是因为细菌耐药。因为马拉色菌根本不受抗生素的抑制，反而会过度繁殖。

在决定是否在寻常痤疮中使用酮康唑时，要寻找马拉色菌感染的皮肤表现[*2]。这包括沿发际线（从前额中心到颈前和颈后的 360°）小的毛囊性丘疹和脓疱性丘疹，再到头皮本身（见图 3.10 和图 8.8）。这就是早期皮肤科医生所描述的马拉色菌性毛囊炎。T. Colcott Fox 在 1909 年提到了"典型的丘疹结节性皮损……沿着前额的发际线边缘"[76]。1925 年后期，Graham Little 将其描述为"典型皮损分布在头发和皮肤交界的前额处、太阳穴、前胸中部"[77]（图 8.9）。

头皮瘙痒是任何阶段马拉色菌感染的症状，颈后的小脓疱和头皮上的毛囊性脓疱也是一样。在问诊的时候，注意观察患者无意识地搔抓头皮。通常这些患者已经服用了足量的抗生素；他们在上胸和上背部都有马拉色菌性毛囊炎。尽管可能只有少量的、小的毛囊性丘疹或毛囊性脓疱，但足以提示诊断（图 8.10）。

[*1] 译者注：酮康唑为抗真菌药，毒性大，最新研究认为真菌在痤疮的发病中未发挥主要作用。因此，酮康唑用于治疗痤疮的价值不大。

[*2] 译者注：马拉色菌在痤疮中并不发挥主要作用，作者把马拉色菌性毛囊炎也归类在痤疮范畴内，但目前学术界不这么归类。

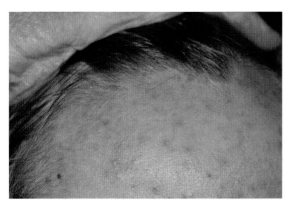

图 8.8　发际线中只有 2~3 个活动性病变，但额头上有经典的毛囊性小脓疱

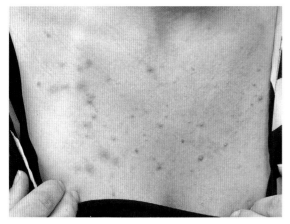

图 8.9　常为单个毛囊性丘疹，病灶可见明显的毛囊性脓疱，周围有荨麻疹样红斑提示瘙痒

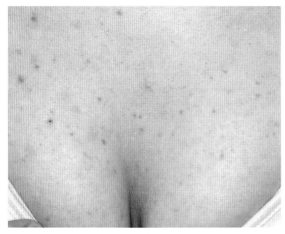

图 8.10　常可见到所有诊断性皮损的顶部都被抓掉

8.5.3.2 治疗玫瑰痤疮

　　玫瑰痤疮患者在来医院就诊前，通常已经长时间服用过抗生素。他们中的许多人会描述瘙痒性的小疙瘩，问题是，瘙痒是蠕形螨还是马拉色菌引起的？简单的体格检查可以区分这两种情况（图 8.11）。

　　如果在前额和头皮的 360°"环形区"周围有小丘疹或脓疱，更有可能是马拉色菌，尤其是存在相关的瘙痒症状时。如果患者一直在使用广谱抗生素，那么马拉色菌可能性更大。如果患者有一定程度的面中部红斑，鼻子、前额下部和面颊可见的微小表浅脓疱，由蠕形螨引发的可能性大（图 8.12）。应仔细检查眼睑的睑缘炎，这一发现提示为蠕形螨感染。脓疱 KOH 涂片蠕形螨检测阳性将为我们指明方向（见第 6.4 节），但睑缘毛囊炎是更好的特征性表现（图 8.13）。

　　请记住，每个患者都可能存在一种以上的疾病。如果不能确诊，使用 8 周的酮康唑，然后评估疗效，并决定是否转向针对蠕形螨的治疗。如果你想针对所有可能的病因进行治疗，可以谨慎地同时给予标准剂量的多西环素或米诺环素，皮损清除后再逐渐减量。问题是如果你同时使用两种药物，你会面对两个问题：

　　• 如果出现副作用，很难判定是哪一个引起的。

　　• 当皮损消退后，很难判定是哪一个药发挥的作用。

　　做好治疗失败和复发的准备。玫瑰痤疮的患者有时病情非常复杂，治疗具有挑战性。

　　明智的做法是尽早告诉患者，可能不止一种病原体导致发病，需要时间来发现和清除所有病因。患者期望尽快治愈。考虑到本病的复杂性，这是一种不合理的期望，但患者并不明白。

　　对于蠕形螨，除了抗酵母菌和抗生素治疗外，可以给予 0.2mg/kg 的伊维菌素（Stromectol®）或者每 30 磅（1 磅 ≈ 453.59g）体重 1 片 3mg 片剂，每周 1 次，持续 3 周。如果患者不愿意口服伊维菌素，那么可以考虑使用杀虫剂，如外用硫（沉淀在乳膏基质中的 2% 硫），5% 氯菊酯乳膏（Elimite®），或 10% 克罗米通乳膏或溶液（Eurax®）。这些外用药最好在夜间使用。我告诉患者，这些是螨虫的"避孕药"，它们最终会被清除。

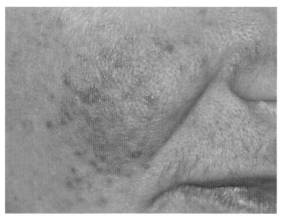

图 8.11 这位女士额头有活跃的"红斑痤疮",胸骨前有大约 4 个毛囊性脓疱

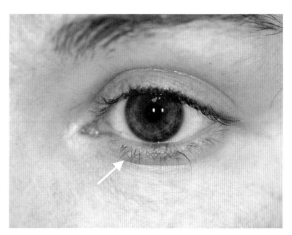

图 8.12 患者 4 月份首次就诊时发现睑缘炎,但认为是细菌性的(注意脓疱——白色箭——毛细血管扩张区内侧),有麦粒肿病史

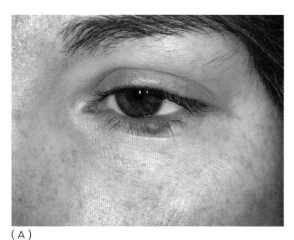

（A）

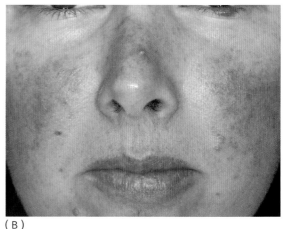

（B）

图 8.13 （A）8 月份,尽管使用了抗生素,但患者双颊情况更糟。前额也被累及,但左下眼睑说明了问题所在。(B)细菌脓疱消失,但眼睑毛细血管扩张区形成结节。鼻部脓疱 KOH 检查蠕形螨阳性,用伊维菌素清除

如果睑缘炎对抗生素没有反应,治疗的选择就很有限了。伊维菌素不是常规治疗,在这种情况下,我已经两次使用口服异维 A 酸治疗成功。这两位患者经历了多年的麻烦,很感激我。含有茶树油的外用眼科药物正在试用,但是在眼睛周围应用会有些刺激,而且清除率不太理想。尽管成本相对较高,我更倾向于伊维菌素的安全性和有效性。

在开始的 1 周或 2 周内,每周 2 个晚上用药,如果耐受的话,可以逐渐增加至每晚 1 次。4 个星期就能把所有活的螨虫从毛孔中清除。当死亡的螨虫被固有免疫系统识别,并从小脓疱中排出时,新的微小疙瘩可能会暴发出来。在 KOH 检查中,只能看到死亡的蠕形螨。

8.5.3.3 治疗反常性痤疮 / 化脓性汗腺炎、穿掘性毛囊炎和蜂窝织炎

这些药物并不适用于单纯的 AI/HS,但必须考虑到患者面部同时伴有深层和顽固性结节型聚合性痤疮,或者侵袭性、深在的穿掘性蜂窝织炎和头皮毛囊炎的存在,即"头部脓肿性穿掘性毛囊周围炎"。

在头皮上,马拉色菌是一个持续的威胁。它在皮脂腺分泌的皮脂中茁壮成长,具有很强的抗原性和致

瘙痒性，并且会使患者不断去抠头皮和上背部，正如 Fox 展示的被抠破的皮肤（图 8.14 和图 8.15）[76]。无法通过清除马拉色菌抗原来抑制瘙痒是一些疾病治疗失败的常见原因。外用强效类固醇激素头皮洗液、溶液和香波的常见不良反应只会使问题恶化、病情迁延，尤其是在与广谱抗生素联合使用时。

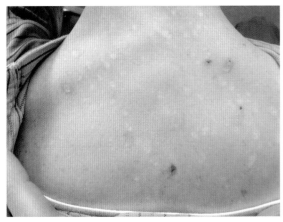

图 8.14　马拉色酵母引起瘙痒，使得患者自己抓破皮肤。这是被抓破的披肩综合征

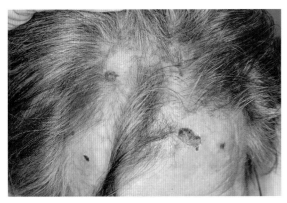

图 8.15　当问题达到这个程度时，患者通常被认为是神经性的或精神性的。瘙痒能使他们疯掉

8.5.4 类固醇激素

皮质类固醇，也被称为类固醇或可的松，有众多的通用名和商品名，对我们而言亦故亦友。他们的抗炎作用很好。

但类固醇是双刃剑：

· 类固醇激素延缓愈合。

· 类固醇激素使皮肤变薄。

· 类固醇激素会加重感染。

最后是其"反弹"特性。如果乳膏或软膏或其他剂型的可的松被反复涂抹在有轻微感染的部位，身体自然的抗感染反应会因为可的松而减弱。抑制免疫反应可使感染加重，有时细菌、酵母菌、真菌，甚至疥螨的数量都成倍增加。之后，当停止使用类固醇激素，身体的免疫系统突然识别到这些病原体的数量增加。防御性免疫反应会很快重新启动并试图发挥作用。如果事先采取预防措施，应用消毒剂或抗生素或抗真菌剂来保护皮肤，以控制微生物成倍繁殖，就不会发生反弹了。

谨慎使用类固醇激素是有效的，偶尔用来治疗痤疮，但过度使用会导致严重问题。几年前有一个疗效很好的药物，叫做 Neo Medrol® 痤疮洗剂。新霉素和甲基泼尼松龙在含硫的外用洗液中联合使用（不符合现在 FDA 的要求），但它治疗痤疮和玫瑰痤疮非常有效。如果痤疮被认为是一种对从毛囊导管中释放出来的物质的炎症反应，而不是真正的感染，在面部使用类固醇激素是可行的（只要细菌和酵母菌得到有效控制）。这种方法在欧洲，尤其是法国，已被广泛接受。在美国，对于在面部使用类固醇激素非常谨慎。因为我们有大量的经验，局部强效类固醇激素可诱发玫瑰痤疮样皮炎，这种变异型被称为医源性玫瑰痤疮[78]。

紧急情况（例如婚礼）下，需要在短时间内使面部的炎症性寻常痤疮消退。有一些方法可供选择。

如果已经开始使用口服抗生素和抗真菌药，可以每天使用 3～4 次，共 3～5 天中等强度类固醇激素软膏，可以很快控制病情。如果效果不佳，需要联合使用酮康唑、大剂量的多西环素或米诺环素，以及局部外用 0.1% 曲安奈德软膏 1 周（每晚 1 次）。这种疗法不应重复使用，患者必须被明确告知，在不超过 7 天的时间内停药。

这种方法也可以用来治疗玫瑰痤疮。必须要告诫患者，在外用 7 天类固醇激素之后，如果不停用会带来副作用。

炎症性面部结节的暴发同样是可以考虑使用类固醇激素的紧急情况，适当的方法是使用非常小剂量的曲安奈德皮损内注射，用生理盐水稀释至 2.5～5mg/ml，用 30 号针头注射，最好在同时口服抗生素和抗酵母菌药物的情况下使用。通过附近的健康皮肤注射进入活动病灶的中心。需要强调的是，只需要很小剂量。否则，可能出现明显的凹陷（通常是暂时的），是由于激素导致脂肪萎缩所致。

除特殊情况外，通常不建议系统应用类固醇激素。同样，可以在有紧急的社交需求时使用，但系统性类固醇激素最常用于异维A酸引起的继发性皮疹的治疗。异维A酸可在早期使用阶段出现暂时性皮疹暴发。有时需要停用1~2个星期的异维A酸，通常可以口服或肌注类固醇激素来缓解。剂量通常为1mg/kg，肌注最大剂量为80mg。有时可以口服相同剂量的泼尼松以冲击疗法（5~7天）来控制这种发疹，类固醇激素口服给药更易出现副作用。长期口服或肌注类固醇激素都是不明智的，会对身体带来危害，因此不鼓励长期使用。

AI/HS的急性皮损偶尔需要皮损内注射或短期系统性口服大剂量类固醇激素，但同样存在上述的风险。

8.5.4.1 案例：海军陆战队员

2003年，一个高中毕业生来见我。他长了很严重的痤疮。他的面部、胸背部有大量流脓的结节。他脱下T恤时局部有出血。他常常因为被粘在床单上而被弄醒。他睡觉时在床上翻个身，就会把痂皮撕掉。他是真正的聚合性痤疮。他在我的办公室里哭诉。太可怜了，他已经使用了几乎所有的抗生素和外用药。

在询问他的饮食习惯后，我发现他大量摄入乳制品和高血糖负荷的碳水化合物。牛奶、芝士通心粉、奶酪和比萨是他的日常主食。

我们讨论了各种治疗选择。一种是零乳制品饮食。另一个选择是异维A酸（Accutane®）。最终，患者及家人同意使用异维A酸，我们从每天40mg开始，但出现了皮疹的暴发，我给他使用了泼尼松、红霉素和氨苄青霉素的冲击治疗；异维A酸逐渐减量，同时在假期停用异维A酸。在经历了8个月的艰难治疗后，他的痤疮终于被清除了。虽然遗留了瘢痕，但皮损消退。没有活动性皮损。我没有随访，与他断了联系。

2009年，我开始进行一项非正式研究，研究坚持控制饮食的患者与那些高碳水化合物和高乳制品饮食

患者的痤疮复发率。我的助手通过邮件发给他一份简短的问卷调查。他没有回复，因为他出国了，不过他母亲代他回复了。

现在，他的皮肤如此健康，使他能够通过了美国海军陆战队（US Marine Corps，USMC）的体检。部队很清楚炎热的气候、沉重的背包、汗流浃背、压力巨大的环境对痤疮易感人群的风险。部队的一位皮肤科医生向我介绍了一种变异型的痤疮——他们称之为"伊拉克痤疮"，他们小心地筛选有潜在风险的新兵。

他被海军陆战队所接纳，并自豪地服役。正确的治疗治愈了他的痤疮。但最令人惊喜的是我从他母亲那里收到的邮件。

她写道：

我和我的儿子交流过，我们都认为，正是乳制品导致了他的聚合性痤疮。

自从他第一次到你办公室问诊后，就没有再吃乳制品了。

在他去新兵训练营后，我发现他床下有许多未打开包装的异维A酸！

后来我了解到，他不想服用这种强效的药物。

他是被异维A酸治好的？不！

而是因为他未再食用牛奶、芝士通心粉、奶酪、比萨等。

海军陆战队塑造真男儿，但我不认为他们需要乳制品！

经验总结：零乳制品饮食很有效，即使对聚合性痤疮。

8.5.5 非甾体抗炎药及生物制剂

非甾体抗炎药（nonsteroidal anti-inflammatory drugs，NSAID）在寻常痤疮和玫瑰痤疮中的作用有限。布洛芬联合四环素或米诺环素在多年前就被用于治疗痤疮，但这种联合疗法从未真正流行起来[79]。口服氨苯砜被用于治疗痤疮（包括外用氨苯砜），甚至氯法齐明被尝试用于治疗一种非常罕见的变异型痤疮——簇集性痤疮[80]。

正在进行生物制剂治疗反常性痤疮的临床试验，结果喜忧参半。当用于对抗Hurley Ⅱ期和Ⅲ期中广泛的炎症皮损时，第一个使用的生物制剂英夫利昔单抗

（Remicade®）显示出比其他 TNF-α 抑制剂和白介素（interleukin，IL）拮抗剂的优势。这些药物可以减轻炎症，减轻肿胀，减少渗出，清除异味，偶尔可完全缓解。遗憾的是，大多数很快复发。

到目前为止，没有一种生物疗法与饮食控制、激素及改变生活方式等结合起来应用，而这些改变是预防新发皮损的必要因素，不改变，治疗注定要失败。我们需要临床试验将严格的零乳制品和低血糖负荷饮食与药物治疗结合起来。

8.5.6 光疗

紫外光疗已用于治疗痤疮多年。它对痤疮有多种作用，取决于所使用的波长、强度、使用频率、暴露时间。

众所周知，UVB 会导致晒伤，严重时会出现皮肤剥脱。这种脱皮虽然是创伤性的，但可以打开毛孔并将其清空，从而暂时改善痤疮。但 UVB 同时损伤了真皮下层的胶原蛋白，减弱了对真皮血管及 FPSU 的支撑。UVB 也能杀死皮肤表面的细菌和酵母菌，消除一部分导致寻常痤疮、玫瑰痤疮和 AI/HS 的抗原。

UVA 能深入真皮层，对炎症细胞有一定影响。通过减少淋巴细胞的数量，使该区域炎症减轻，皮损会有显著改善。使用过日光浴床的人注意到紫外线可以改善痤疮。

最近，蓝/红可见光源被用于治疗痤疮。有些只研究了蓝光或红光，有些研究使用了光敏药物预处理，即光动力疗法（photodynamic therapy，PDT）技术。2009 年发表的一篇综述指出，"21 项研究报告了炎症性皮损的减少和（或）痤疮的显著改善。所使用的光源包括蓝光，脉冲染料激光（pulsed-dye laser，PDL），强脉冲光（intense pulsed light，IPL）和红光。将 PDT 与单独光疗进行比较的研究表明，使用光敏剂预处理的治疗组有更显著的改善（PDT 组）"，"所有研究均报道了炎症性皮损的减少或痤疮的显著改善"。不良反应包括光敏感、脓疱性皮损，以及不同光敏剂和光源导致的结痂[81]。

使用"痤疮""光疗""随访""长期"等关键词在 PubMed 检索，得到两篇相关论文。其中一项是小样本研究，100% 的患者"完全消退"，平均随访时间为 6.4 个月。PDT 治疗组局部使用 5- 氨基乙酰丙酸（aminolevulinic acid，ALA）进行 45 分钟短暂预处理，随后使用长脉冲 PDL 进行一次最小叠加的照射（595nm，7.0 ～ 7.5J/cm² 能量，10ms 脉冲持续时间，10mm 光斑，30ms 的动态冷却）[82]。第二篇论文呼吁"对优化操作参数进行详细研究"，这是一个尚未解决的问题[83]。

因此，对常规治疗和系统性异维 A 酸治疗疗效不佳的痤疮患者来说，PDT 是一种有效的治疗方案。在操作指南达成之前，还需对最佳光敏剂、预处理时间、光源以及治疗频率等进一步研究[84]。此外，"蓝光和光动力方法是有潜力的疗法"[85]，"蓝光照射与过氧化苯甲酰在治疗 II 级、III 级痤疮中同样有效，且副作用更少"[86]。

光疗有效的原理尚未阐明。Choi 的体外试验显示，"LED 蓝光和红光都可以杀死体外培养的痤疮丙酸杆菌"[87]。虽然普遍认为，在蓝光激活下，内源性卟啉可能在痤疮丙酸杆菌的死亡中起到光敏剂的作用，实际减少的痤疮丙酸杆菌的数量很少。这里需要注意两点。首先，死亡的痤疮丙酸杆菌仍然具有抗原性，所以只杀死它们不太可能使炎症反应迅速降低。其次，家用蓝光治疗设备已经上市，再加上 PDT 治疗的不可预测性、疼痛、费用贵以及缺乏优化的治疗参数，患者可能会选择购买设备自行光疗。Wheeland 的研究指出：

蓝光治疗系统为炎性和非炎性痤疮提供了有效、快速、方便、耐受性好的治疗方法。大多数患者认为它比传统治疗方法温和得多，它治疗有效，而不需要使用抗生素。蓝光治疗系统和单独照射蓝光是治疗寻常痤疮的极具吸引力的治疗选择，既可以替代传统的治疗方法，也可以作为现有治疗方法的辅助治疗[88]。

患者很可能会考虑价格因素，选择在家自行光疗。

8.5.7 炎症后色素沉着

炎症后色素沉着（post-inflammatory hyperpigmentation，PIH）的治疗需要医生和患者对 PIH 的形成和清除机制有所了解。下面是我对 PIH 的解释，我希望大家能够明白。

首先，我让患者伸出他（或她）的手，这样我们都能看到在手背和手指上的色素沉着并不是均匀的。在指关节上有色素沉着，通常在掌纹上也有。我告诉他们，这种颜色改变是刺激的产物，由手和手指的弯曲动作对皮肤造成的反复伤害而引起。肘部和膝盖也是一样。这是由于黑素细胞受到轻微损伤，导致了棕色色素沉着。黑素细胞有一些方法来保护自己不受伤害，而合成色素就是其中之一。同样，浅色皮肤的人会被晒黑，导致晒黑的黑色素是为了保护皮肤免受阳光的伤害。

对于痤疮来说，当痤疮处于炎症期的时候，它会伤害发炎部位的黑素细胞，黑素细胞会尽其所能地制造色素。这种色素沉着会持续数月。许多痤疮患者更担心的是色素沉着（痘痕），而不是痤疮本身。他们需要明白，真正的首要任务是消除痤疮的真正病因，同时尽可能快地（非创伤性地）使皮损消退，这样就不会形成新的损伤而产生更多的色沉。这意味着，如果想尽快康复，他们应该着眼于我能给出的最积极的疗法。我告诉女性患者，我不会强迫她们服用避孕药（birth control pills，BCP），但如果她们想尽快康复，需要我开具 BCP，我愿意帮助她们，不管她们的全科医生、初级保健医生或者妇科医生是否同意。

如果她们抽烟或有其他来源的尼古丁，必须停止这些行为，否则我会拒绝开具 BCP。她们需要知道尼古丁本身就是导致痤疮恶化的一个因素[89]。尽管戒烟是个挑战，但改变生活方式从而"治好痤疮"会成为戒烟的强大动力。

接下来，我建议选择异维 A 酸作为快速清除痤疮的药物。随着相关法律越来越严，使用异维 A 酸每年都会面临更大的挑战，但没有比它起效更快的药物了，它能够更有效地解决导致 PIH 的病因。但这意味着坚持戒烟；在使用 BCP 之前，仔细询问、寻找不良反应的家族史，如血栓、中风和心脏病史；提供合理的饮食，加上强制性孕检，按时复诊，在线填写监控表格，对患者的父母、兄弟姐妹、转诊医生以及替代疗法和其他医疗服务的提供者等重要的人员进行咨询、劝导、解释和宣教。

如果不能使用异维 A 酸，我尝试单用 BCP 或者联用屈螺酮。如果 BCP 治疗失败，我会选择单独使用

螺内酯，并就怀孕风险提出适当的建议。

接下来的挑战是清除马拉色菌，这已经成为我对痤疮的常规治疗。在异维 A 酸开始前 4 周和初始治疗的 4 周内，我会同时使用酮康唑。如果我被迫系统使用抗生素，我会在使用抗生素的前 8 周同时使用酮康唑。我不会给有色人种患者使用米诺环素，因为它会导致蓝色色素沉着，即使这种色沉是可逆的。目前，四环素在美国以高昂的价格重新上市，而在没有赖甲环素的情况下，足量的多西环素是最好的选择。我倾向于尽可能早地开始使用多西环素，但应该先清除马拉色菌；否则，它会引发更多的炎症，这会再次导致色素沉着。

外用药的局部治疗是真正的挑战，因为需要保证足够低的刺激性。我最喜欢的粉刺溶解剂是 0.3% 的阿达帕林凝胶，因为它比其他有效药物刺激性更低[90]。当使用了抗酵母菌药物、抗生素和粉刺溶解剂的联合疗法，我有时会效仿法国医生在患者面部外用类固醇激素，法国的患者比北美人更易接受外用激素。激素很有效，但我会很紧张。最好选择软膏，尤其是在北方的冬天。使用异维 A 酸时，"堵塞毛孔"的风险并不高，同时外用维 A 酸时就更轻微了。之后就可以等待皮疹清除了。

除了积极控制痤疮炎症之外，最难处理的是淡斑问题。有色人种患者，即使是 Fitzpatrick Ⅱ 型的白人和 BCP 引起的"橄榄色"黄褐斑，需要明白，即使使用处方药那样强效的"祛斑霜"，都不可能完全地清除 PIH（所谓的痘痕）。它们能做的是阻断产生新色素的酶。即使没有药物的辅助作用，色沉也会生理性的逐渐变淡。

最重要的一点是，以氢醌为基础的美白剂、褪色剂或淡斑霜去除色沉的效果并不是很理想。可能有一小部分黑色素由氢醌分解[91]，但氢醌的这种作用最初是在豚鼠身上得到证实的。把研究结果从豚鼠类推到人类身上可能会有问题，因为黑素体的大小、形成（或不形成）膜结合簇的能力以及它们在表皮细胞内和最终在表皮中的分布都有显著差异。我比较了高加索人与亚裔、非洲裔美国人的皮肤，在非洲裔美国人的表皮中可以发现很多黑素小体（但在高加索人的表皮中根本没有），这表明局部用药并不需要很强的穿

透力就可以在非洲裔美国人的皮肤中减少色沉。

有证据表明，美白剂对黑色素在皮肤中的积聚是无能为力的，这促使人们转而对诸如激光等物理疗法的有效性进行研究[92]。这就是为什么阻止新发"皮损"如此重要，因为每一个新发皮损都是新的刺激和损伤。如果黑素小体通过基底膜进入真皮（这一过程被称为色素失禁），那么色素就不能简单地通过脱屑方式排出，因为它太深了。急于祛除色沉而不顾药物的刺激性，反而会再次导致色沉，新的色沉仍将持续数月。这也是为什么会使用外用类固醇激素的原因，激素能够尽快控制导致色素沉着的炎症反应。

这就是为什么我鼓励最积极的抗痤疮疗法，越早越好，这样色沉就可以尽快褪色。

我支持温和地使用氢醌，没有理由使用浓度高于2%的氢醌产品。它可以在回家吃过晚饭后使用，或者在晚上使用阿达帕林之后，也可以在早上再次使用，前提是应用真正的广谱防晒霜做好防晒。患者需要明白，对于较浅的色沉来说，想要取得与较深的色沉一样的退色素效果是非常困难的。有其他的药膏和技术可以用来减轻色沉，从维生素C到曲酸，从葡萄柚提取物到激光及果酸剥脱，其中很多都具有刺激性。所以，避免刺激性非常重要。否则，就会形成一个恶性循环：刺激→色沉→淡斑霜→刺激→色沉，周而复始。

有两种新产品正在开发中。一种是新的酪氨酸酶抑制剂，4-正丁基间苯二酚，比氢醌和其他药物活性更强。期待它早日上市[93]。在开发中的还有另一种非氢醌类祛斑产品，它将受到相当大的关注[94]。如果您是患者，请谨慎选择祛斑产品。

人们普遍相信"美白"或"淡斑"产品的有效性。许多不懂的白皙皮肤者会在晒黑床上晒黑皮肤，有些人会使用喷雾着色剂。在欧美，比起那些肤色较深、希望美白的人，希望获得深色肤色的人的数量要多得多。由于美白市场巨大，导致许多产品所含的氢醌浓度达到或超过毒性水平[95]。建议患者避免使用那些非公开销售的"来路不明"的强效美白剂。唯一能有效地消退黑色素的乳霜是氢醌与单苄醚的混合物，歌手迈克尔·杰克逊曾使用这种化学物质去除白癜风之外正常皮肤中的黑色素。

高浓度的外用氢醌的副作用之一是在黑色素的色素沉着之上产生一种更深的颜色。这是由于尿黑酸的作用。氢醌能阻断酪氨酸酶，酪氨酸酶是控制酪氨酸转化为黑色素的酶，氢醌对尿黑酸氧化酶的平行抑制作用被认为能产生导致颜色加深的尿黑酸[96]。虽然被诊断为外源性褐黄病，这种颜色会误导患者认为黑色素的色素沉着越来越深，使其更积极地使用氢醌，反而导致更严重的色素沉着。

此外，还有另外两个关于PIH的主要问题。

首先要确定没有新的创伤。这意味着绝对不能抠、挤或摩擦，绝对不能做面部按摩、蜡疗、埋线或激光脱毛。任何伤害或刺激（尤其是关节部位）都会导致更多的色沉。如果你不知道什么会引起色素合成增加，那就打电话给你的皮肤科医生——不是你最好的朋友，也不是你的化妆师、美学或美容顾问，而是和真正的皮肤科医生沟通。

其次，PIH患者必须避光。这是个棘手的问题。他们需要一顶宽边帽子，戴宽边太阳镜，通过改变发型来尽可能多地遮住面部，使用浅色的广谱物理/矿物防晒霜或者具有防晒功能的"粉底"。患者必须远离阳光，特别是穿透较深的长波紫外线（UVA）。他们应该考虑买一种透明的（不是深色的）能阻断99.9% UVA的塑料薄膜，如Llumar®（龙膜），安装在汽车车窗里面。UVA可直接穿透普通的窗户玻璃和大多数汽车玻璃。

在生活中有人建议你照日光浴，使肤色均匀吗？不要那样做，想都别想。

Pearl Grimes博士是这一领域中信誉最高的非洲裔皮肤科医生，他在2009年对这一主题的综述中说"诸如广谱防晒霜之类的紫外线防护措施是成功治疗的基础"[97]。从那以后，大量的"研究证明了大豆、烟酰胺、n-乙酰葡糖胺、甘草提取物、熊果苷、维生素C、曲酸、松果提取物、木素过氧化物酶和谷胱甘肽的美白效果，越来越多的非处方护肤产品被开发出来，这些产品用于辅助治疗色素沉着"[98]。底线在哪里？首先，如果氢醌真的能够解决问题，谁会去开发另一种产品呢？其次，如果想要淡化这些斑点，需要足够的治疗时间。只要时间足够长，色斑会慢慢淡化的。

最后，尽快停止在面部使用类固醇激素。我们知道，在皮肤上使用类固醇激素时，皮肤的愈合通常会变慢（这就是为什么类固醇激素会导致膨胀纹）。一旦红肿消退，没有激素的话皮肤会愈合得更好。停用激素的时机很难选择，但是你使用激素的时间越长，副作用就越大。

这是一项艰巨的任务，方方面面都需要仔细考虑到。我们必须同时清理毛孔，抑制炎症，减轻刺激，控制色沉。否则，色沉就难以清除。

8.5.7.1 预后

预后包括两部分：治愈的方法及维持和预防的方法。它们"殊途同归"，都需要达到充分控制激素和饮食的目的。这两方面（激素和饮食）的控制失败是很常见的。除非控制得好，否则痤疮几乎肯定会复发，痤疮瘢痕、痘印和色沉会再次出现。

8.6 激素调节和治疗

激素诱发痤疮，没有激素就没有痤疮。但是激素是维持我们正常生活的重要物质，完全去除激素是不可行的。这意味着我们必须想办法来尽量减少其影响。我们可以避免摄入它们，并避免摄入能增强其效力的食物（见第 4.2.4 节）。我们也可以用其他替代疗法以避免激素的副作用。我们可以直接阻断激素的作用或者改变它们的代谢途径。

8.6.1 口服避孕药的选择

很久之前，人们就发现 BCP 在避孕的同时可以控制痤疮。大多数 BCP 是由两种不同家族的激素组成的，即雌激素和孕激素。最早的避孕药中以雌激素为主（美雌醇），对痤疮有明显疗效。它是怎样发挥作用的呢？BCP 是口服药，吸收的雌激素直接进入从胃、肠到肝脏的大静脉门脉系统。雌激素增加血液中一种叫作性激素结合球蛋白（sex hormone-binding globulin，SHBG）的合成。顾名思义，SHBG 就像一块海绵，它结合血液中的游离睾酮，降低血液循环中游离睾酮的量，从而减少导致痤疮的"游离睾酮"。

不久大家就意识到，最初使用的高雌激素 BCP 产生了明显的副作用（如情绪低落、抑郁、体重增加及乳房肿胀），以及好的作用（控制痤疮）。随着时间推移，BCP 中雌激素的量逐渐减少。这降低了副作用的发生率，但同时也降低了控制痤疮的疗效，BCP 治疗痤疮的效果就不理想了。此后，大约 10 年的时间里，没有出现治疗痤疮的疗效更好的 BCP 制剂。雌激素剂量逐渐下降到原来每日剂量的 1/7。与此同时，许多新的孕激素面市。最终，一些含有雄激素较少的剂型被开发出来，比早期的剂型更少诱发痤疮。第一个真正有效的非雄激素孕酮是醋酸环丙孕酮，商品名叫达英®，世界上几乎每个国家（美国除外）都有销售，后来又推出了雌激素含量较低的改进产品，叫作达英35®。不久，屈螺酮上市了。它是一种与螺内酯相关的孕酮，它不仅没有雄激素样作用，而且还能阻滞雄激素，它抑制痤疮的作用明显增强。屈螺酮是基于孕酮的第四代避孕药，包含低剂量（30μg）或极低剂量（20μg）的雌激素，炔雌醇。对屈螺酮增加致血栓风险的担忧，使人们对孕激素诺孕酯产生了兴趣，它是替代屈螺酮的理想药物。虽然它对痤疮的疗效稍差一些，但是它能够减少静脉血栓形成的风险。至少在本文撰写时它得到了全球学界的普遍接受。常用的雌激素和孕激素见表 8.5。

8.6.1.1 雌激素

雌激素家族调控着女性的性征。雌激素是女性的动力之源，它们使女性充满活力，使女性呈现出基因决定的女性的样子。卵巢从青春期前或青春期早期开始发挥作用，到大约 40 岁之后开始退化。发挥上述功能的三种雌激素分别是：雌酮（E_1）、雌二醇（E_2）和雌三醇（E_3）。雌二醇发挥主要作用，这种分子的一种变体叫作炔雌醇（ethinyl estradiol，EE_2），是 BCP 中最常用的雌激素。

第一个上市的 BCP 使用的雌激素是美雌醇。它最初被认为是 BCP 的一种杂质。当美雌醇被发现可以控制突破性出血后，在开创性的 Enovid®10mg 片剂中添加了一定量的美雌醇。现在使用的 BCP 所含雌激素剂量较低，比以前的 BCP 要安全得多，但其直接抗痤疮作用也较弱。

虽然孕激素起到了主要的抗痤疮作用，雌激素仍具有间接作用。乙烯雌二醇除了刺激 SHBG，还影响脑垂体功能。它减少卵泡刺激素（follicle-stimulating hormone，FSH）的释放。在月经周期早期给予雌激素会降低 FSH。它抑制卵泡的发育，从而阻止排卵。这样一来，也阻碍了黄体的发育。这就阻断了与痤疮发病相关的孕酮和其他非甾酮类化合物的分泌，而这些化合物通常在排卵后产生。

8.6.1.1.1 警告

我们必须考虑雌激素的副作用，最大的问题是血栓的发生率增加。腿部的血栓导致疼痛，但不影响生命，但是如果血栓到达肺部，导致肺动脉栓塞，会危及生命。超过生育年龄的患者、患有痤疮或玫瑰痤疮的更年期人群以及服用普罗马林（口服雌激素补充剂或雌激素替代品）的人群，都处于导致中风或心脏病发作的凝血风险中，特别是在易感个体中。最近一项在早期绝经后给予不同雌激素和孕激素的研究显示出了更高的安全性和更积极的结果[99]。

在任何年龄，这个问题似乎都是由血液凝固特性的变化引起，这是由于肝脏中产生的凝血蛋白在接触雌激素后发生了改变。改变给药途径似乎有帮助，但并没有将发病率降低到 0。有证据表明，贴剂[100]或外用膏剂给药的雌激素不容易引起副作用，而经阴道的 NuvaRing® 避孕环也是很有希望的给药途径。减少雌激素的剂量是有帮助的，但它已经降低到最低的水平了。虽然理论上可以避免口服途径和雌激素的首次肝脏代谢，但是非口服用药仍然会导致血液循环中雌激素水平升高。血液中雌激素水平升高本身是否是一种风险（与肝脏代谢风险无关），仍待确定。

事实上，没有什么可以将发病率降低到 0，即使去除所有雌激素。女性和男性不服用外源性雌激素仍然可能出现血栓（见图 4.5）。孕妇、吸烟者和有凝血系统遗传性疾病的患者的风险更高。其中之一是因子 V Leiden（凝血因子 V）异常，凝血因子 V 功能失调，增加了血栓的风险。另一个是凝血酶原 II 异常。4.4% 的白种人和 0.87% 的非洲裔美国人患者存在因子 5 Leiden，亚裔和北美土著居民因子 5 Leiden 缺如。简单的血液测试就能告诉患者是否有血栓的危险。最

近发现，血栓风险的增加（静脉血栓和心脏病发作）和非 O 型血（A 型、B 型和 AB 型）之间有令人惊讶和费解的关系[101]。

我认为，任何打算服用雌激素的女性都应该接受上述血液检测。在我看来，这是一次"终身性"测试，以了解形成血栓的风险。这会让那些凝血功能异常的人重新考虑是否使用添加有雌激素的 BCP。不过，世界级专家并不这么认为。他们不认为这样做"利大于弊"[102]，但随着新技术的出现[103]，我希望常规的血液测试能很快普及。随着基因组检测成本的下降，这项技术将惠及百万民众。

8.6.1.2 孕激素

孕激素和孕酮之间有重要的区别。并没有单一的雌激素——这个词描述的是一组类似分子的成员，而孕酮是像睾酮一样明确定义的分子（表 8.3）。雌激素属于女性激素家族，孕激素则不是。孕酮是孕激素家族的主要成员，是众多孕激素中的一种。孕激素是指促进妊娠（怀孕）的激素家族。在实际使用中，BCP 中的孕激素与雌激素结合，作用于卵巢。具有防止卵泡发育和排卵的作用，从而保证避孕的效果。

与所有类固醇激素一样，孕激素具有广泛的活性。它们可以在不同程度上对怀孕提供支持，它们对水钠潴留有不同的影响，可以在不同程度上提高或降低血压。它们在雄激素样作用（致痤疮性）的程度上也有很大的差异。第 4.2.2.2 节评估了它们的各种作用。雄激素越多，对雄激素受体的影响就越大，就会产生更多的痤疮皮损。

幸运的是，存在一种雄激素作用等级为 0 的孕激素。屈螺酮不仅没有雄激素样作用，还能够在雄激素受体上阻断雄激素。屈螺酮具有保钾排钠作用，不会引起液体潴留。它具有很好的效果，且不会导致体重增加。它对子宫内膜有较少的影响，导致子宫内膜更薄，因此月经量减少。这种第四代 BCP 在市场上取得了巨大的成功。当然，对某些女性来说有一些副作用。更多内容见第 8.6.2.4 节。

8.6.2 雄激素受体阻滞

阻滞雄激素受体代表阻止雄激素分子引发痤疮的

最后机会。有几种方法可以做到这一点。一种方法是关闭受体（自然抑制），如第 2.9 节所述。另一种方法是提供一种分子来竞争性抑制，这种分子会与受体结合，但不会"激活"雄激素受体。

8.6.2.1 螺内酯

螺内酯是第一个用于痤疮的雄激素阻断剂。它最初用来阻断醛固酮，醛固酮是一种完全不同的类固醇激素，与生殖毫无关系。醛固酮由肾上腺分泌，负责保存钠和水，而钠和水通常会通过肾脏流失。它是一种皮质类固醇，作用是调节矿物质钠盐，被称为盐皮质激素。保留钠的同时也能保持水分，这样血压会升高。螺内酯可用来治疗高血压，增加钠和水的流出，保存钾，从而降低血压。在其应用的早期，人们注意到一个副作用——男性乳房组织的过度发育，被称为男性乳房发育症。这是因为雄激素和雌激素的比例发生了变化，是由于螺内酯对两者的影响。螺内酯对雄激素受体的阻断使雄激素效应降低。雌激素是通过两种方式增加的，一种是通过增加睾酮向雌二醇的转化（实际上，这是一种双重效应，因为两者的结合都会受到影响），另一种是通过将雌二醇从 SHBG 中取代来增加的，从而增加游离雌二醇的数量。

这恰好对治疗痤疮是有利的，螺内酯在寻常痤疮的治疗中获得了重要的地位。它也可以作为降低 FPSU 在 AI/HS 中活性的药物之一，我预计它的临床应用将会增加，因为最近的一篇论文把它的使用与减少玫瑰痤疮的发病率联系起来[104]。对于那些不能或不愿接受 BCP 治疗的女性患者，这种药很有用。它可以增强含有屈螺酮的 BCP 和其他 BCP 的抗痤疮作用。它越来越多地与含有孕酮（如诺孕酯）的第三代 BCP 一起使用，用于调整激素变化。与含有屈螺酮的产品相比，这些产品有更好的安全性，但对痤疮无效，需要添加螺内酯以产生额外的抗痤疮作用。

剂量视情况而定，但是螺内酯可以在每天低至 25mg 的剂量下起效。大多数患者给予每天 50~75mg 的剂量，效果很好，偶尔治疗体重超过 100kg 的女性痤疮和多毛症（尤其是面部多毛）患者，每天服用 150~200mg。我更喜欢以"初始低剂量，缓慢增加剂量"的方式使用螺内酯，60kg 以下的女性第一个月每天使用 1~2 片（25mg），60kg 以上的女性每天使用 50~75mg。剂量逐步增加到 1mg/kg，每天 1 次。注意事项包括：肾功能或肝功能受损、利尿剂使用不当、糖尿病、低钠 / 高钾血症及老年患者用药。可能发生体位性低血压（由于低血压导致站立时感到眩晕），尤其在液体摄入量不足的情况下。更重要的是，要注意腹泻（高钾的副作用）和胃肠道出血（年龄在 55~74 岁，风险是生理年龄出现该风险的 13 倍）[105]。还有许多不常见的副作用（表 8.4），与锂和钾的补充剂可能发生药物相互作用。表 8.5 列出了与其他药物的相互作用。

如果血钾水平受到影响，建议定期监测。幸运的是，接受痤疮治疗的人群通常比较年轻，不太可能服用此类药物，但也应提高警惕。对可疑的药物相互作用进行监测是合理的，但是在未用药的健康妇女中进行常规血液检测是没有必要的。

产品说明书中有这样的警告，"孕妇使用螺内酯需要权衡可能的益处和对胎儿可能造成的危害"。研究显示，大鼠、小鼠和兔子出现不良反应通常需要达到每天 100mg/kg 的药物剂量，远远超过人类的使用剂量（每天 1~2mg/kg）。另一个警告是，"螺内酯在大鼠中被证明具有致癌性"。不过，两项最新的研究已经打消这一担忧，一项针对 28 032 名接受螺内酯治疗的患者（风险比 0.99）的研究并没有证据表明乳腺癌发病率增加[106]，另一项针对多年使用螺内酯的 2850 万名女性的研究，认为"没有迹象表明螺内酯会增加致癌的风险"[107]。

表 8.3   雌激素与孕激素

雌酮 *	E₁	孕酮 *	P
雌二醇 *	**E₂**	屈螺酮	DSP
雌三醇 *	**E₃**	诺孕酮	NGT
炔雌醇	EE₂	左炔诺孕酮	LNG
结合型马雌激素	CEE	醋酸甲羟孕酮	MPA

* 天然人体激素以粗体显示。

表 8.4   螺内酯的副作用

高钾水平(高钾血症)的迹象,包括:

　　异常感觉,如灼烧感,麻刺感或刺痛

　　肌无力

　　心率慢(心动过缓)

皮肤或眼白发黄(黄疸)

男性乳房肿大(医学上称为男性乳房发育)

乳房肿块

过敏反应的迹象,包括:

　　不明原因的皮疹

　　荨麻疹

　　瘙痒

　　不明原因的肿胀

　　气喘

　　呼吸困难或吞咽困难

腹泻

恶心和呕吐

阳痿(男性)

月经问题,包括月经不规律或不来潮

发热

局促不安

头痛

困倦或嗜睡

表 8.5　螺内酯的药物相互作用

血管紧张素转换酶（ACE）抑制剂噻嗪类化合物

ACE 抑制剂

对乙酰氨基酚 - 阿司匹林

对乙酰氨基酚 - 阿司匹林咖啡因

对乙酰氨基酚 - 水杨酸镁 - 帕马溴

阿利吉仑

阿利吉仑 - 氨氯地平

阿利吉仑 - 氨氯地平 - 氢氯噻嗪

阿利吉仑 - 氢氯噻嗪

阿利吉仑 - 缬沙坦

氨磷汀

氨氯地平 - 血管紧张素受体阻滞剂（ARB）

氨氯地平 -ARB- 噻嗪类化合物

氨氯地平 - 苯那普利

抗精神病药

血管紧张素受体阻滞剂（ARBS）

ARB- 噻嗪类组合

阿司匹林 - 咖啡因

阿司匹林 - 氯苯那敏 - 右美沙芬

阿司匹林 - 氯苯那敏 - 右美沙芬 - 去氧肾上腺素

阿司匹林 - 氯苯那敏 - 去氧肾上腺素

阿司匹林 - 苯海拉明

阿司匹林 - 抗敏安 - 右美沙芬 - 去氧肾上腺素

阿司匹林 - 去氧肾上腺素

碱式水杨酸铋

碱式水杨酸铋 - 甲硝唑 - 四环素

中枢神经系统（CNS）抑制剂 - 阿司匹林 - 咖啡因组合

环孢素去甲文拉法辛

兰索拉唑

双氯芬酸外用

地高辛

屈螺酮

度洛西汀

埃索美拉唑

肝素

氢可酮布洛芬

布洛芬,法莫替丁

兰索拉唑

米那普仑

萘普生,埃索美拉唑

NSAID(非甾体类抗炎药)

NSAID- 氯苯那敏 - 伪麻黄碱组合

NSAID- 苯海拉明组合

NSAID- 去氧肾上腺素组合

NSAID- 伪麻黄碱组合

奥曲肽

奥美拉唑

奥普瑞白介素

羟考酮,布洛芬

泮托拉唑

聚乙二醇电解质

雷贝拉唑

水杨酸

磷酸钠

硫酸钠 - 硫酸钾 - 硫酸镁

选择性 5- 羟色胺再摄取抑制剂(SSRI):全部

舒马曲坦 - 萘普生钠

他克莫司

替扎尼定

托伐普坦

群多普利,维拉帕米

曲唑酮

复方新诺明

文拉法辛

华法林

建议慎用

白细胞介素

阿扑吗啡

胆汁酸结合树脂

COX 2 抑制剂

伊洛前列素吸入

单胺氧化酶抑制剂,非选择性

马拉韦罗

米托坦

亚硝酸盐 - 硫代硫酸钠

西地那非

他达拉非

曲罗尼尔

8.6.2.2 醋酸环丙孕酮

醋酸环丙孕酮（Cyproterone acetate，CypA）是乙酰化的、更活跃的环丙甲酮衍生体，对影响类固醇激素代谢的酶有多种作用，但它在痤疮治疗中最重要的特性是阻断雄激素受体。它是一种有效的孕激素，可用于避孕。最初上市的达英®含有醋酸环丙孕酮和50mg的炔雌醇。炔雌醇减少到35mg的剂量后获批可以用于治疗严重痤疮，例如英国的Dianette®和加拿大的达英-35®[108]。和其他含有雌激素的BCP一样，它同样有增加静脉血栓的风险，最近引起了法国和加拿大监管机构的注意。更高剂量的CypA常用于治疗前列腺癌（50～300mg/d），有出现严重肝毒性的风险。基于此，美国从未批准该药（高剂量的）用于避孕（或前列腺癌的治疗），虽然它已在116个国家销售[109]。

1984—1997年，我已经给134位患者开具了达英®和后来的达英-35®，我认为它们对于治疗痤疮很有价值，但它引起了"讨厌的"副作用，被抱怨最多的是体重增加[110]。屈螺酮上市后，不但没有使体重增加，反而有助于控制腹胀和血压。我和患者都很高兴，不再使用含有醋酸环丙孕酮的达英®。

8.6.2.3 氟他胺

氟他胺是一种雄激素受体阻滞剂，主要应用于前列腺癌。与其他雄激素受体阻滞剂不同，它不是类固醇激素，所以它没有雌激素、抗雌激素、孕激素、抗孕激素、抗促性腺激素或肾上腺皮质活性，理论上它可以治疗痤疮。已经进行了一些试验，最初的剂量足以引起肝毒性。虽然在低剂量下相对安全，但它尚未被批准用于妇女或孕期患者，因为可能影响胎儿健康，需要进行实验室监测。一般不考虑用于治疗痤疮，除非有特殊情况。最近的一项研究报告了5名年轻女性出现急性肝功能衰竭，她们正在接受痤疮和多毛症的治疗，她们都需要进行紧急肝移植。作者认为（我也这么认为），"对于患有良性疾病的年轻女性患者，应该避免使用氟他胺，如果要使用，应该告知患者其潜在的严重并发症。此外，应密切连续监测肝功能，如出现转氨酶升高，应立即停药。"[111]

8.6.2.4 屈螺酮

屈螺酮是目前市场上最有效的用于治疗雄激素相关痤疮的孕激素。它的非雄激素性，再加上它在细胞核中阻断雄激素受体的能力，正是医生和患者所需要的。它不增加体重，可减少和缓解痛经，并且能够控制血压。在美国，它提供心理支持的能力得到了认可，被美国FDA批准用于治疗经前综合征。作为一名医生，我首选屈螺酮，但话虽如此，灵活变通是必要的。首先要让所有医生和患者意识到，"每个女人都是不同的，每个女人都是独一无二的。"我治疗过的大量患者中，有一些人对含有屈螺酮的BCP感到"恐惧"，还有一些人的情绪发生了剧烈变化。当然，绝大多数患者都"喜欢它"，她们得到了想要的疗效。在副作用方面，最令人担忧的是凝血障碍的发病率增加。这主要是由于BCP中的雌激素直接从胃进入肝脏，在那里控制血液凝固的蛋白质发生了变化。所有含有雌激素的口服BCP都有这种风险，这可能是由游离蛋白S和游离组织因子途径抑制剂（tissue factor pathway inhibitor，TPFI）抗原水平的下降介导的。凝血抑制剂的减少增加了血栓的风险。虽然目前还无法解释其机制，但这种下降与对活化蛋白C（activated protein C，APC）的耐药性增加有关，APC是血栓形成的已确定的危险因素[112]。真正的问题是，与左炔诺孕酮相比，为什么屈螺酮增加了患病风险？是否有必要更换另一种孕激素？在一些研究中，使用更容易产生痤疮的左炔诺孕酮类药物可以降低患血栓的风险。诺孕酮作为一种替代的孕激素，与屈螺酮相比，不太可能引起凝血障碍，也不像左炔诺孕酮那样引起痤疮。通过添加螺内酯可以增强治疗痤疮的作用。

8.6.2.5 局部雄激素阻滞剂

寻找雄激素阻滞剂的研究一直令人沮丧。使用屈螺酮乳膏进行局部阻滞的初步尝试没有成功[113]。最近的研究显示，屈螺酮凝胶可减少皮脂分泌[114]，减少皮损数量[115]。需要进行更大规模的临床试验来证实上述疗效。

最近开发出一种新的分子，皮质酮17-丙酸酯，具有一定的治疗前景。一个小样本研究测试了含有该成分的1%乳膏，显示出良好的耐受性，通过痤疮严重程度评分量表（Investigator's Global Assessment scale）评估表明痤疮明显改善[116]。虽然药物通过皮肤吸收进入雄激素受体，但据报道，它到达真皮层时就失去了活性，限制了系统性毒性。

8.6.3 减少双氢睾酮

因为双氢睾酮（DHT）是目前已知的最强的天然雄激素，我们假设降低接触雄激素受体的DHT的数量将会降低整体上的致痤疮效应。要做到这一点，有几种方法值得考虑。最好能够减少睾酮转换为DHT，这个过程是由5α-还原酶介导的。第二种方法是减少5α-还原化合物的数量，这些化合物可通过胞内分泌系统转化为DHT。第4.1.1节和第4.2.4.1节对此进行了综述。阻断5α-还原酶是一个很好的想法，但并不容易做到，因为实际上有两种5α-还原酶，它们在人体的激素反应组织中分布不同。存在FPSU的皮肤组织的主要是5α-还原酶1型。前列腺和有毛皮肤主要是5α-还原酶2型，这限制了酶抑制药物在痤疮治疗中的使用[117]。尽管如此，在痤疮的治疗中，DHT的调控仍有一定的作用及发展空间。

8.6.3.1 非那雄胺

非那雄胺是一种2型5α-还原酶抑制剂，它在每天5mg的剂量下被证明可有效抑制前列腺增生，而每天1mg的剂量用于减轻男性型脱发。通常认为，FPSU是由5α-还原酶1型支配，所以非那雄胺治疗痤疮应该无效。但这可能是一个不准确、过时的概念。Farrell等人的初步研究发现，非那雄胺有效抑制了1例男性和1例女性AI/HS的新发皮损[118]，Joseph报告称，在一小部分男性和女性中，它取得了显著而长期的疗效[119]。最近，它已被用于患有AI/HS的儿童中[120]。虽然还需要做更多的工作，但这些研究提出了三个问题：2型5α-还原酶比目前所认为的分布更广泛，AI/HS的FPSU有可能同时存在2型5α-还原酶和1型5α-还原酶，或者非那雄胺可能不是2型特异性的。

问题是，皮肤科医生和制药行业针对非那雄胺和痤疮的研究很少，这很可能是因为药物对女性的致畸风险。一组妇科内分泌学家在对5mg非那雄胺进行的短期临床试验中发现，12位女性患者中有9位患者的

痤疮症状明显减轻[121]。这进一步表明，1型和2型分布可能不像我们所认为的那样精确地划分，为在痤疮，特别是HS/AI中使用这种药物打开了大门。

8.6.3.2 度他雄胺

度他雄胺不可逆地抑制1型和2型5α-还原酶同工酶。它应该是治疗痤疮有效的5α-还原酶抑制剂。在良性前列腺增生组织中，2型占主导地位，但两种同工酶都过表达。数据表明，1型和2型混合存在于痤疮中，这表明，在皮脂腺细胞中，1型与2型的比值较在前列腺组织中更低[122]。然而，患有痤疮和（或）AI/HS的患者在服用度他雄胺和控制饮食后治疗效果很好。一位男性痤疮患者恢复得很好（图8.16），他最初没有严格限制乳制品和碳水化合物，见效缓慢，完全限制后痤疮完全消退。图8.17显示了治疗成功所需的漫长过程。这个人有肛周窦，花了2年的时间才痊愈。当患者继续食用乳制品后，他的病情复发了，他以为自己可以依赖于度他雄胺。他的症状接近于完全缓解，但在使用度他雄胺且同时限制乳制品的情况下，又过了1年才彻底治愈。

在雄激素性脱发中使用5α-还原酶抑制剂的经验表明，药物对性欲的影响很小，但由于存在这种可能性，打击了男性患者使用该药的愿望。患有严重AI/HS的男性告诉我，他们的性生活受到了这种疾病的影响。对于美国女性来说，使用是受限的，除非是在特殊情况下，因为有致畸的风险和明显的警示标签（"怀孕或可能怀孕的女性不能接触被压碎或破碎的非那雄胺片，因为药物可以通过皮肤吸收"）。

8.6.3.3 饮食

正如在其他地方讨论过的，还有其他来源的5α-还原类固醇。其中之一是5α-孕二酮（卵巢黄体的产物）在排卵之后的周期性出现[123]。在牛奶中发现了这种分子和其他几种5α-还原类固醇（第4.2.4节），并且存在于所有乳腺分泌物中。它们是未怀孕奶牛的卵巢以及胎盘的产物[124, 125]，一旦胎盘这个临时但复杂的器官取代了卵巢功能，就成为支持妊娠的孕激素及其代谢物的合成场所。此外，似乎有下述可能（尽管还未被证实），这些分子会找到并进入FPSU毛囊的

基底层、基底皮脂细胞以及毛发根部的乳头，在那里它们会遇到胞内分泌系统的酶。这个系统可以很容易地将这些 5α- 还原类固醇分子转化为 DHT，即使是在 5α- 还原酶被完全阻断的情况下。这些分子已经经过了 5α- 还原，所以不需要 5α- 还原酶，只通过几步就可以完成向 DHT 的转换。

要使 DHT 的总量下降到预防痤疮形成所需的水平，需要采用综合的方法（图 8.18）：

• 度他雄胺阻断 5α- 还原酶，从而阻断内源性 DHT。

• 消除饮食中 5α- 还原前体，从而阻止来源于外源性乳制品的 DHT。

低糖饮食抑制和减少雄激素受体的亲和性。这种饮食本身不会让痤疮迅速痊愈，但有助于降低痤疮的发生率。

8.6.4 光疗 - 激素相互作用

多年来，我们一直都知道 UVB 与阳光一样，能改善痤疮。我们还知道，维生素 D 是由紫外线通过称为光解的过程打开 7- 脱氢胆固醇（7-DHC 或维生素原 D_3）的 B 环形成的。形成一种活性维生素 D_3 前体分子，并在皮肤中异构化成维生素 D_3。最初的"光疗法"诞生于 1919 年[126]，是在口服维生素 D 出现之前，作为佝偻病患儿皮肤生成维生素 D 的一种方法。

类固醇分子的光解不限于 7- 脱氢胆固醇。许多类固醇可以很容易被波长小于 320nm 的光线分解[127]。加拿大 Ortho 制药公司报道，在口服避孕药的早期，"Modicon 片剂（一种避孕药）中的活性类固醇激素，

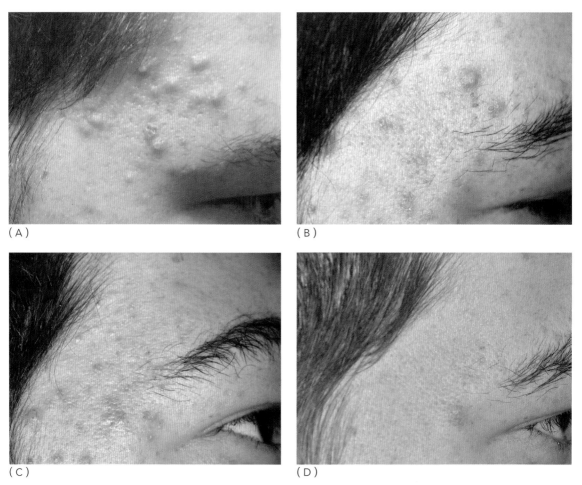

（A）　　　　　　　　　　（B）

（C）　　　　　　　　　　（D）

图 8.16　（A）2007 年 3 月开始，每日 0.5mg 度他雄胺，因依从性问题而最低限度控制饮食。（B）2007 年 10 月，共 7 个月。（C）2008 年 10 月，共 19 个月，饮食依从性改善。（D）2009 年 1 月，共 22 个月

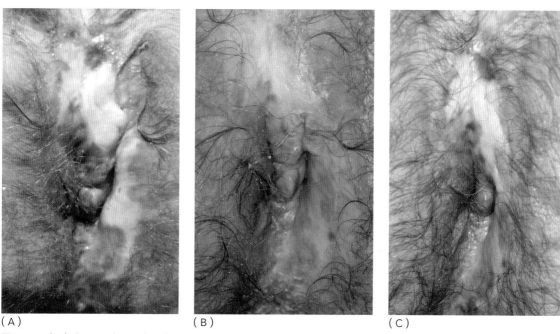

（A）　　　　　　　　　　　　（B）　　　　　　　　　　　　（C）

图 8.17　（A）自 2007 年 2 月起，每日 0.5mg 度他雄胺，绝对限制饮食。肛门 11 点钟位置，肛周窦道 1～3 点钟位置。注意在整个复合体 1 点钟位置出现的坚硬的椭圆形、肿胀性结节。（B）2008 年 7 月，共 17 个月，结节已消退，而 3 点钟位置，随着肿胀的消退，窦道更加明显。（C）2009 年 7 月，共 29 个月，原发结节已稳定，中央标记缩小，肛周窦道从下方愈合，患者已无症状

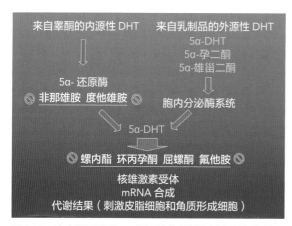

图 8.18　完全阻断需要 5α- 还原酶抑制剂和避免所有乳制品

快雌醇，可被光灭活"。在我看来，快雌醇或孕激素的类固醇 B 环的光解可能是错误的。40 年后的今天，紫外光被用于降解水中的内分泌干扰物，包括睾酮和雌激素 [128-130]。此外，几年前已经证明，雌激素结合位点的光失活是可能的 [131]。

有了这个基础，当有报道描述各种颜色的光和激光能有效治疗痤疮时，就不足为奇了。睾酮和 DHT

分子 B 环的光解作用尚未在体外或体内被证实，但激素受体位点的失活、B 环以外睾酮分子的降解以及其他激素及其衍生物在皮肤上的光解作用，可能是限制或消除生物激素活性的潜在途径。

8.7 手术

痤疮手术最初只用来清理毛孔和脓疱。虽然口服异维 A 酸和外用维 A 酸使大部分痤疮患者不需要手术治疗，但手术仍然有其应用价值。手术方法很少被提及或教授。事实上，许多训练有素的皮肤科医生从来没有学过如何做"痤疮手术"。在一些诊所，它被交给其他工作人员去操作。以下是手术操作的入门教程。

8.7.1 寻常痤疮

所有痤疮手术的目的都是去除异物。手术原理很简单，适用于反常性痤疮的皮下肿物，也适用于清除

寻常痤疮的粉刺。因为固有免疫系统对病变物质产生反应，移除这些物质会阻止炎症反应的发生。每个长过粉刺的人都知道：把它的内容物挤出来后，就能很快消退。尽管有人反对"挑粉刺"，但作为一种"痤疮手术"，对某些皮损是合理的治疗方法。事实上，有时它是唯一有效的方法，即使是在使用了异维 A 酸的情况下。

8.7.1.1 患者自行操作的"痤疮手术"

靠近表面的脓疱内容物可以被清理掉。然而，必须小心谨慎地操作。只清理那些"适合"的皮损——浅脓疱，而不是看起来像疖子的深在结节。在切开皮损顶部之前，通常使用酒精棉签进行消毒。酒精棉签也可以用来给安全针头消毒，而皮损的顶部可用针头挑开。要小心地从皮损下方压迫皮损。我们想把内容物从毛孔里挤出来，而不是把它挤向更深的皮下组织。顶部"被切开"后，只需适度的压力，内容物很容易被挤出来。如果不易挤出，应该停止手术。切开的部位再用酒精消毒，然后外擦 10% 过氧化苯甲酰溶液或乳膏。

那么，当我们"挤痘痘"时会发生什么呢？如果我们成功地从痘痘的顶部排出脓液，脓疱会在 24 小时之内得到明显的改善。如果我们成功地挤出了"内容物"，也就是从粉刺中心挤出完整角栓，毛囊通常会在一夜之间愈合。当然，我知道有人告诉你不要那样做。这是因为很难安全有效地"挤痘痘"。如果需要这样做，最好是由受过培训的人来完成，但有时患者喜欢自己挤痘痘。

黑头（开放性粉刺）也可以通过挤压进行清理，但同样必须小心处理。如果它们真的是完全开放的，会轻易地去除掉。最好在用肥皂和水清洗后进行，清洗的主要目的是软化皮损，使其易于清理。角蛋白容易吸水（这就是为什么长时间泡在浴缸里皮肤会起皱），但充分的"补水"需要时间，通常需要浸泡 5 分钟。拍干皮肤，用指尖（而不是指甲）在毛孔两侧施加压力。最好避免使用任何工具，那应该留给皮肤科医生来操作。

鼻子上的毛孔也可以通过挤压进行清理，但不是每个单独挤压，可以用两个示指或其他手指和拇指在

病变部位来回"滚动"。这是确保外用药物进入毛孔的好方法。操作过程相当简单。浸泡 5 分钟后，用手在脸上打泡沫，可以用温和的肥皂或无皂清洁剂去除皮肤表面的油脂，然后用温水洗干净，拍干。在滚动挤压后，洗去你挤出的所有油脂，拍干，然后涂上过氧化苯甲酰、维 A 酸类药物或其他外用药。这样可以确保药物进入毛囊，发挥最大的药效。

顺便说一下，温水不会打开毛孔，冷水也不会关闭毛孔。毛孔是不会"呼吸"的。

8.7.1.2 医生进行的"痤疮手术"

真正的"痤疮手术"应该由医生操作。虽然一些美容师在做这项工作，但手术效果差别较大。

实际上，许多医生也未接受过这种技术的培训，所以手术效果依赖于操作人员的技术水平，并受设备限制。一些操作人员仅使用 Unna 型的粉刺挤出器，这是一个小的碗状设备，中间有一个孔。将它压在一个开放的粉刺上，将粉刺的内容物通过小孔挤压到皮肤表面。这种方法有时有效，特别是对于广泛的开放性粉刺，但也有一些技巧，尤其适用于开口较窄且粉刺内容物直径大于开口的情况。首先，皮损用温水软化 5 分钟。其次，如果把粉刺挤出器中心的孔稍微"偏离"粉刺开口，效果会更好。

有两种皮损难以处理。最困难的是闭合性粉刺，需要打孔。这是发明 Saalfield 挤出器的目的，它的一端是短而尖的刀头。这种刀头比较钝，经常因操作不当而损坏。手持式一次性 20～30 号针头是最具性价比的无菌器械。针的斜面的一侧被用作小刀，用来扩大黑头粉刺的孔口，或者在清理前切开闭合性粉刺的顶部。

对于闭合性粉刺，应沿着皮肤的自然松弛线做一小切口，基本上与局部皮纹的方向一致。切口的直径应与下方角栓的直径一致，这样内容物较易取出而不需过度挤压。对于开放性粉刺，再次沿着自然松弛线，针头直接刺入粉刺约 2mm，用于在毛孔的侧壁上轻轻开一个微小的松弛切口（图 8.19 和图 8.20）。

接下来可以使用"粉刺挤出器"，有两种技术可以考虑。第一个是带孔的碗状经典设备（Unna 粉刺挤出器）（图 8.21），第二个使用侧压技术。这需要使用

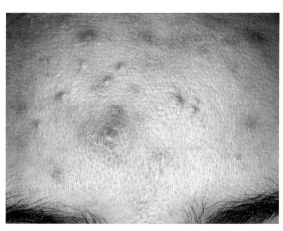

图 8.19　这些粉刺在异维 A 酸治疗的第 3 个月结束时鼓出来。患者因剧烈的炎症而苦恼，每次暴发后都会留下棕色的炎症后色素沉着的"痘痕"

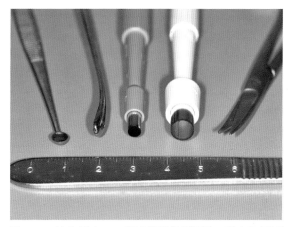

图 8.21　从左到右：一把半锋利匙形刮匙，抛光和圆形 Unna 型穿孔粉刺挤出器，4mm 和 7mm 一次性活检钻孔器，弧形的尺寸为 5.5 英寸（1 英寸 ≈ 2.54cm）的钝头剪刀（SuperCut®）。

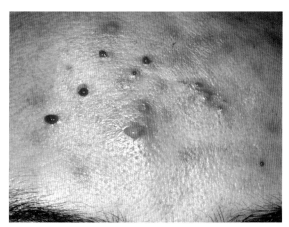

图 8.20　48 小时后，这些皮损几乎已察觉不到。所有微小切口均使用 30 号针头横切，无须麻醉，然后用磨平的 Unna 粉刺挤出器边缘，轻轻侧压挤出内容物。在过氧化氢溶液清洗和温和的酒精擦拭后，轻压止血。睡前 1 小时涂抹凡士林或过氧化苯甲酰凝胶

挤出器的边缘。用手指来施加反向压力或将皮损夹在拇指和示指之间，挤出器的边缘向对侧的手指外侧推，推出两者之间的内容物。因为操作者已经打开了一个容易通到表面的出口，粉刺内容物只需用比使用碗状技术小得多的压力即可排出，而不需要"松解切口"的帮助。另一个提示：所有粉刺挤出器的表面都必须是光滑的、钝的和圆形的，以减少剪切性损伤。如果对正在服用异维 A 酸的患者进行痤疮手术，这一点尤为重要，因为药物会导致皮肤敏感。术后护理包括：用温和的过氧化氢洗去血液，用酒精擦拭以及薄

薄涂一层凡士林或软石蜡。最好在结束每天的工作、学习后再这样做，这样患者可以在一夜之间恢复。

注意！在处理炎性结节、引流窦道以及有急性感染的伤口时，应避免这种操作。

另一种值得考虑的治疗方法是真空负压 - 光疗联合治疗机。目前市场上有两种此类设备[132, 133]，初步试验结果表明，这种方法超过了单独使用光疗的效果。这并不令人惊讶，事实上，通过将抗原吸到皮肤表面并用蓝光冷却真皮的炎症反应来消除毛孔中的抗原，可以解决疾病发生的两个驱动因素。

8.7.2 玫瑰痤疮

可以通过几种技术减少由皮脂腺和纤维组织过度生长产生的赘生物。这些技术都可以明显改善患者的外貌和生活质量。局部麻醉下，用肾上腺素控制出血，简单的手术刀片、二氧化碳激光、烧灼或者电灼都可取得良好疗效。在手术前应考虑全疗程异维 A 酸和完整的激素及饮食方案。显示最初鼻子的大小和形状的照片，有助于外科医生避免切除过多的组织而造成严重瘢痕。通常会愈合得很好，这得益于在伤口底部留下的皮脂腺上皮。愈合很迅速。拥有艺术家的眼睛和雕刻家的手是外科医生的宝贵财富。

8.7.3 反常性痤疮 / 化脓性汗腺炎

随着皮肤科医生在外科领域获得更多的专业知

识，他们应对化脓性汗腺炎挑战的能力也越来越强。皮肤科医生、综合外科医生、整形外科医生、泌尿外科医生和妇科医生现在共同承担这一领域的责任，贡献自己的专业知识。因此，痤疮手术主要集中在最深的痤疮，即反常性痤疮及其对周围组织的侵袭性扩展。

在这种疾病中，患者需要的是物理切除上皮化的鼻赘、增生肿块和伴随的炎症物质。这种侵袭性、增生性胶状物（invasive proliferative gelatinous mass，IPGM）是由干细胞、炎性细胞、血管肉芽组织的共同作用产生的，身体试图将这种病态的增生活动封闭起来，以利于愈合。

在去除病变组织的过程中，应尽可能少地破坏正常的皮肤，尽可能达到良好的愈合、最好的美容效果及尽可能低的复发率。应用的各种技术因年龄、位置、大小和炎症反应的程度不同而不同。

无论 Hurley 分级还是 Sartorius 评分如何，AI/HS 只有六七种皮损。最早的是单发的炎性结节，累及单个 FPSU。如果不注意，可能会化脓，并产生波动的结节或脓肿。它可能会流到表面，形成流脓的结节。如果不能完全排出和去除，炎性物质就会在真皮下扩散，并造成进一步的疼痛和肿胀。如果在留在皮下组织中的干细胞形成了增生性肿块（图 1.20～图 1.26），那么这种侵袭性凝胶状物质就会沿着阻力最小的方向向周围组织扩散。随着肿块的扩散，干细胞试图重新构造它们的组织类型，即覆有鳞状上皮的中空导管状结构。这些结构融合在一起，形成了皮肤下窦道，并形成复杂的基质，特征性的肥厚性瘢痕在基质上生长、增厚和成熟。在最初的发作中，毛囊的上部、皮脂腺和毛发都消失了，深部留下了瘢痕。之后，残留的漏斗端部继续产生角质形成细胞，对导致痤疮的激素做出反应，有时形成多头的"墓碑粉刺"（即黑头粉刺）。这些粉刺不是早期 AI/HS 的表现；导致这种疾病的粉刺栓通常不明显，只有当单独的炎性结节出现时，它的深层和反向存在才会被发现。

每一种皮损类型都有通过手术来阻止疾病进展的机会。

8.7.3.1 通过环钻活检进行小型去顶术

当我撰写这部分内容的时候，我正用积累的经验

技术来处理单个（或多个）AI/HS 的早期皮损。这是每个皮肤科医生和许多全科医生都能轻松完成的技术。建议使用它来替代一种传统的、被过度使用和高估的技术，即切开引流术（incision and drainage，I&D），这种手术复发率较高。I&D 有两个问题。首先，伤口会闭合并封口，即使留置了引流管。其次，形成增生性肿块并导致复发的细胞会被遗留下来。这两种情况都可以通过早期准确的穿刺活检清创术来避免。

这项技术非常简单，由于使用了局部麻醉剂，有利于挤出脓液、角蛋白和残留的毛囊壁。刮除术有助于上述物质的清除，但在真正的早期皮损中不需要使用刮除术。它只适用于相当小的反常性痤疮早期病灶，直径约 2cm，这 2cm 主要是围绕破裂的单个 FPSU 的炎症组织和水肿。对于乳房下、胸罩肩带下、内裤和臀部的疼痛部位，患者感受到疼痛的明显缓解。令我惊讶的是，单个破裂的 FPSU 可导致难以忍受的疼痛、红斑和肿胀，而像活检穿刺一样简单的方法，可以取得令人难以置信的快速有效的缓解。

穿刺活检清创术首先使用利多卡因和肾上腺素浸润麻醉，麻醉范围应超出伤口边缘，这样麻醉液就不容易从伤口流出。这也避免了在伤口尚未打开的情况下，通过扩大伤口给患者带来的更多的疼痛。等待 10～15 分钟，麻醉和止血均已完成后进行简单但深入的活检穿刺切除，使劲旋转。这样可以去除覆盖在发炎皮肤上的物质，并尽可能多地清除受损的毛囊和周围的病灶物质。5～7mm 的活检钻孔（图 8.21）可用于取出堵塞和泄漏发炎的整个 FPSU（图 8.22 和图 8.23）。可以通过将受累皮肤和皮下组织挤压形成山丘样凸起，并刺穿山丘样凸起的顶部来避免损伤皮下的血管和神经。尽可能将切口的中心置于受累的毛孔上方，这样钻出的物质就包含了整个 FPSU 和周围的碎片。然后，对伤口进行积极的清创，将剩余的 FPSU 物质压到皮肤表面。主要目的是去除任何可能已在伤口中开始生长的增生物。我认为负压吸引是有用的。刮匙或骨刮匙（见图 8.21）可能对某些晚期皮损有用，但在早期病变中通常用不到。最后，用包裹粗棉纱的棉签用力清除残留杂物。然后用化学烧灼剂或止血器封闭伤口。首选 3.8mol 的氯化铁（37.5% 浓度的水溶液）。开放伤口只涂一层厚厚的凡士林，通常不

需要敷料，但可以使用一种简单的黏合剂敷料。很少使用抗生素。几乎没什么疼痛，不需要进一步镇痛。愈后会留下一个小瘢痕。

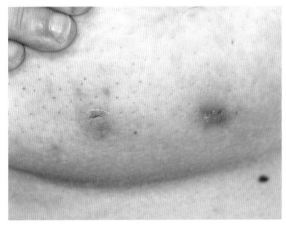

图 8.22　患者未能及时预约，自行前往当地的急诊室就诊，其标准治疗为切开引流（I&D）。愈合的切口被封闭，切口内的组织明显地硬化，且非常柔嫩

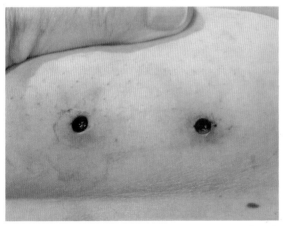

图 8.23　这 6mm 穿刺活检取出的是残留的毛囊内容物。术后需要使用氯化铁和凡士林油。在治愈之前，只需要在凡士林油上缠上简单的绷带

8.7.3.2 去顶术

　　同样的原理也适用于大的、多房的、结节状的脓肿和窦道。这在美国被称为"去顶术"，在欧洲被称为"蚀顶术"。这只是移除炎症部位或窦道的顶部，然后清除化脓性碎片（如果感染或严重发炎）和增生性物质（如果存在）。边缘用剪刀剪成斜角，以提高愈合能力，减少过度增生和过早闭合的概率。然后用

氯化铁作为止血剂、化学腐蚀剂和杀菌剂，封闭伤口的底部。作为唯一的敷料，伤口上涂一层厚厚的凡士林[134]。不使用填充剂，也不需要包扎。不需要使用敷料，因为伤口不太可能闭合，我们也不希望它闭合。这就是为什么我们首先要扩大它。在伤口中，支架、引流条和引流管都属于异物，造成了更多的刺激、疼痛和压力。它们还磨损（擦掉）试图从外围移入的新表皮，从底部填充后覆盖愈合伤口。所以我们不使用它们。参见图 8.24A ~ F。

　　操作中，我更喜欢使用圆头的剪刀。尖锐的剪刀可能会在术中探查时刺破正常组织，所以我会避免使用。使用剪刀进行探查比在剪刀和探针之间来回切换更方便。有些人用手术刀[135]，有些人用激光[136]。无论是刀片还是激光，都不能让我感受到我所熟悉的"伤口的感觉"，也无法探查和追踪窦道。超声被用来判断受累程度[137]，但我更喜欢眼睛直视来判断。

　　AI/HS 患者被分类为 Hurley Ⅰ、Ⅱ 或是 Ⅲ 期，但治疗方法的选择是基于单个皮损类型而不是疾病的阶段。Hurley Ⅲ 期患者根据其最严重的皮损进行分类，对于那些难治的皮损通常需要进行非常积极的手术治疗（第 8.7.3.3 节）。通过在适当的情况下清除顶部组织，可以将 Hurley Ⅲ 期患者的组织破坏控制到最小。这种破坏性较小的技术将减少受累组织的体积和活动性皮损的数量。有时，预期的大手术可以通过连续的去顶术来避免。最后的瘢痕修复可以用简单的磨削技术来消除（图 3.5 ~ 图 3.8）。

　　描述这一过程的原始论文可以追溯到许多年前的外科文献[138]，尽管 Henry Ford 医院的 Clarence S. Livingood 推动了这一技术[139]，但这项技术从未真正开展起来。在门诊或病房中采取分阶段的治疗方法，可以使患者在工作和出院时保持工作状态，正如第 8.7.3.2.1 节中卡车司机的情况（图 8.25）。

　　准备清除深部炎症和上皮性窦道的皮损时，最适合使用"生物制剂"（第 8.5 节）。静脉注射这些昂贵的炎症级联阻断剂是最好的临时非甾体抗炎药[140]。目的是为减轻周围的炎症，从而改善活动性窦道周围组织的炎症和侵袭性增生肿块（图 8.26）。人们希望，这可以把发炎的部位隔离并局限化。这种疗法可以使伤口最小，并减轻伤口边缘的炎症。如果计划进行皮

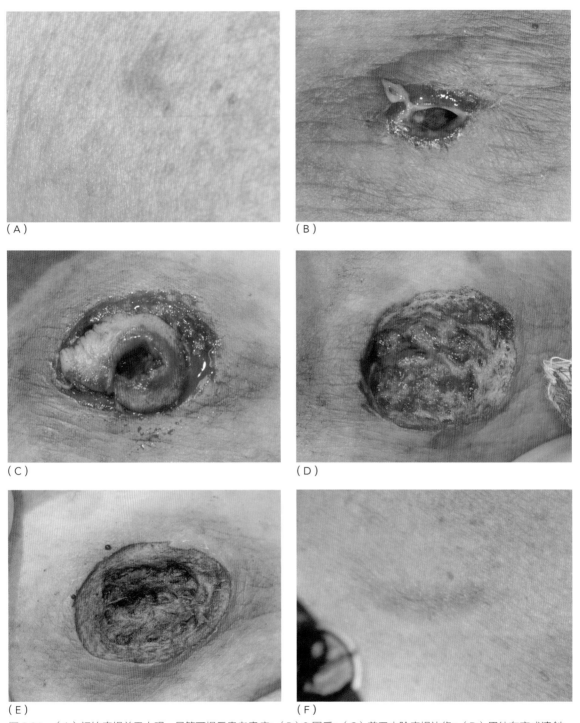

图 8.24 （A）初始皮损并无大碍，尽管可提示患者患病；（B）3 周后；（C）剪刀去除皮损边缘；（D）用纱布完成清创；（E）氯化铁止血；（F）6 个月后的结果

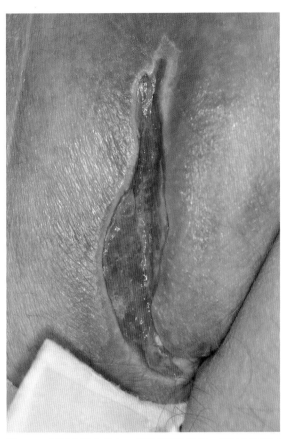

图 8.25　窦道从臀中部 4cm 脓肿到肛门边缘，照片拍摄前 3 周去除皮损顶端。患者在继续从事长途卡车司机的工作时，只使用了凡士林油。当皮损愈合时，从第二个臀部病变到会阴的第二个窦道和从会阴到阴囊的第三个窦道也同样被开放，没有出现意外情况

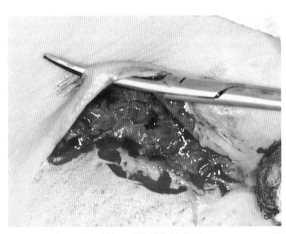

图 8.26　这是我见过的最"纯粹"的典型 IPGM。IPGM 是反常性痤疮的标志性皮损。它在真皮病理中表现独特，需要广泛的研究来描述其来源和功能

瓣或旋转皮瓣移植，生物制剂通常使外科医生的手术更加容易，疗效也相对稳定。

值得注意的是，没有证据表明这些高选择性的炎性阻断剂会减缓干细胞分化导致的侵袭性增生性肿块的侵袭。图 1.29 ～ 图 1.34 中所示的患者，在进行去顶术之前，已经使用阿达木单抗治疗 6 个月，病情稳定，这些经典照片展现的是在去顶术后看到的粉红色的、附着的增生性肿块。

这种保守的保留组织的方法与一些外科医生的培训相悖，但是那些处理广泛 Hurley Ⅲ 期疾病经验最丰富的人很清楚这给患者带来了特殊的问题，包括伤口裂开的倾向（尽管有最好的皮瓣设计和仔细的缝合技术）。开放顶部时，手术伤口越小越好。然而，不幸的是，有些患者的 AI/HS 已经发展到无法用开放顶部的方式成功治疗，这些患者需要大面积广泛的、定位的手术切除方可治愈。

8.7.3.2.1 案例：卡车司机

这位患者粗暴、恼怒、痛苦。他去过急诊室三次，说他们"进行了穿刺，排出了一些脓液"，让他服用广谱抗生素。他是一名长途卡车司机，发炎的部位就在他坐的地方。他的左侧臀部有一个 4cm 深的紫红色结节。已经有好几个月了。

更糟糕的是，他久坐不动的职业使他的身体受到了影响。一个窦道向下并向内发展，朝向肛门，然后转向并继续向里面发展。在他的阴囊左侧的背面出现了一个 5cm 大小的波动性肿块（质软，充满胶状物）。

药物治疗包括使用多西环素治疗炎症和使用度他雄胺阻断导致疾病的激素。他完全不吃乳制品，只吃低血糖负荷的食物，在路上这可不是一件容易的事。我广泛地切开了臀部皮损和通向肛门的窦道，并得到当地泌尿外科医生的帮助，切开了阴囊皮损。术后敷料采用简单的凡士林。没有使用纱布和包扎。他只在工作裤下穿了一条纯棉内裤。他没有服用止痛药。1 周后，他停用了抗生素，但仍坚持节食和服用度他雄胺。他坐在润滑良好的伤口上，从东海岸到西海岸继续工作，直到伤口愈合。

除了休息日之外，他一天工作都没耽误。

经验总结：去顶术是治疗反常性痤疮的主要方

法，而最常用的敷料是凡士林。

8.7.3.3 广泛手术切除

无论选择哪种技术进行 AI/HS 手术，外科医生都需要明确手术部位，切除病变组织，尽可能保留正常的、可存活的组织，并处理创面。如本章所述，通过去顶术可以完全暴露手术部位，这样就不需要切除健康的组织。开放顶部使操作者在横向和深度上都能够看清病灶的活跃边缘。即使有大面积病变存在，这一技术使外科医生能够控制切除部位的大小。Mullins 和 Barron 论文中的插图很有启发 [138, 139]。在彻底切除手术前的几周或几个月，在门诊对那些比较活跃的皮损进行去顶术，减轻了疾病的整体活动性，并且可以降低广泛切除手术后的复发率。

与去顶术一样，通过使用任何生物药物，无论是 TNF-α 抑制剂还是新推出的抗白细胞介素（interleukin, IL）产品，都可以在彻底手术之前明显缓解该部位的炎症。新型的"小分子"抗炎药无疑会被不断创新的皮肤科界所尝试。

在广泛的外科手术切除过程中，为了减少对正常组织的损伤，超声被用来确定皮下窦道的范围 [137]，而激光可以代替手术刀和（或）手术剪刀进行这种手术 [136]。

理想的状况是，完全清除导致复发的残留病灶。盲目切除和封闭会留下未被发现的窦道、未被发现的干细胞及其分化细胞。这会导致如图 8.27A 所示的结果。不过，可以通过彻底的开放顶部来解决这个问题（图 8.27B）。

一旦外科医生切除了增生的肿块和瘢痕组织，并对所有边缘进行了探查，以寻找残留病灶，就需要为伤口的愈合做好准备。根据伤口的位置、大小、继发感染或是否存在炎症、感染风险，以及患者的一般情况和愈合能力、吸烟史、营养状况、激素状态、出现糖尿病或其他慢性或复发性疾病（要考虑克罗恩病的可能性）等因素，外科医生有多种促进手术伤口愈合的方法。

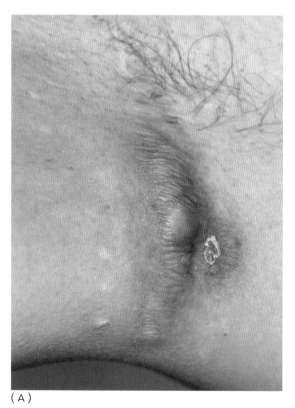

（A）

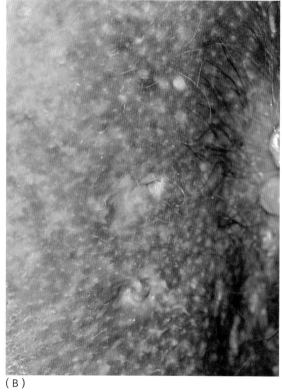

（B）

图 8.27 （A）尽管皮损内使用了皮质类固醇和抗生素，但在原手术部位 6 个月内再次复发。（B）只有在会阴和肛周受累出症状令患者无法忍受时，患者才会寻求外科治疗。腋窝内只有少量 Dowling-Degos 病变，在臀裂处活检确诊之前，被认为是单纯的雀斑

8.7.3.4 愈合方法

8.7.3.4.1 一期闭合

有些损伤是可以一期闭合的。这是一个尽可能精确地切除病灶的问题，通过目视和体格检查来发现有没有残留的病灶，然后缝合封闭伤口。

另一种覆盖缺损的方法是切取附近健康的皮肤和皮下组织（称为皮瓣），然后将其转移到覆盖部位。皮瓣的大小和成分各不相同，有时包括肌肉、动脉和静脉的血液供应。这将看似"不可能闭合"的伤口转变为有可能闭合，有时会预后良好[141]。如果成功了，对于那些希望真正"闭合"的患者来说，这是一个很好的结果。

令人印象深刻的是，虽然这种类型的手术可能取得成功，但并不是没有问题。有些出现于特定人群，其中一种是患者的皮肤状况较差。另一种是妊娠纹的高发生率，说明皮下支撑的强度不够（图 8.28）。我怀疑所有的 AI/HS 患者都有胶原代谢缺陷，这种缺陷涉及的组织远远超出了 FPSU 支撑结构的组织。事实上，我怀疑 AI/HS 患者是否患有某种家族性胶原病。也许它是一种弹性蛋白缺乏症或者是一种网状蛋白异常。

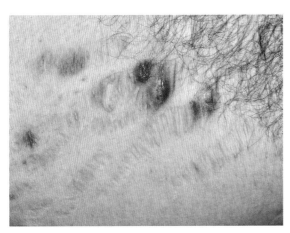

图 8.28 这种联系并不少见，提示毛囊支持结构中的组织缺陷可能不仅仅是毛囊脂腺交界处周围结构薄弱的原因

尽管有能力的外科医生有很好的技术，但一期闭合（缝合）的伤口边缘可能会再次分离和裂开。知情同意必须包括这种可能性。裂开会遗留烦人的、有时是意料之外的伤口，遗留皮下缝线会形成感染隐患，可能导致患者失望、气愤或诉讼，而且可能遗留意想不到的，甚至是丑陋的瘢痕。

手术创伤可能引发新的病变。手术缝合部位的张力可能会沿缝合线产生一系列新的皮损。

手术切除的另一个问题是遗留增生性肿块的风险。清创不充分的情况下，在愈合的伤口下可以重新生长。这种情况可能会发生，外科医生会小心处理组织，在进行真皮和真皮下的刮除时会非常慎重，而且通常需要刮除黏附的胶状增生性肿块（图 8.26）。

手术切口的感染是另一个风险。在腋窝、腹股沟、臀部或生殖器部位，不容易保持无菌，可能会难以预防和控制感染，特别是超重者和糖尿病患者。

还有一种风险，如果外科医生处理这种疾病经验不足，他可能会错误地清理病变部位，像清除浸润性肿瘤一样，清除所有皮下组织和脂肪，直到筋膜。病灶通常不会非常深。皮下组织下方的正常脂肪垫应完好保留，以提供愈合的基础，用于保证移植皮瓣的厚度（第 8.7.3.4.3 节）。在任何情况下，出于美观和舒适的考虑，脂肪填充物都应该保留。最好不要把健康的表皮留在切口边缘，以免影响医生对手术视野的观察。AI/HS 是一种表皮附属器疾病，通常不需要深部切除手术。虽然增生性肿块可能会侵入脂肪，但在刮除清创术后，保持创面开放会更安全，使创面从底部愈合，而不是封闭切口。通常情况下，伤口需要进行二期治疗，很容易用皮瓣或移植物封闭或覆盖伤口附近的清洁创面。

8.7.3.4.2 二期治疗

由于上述几个原因，特别是广泛的手术切除，一期闭合的风险很大。最好的选择是在不封闭伤口的情况下进行手术。如果计划进行传统的切除手术，需要通过估计皮下窦道的延伸来非常小心地确定手术部位的边缘，然后按计划手术切除，手术范围应该大大超过病灶范围，以免留下任何后遗症。如果使用激光、剪刀或手术刀片来做去顶术，只要达到活动性皮损的边缘即可停止手术，这样对组织的损伤最小。没有必要进行扩大切除，伤口越小，愈合时间越短，不适感越轻。

虽然这些伤口很浅（皮损本身很浅），但大多数情况下，侵袭性、增生性胶状物在组织深层侵袭时，有时会导致窦道。这通常是由久坐的压力或紧绷的衣服导致，窦道通常沿着阻力最小的路径，沿着组织面延伸。例如像腹股沟褶皱这样的部位，其中腹壁脂肪和筋膜并排排列，但只是松散地连接。增生的肿块可以在它们之间延伸，正如在卡车司机的案例中描述一样（第 8.7.3.2.1 节）。

在这种情况下，通过简单的二期治疗就能获得很好的愈合效果。这意味着让脂肪和皮下组织及真皮自下而上地愈合。新的组织从下面生长，填补组织缺损，表皮从边缘生长，使创面愈合。任何残留的病灶或未被发现的窦道都有机会"自下而上愈合"，但当炎症和增生性肿块在真皮和表皮下被缝合时，这个过程就会被阻断。

形成真正的瘘管非常罕见，它是由中空结构形成的孔道。发现窦道提示有可能是其他疾病。主要是克罗恩病或侵袭性鳞状细胞癌。

在倾向于自然闭合的部位，如腋窝和腹股沟，二期治疗的效果良好。要保持活动性，以防止在伤口上形成粘连和不必要的挛缩（未成熟的蹼形瘢痕）。每个部位都需要单独考虑。愈合的结果往往比手术瘢痕好，因为愈合伤口的自然收缩过程可能会自动适应该部位的运动和形状。尽管如此，为了预防愈合不良和挛缩，应该在术后定期检查，例如可能发生在大阴唇侧壁与大腿内侧的粘连。这种桥接瘢痕会导致外阴裂开，通过仔细观察愈合过程，可以避免这种结果。

8.7.3.4.3 厚网状皮片移植

混合或联合的方法通常用于大伤口。由于涉及区域比较大，一期闭合是不可取的或不可能的。伤口面积大，意味着开放二期治疗的愈合时间将延长。不过，特殊的移植物可以用来加速二期治疗的愈合过程。这些移植物只能部分地覆盖伤口，但它们有额外的好处——提供新鲜的表皮和真皮细胞来源，不需要从创面边缘迁移。正常的皮肤伤口，如浅表烧伤或擦伤，是利用来自深层未受损的皮脂腺和汗腺及毛囊的皮肤细胞愈合的。它们在表面展开，形成新的皮肤。这就是供体部位的愈合方式。

AI/HS 外科手术的问题在于，去顶术（和经典的

手术切除）去除了所有的受损附属器，同时也去除了所有的健康附属器，因此需要新的表皮细胞来源。网状皮肤移植提供了新的皮肤细胞来源，表面愈合可以立即开始，而不是等待表皮从边缘迁移进来。这种网状移植技术不仅可以加速伤口的愈合，还可以为残余病灶到达表面提供路径（图 8.29A 和图 8.29B）。

移植的组织是患者自己的皮肤，但移植物是厚的分离皮片。这意味着移植物以薄片的形式从患者的"供体部位"表面（通常是大腿前部或其他平坦部位）被小心地取下。

取下一层薄薄的无毛皮肤，而不是切掉一块全厚度的皮肤，作为移植部位的皮片。想想厚片火腿或意大利香肠（全厚皮片移植物）和一张蜡纸（中厚皮片移植物）之间的区别。

供体移植组织薄片被转移到一台机器上，切割出许多短的线性平行但偏移的缝隙（图 8.29C）。这些缝隙是交替的，这样组织薄片就可以像网状结构一样铺开，就像墙修补时用的膨胀金属板条或户外楼梯上用来防止脚打滑的开放金属格栅。这种薄的皮肤网状物（有时切成几块）覆盖的面积是供体面积的 3 倍或更多。它被小心地移植到伤口的表面，并与连接钉（图 8.29D）、压力敷料、特种服装或特殊的真空敷料固定在一起，在早期愈合过程中去除多余的水分。然后，用凡士林进行简单的覆盖，最终就会愈合（图 8.29E 和 8.29F）。这个过程是有缺点的——它会制造供体部位的伤口，可通过二期治疗来愈合，但这需要时间[142]。

这是一种昂贵的、依赖于医生技术的、在医院进行的治疗方法。根据缺损的大小，可能需要住院治疗。如果 AI/HS 被忽视、误诊和处理不当，以至于它超出了门诊或诊所所能提供的治疗范围，皮片移植是清除该疾病的唯一希望。

我希望有一天，医学教育和公共教育足够普及，预防水平提升，所有患者将会在早期阶段得到治疗，使这种手术方法变得不必要和过时。我们开始在自己的患者中看到这种情况，当我们有足够多的病例和足够长的随访时间时，我们将发表关于这方面的论文。

从单个粉刺到 Hurley III 期的 AI/HS，痤疮是一种由外来物质导致的疾病，当预防被忽视，无法自然消退或药物治疗失败时，只能通过外科手术来进行清理。

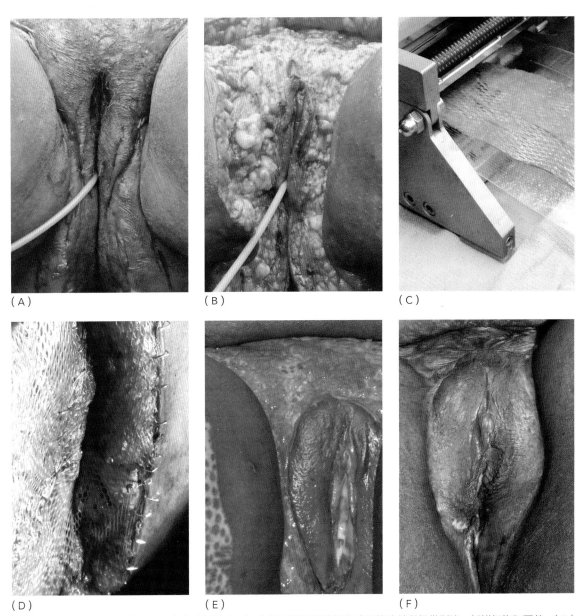

图 8.29   （A）术前皮损范围。（B）脂肪切除后。（C）切割供体移植组织成网状皮片以提供引流、新鲜细胞和覆盖。（D）网状皮片移植应用于伤口，用手术钉固定。（E）愈合伤口处显示耻骨上部"接受"移植物和大腿供体部位愈合重新着色。（F）创面愈合和供区修复后 1 年的最终结果
图片由密歇根大学 Hope Haefner 博士提供

8.8 光和激光

8.8.1 痤疮的光疗及其他电磁辐射治疗

　　光对痤疮有治疗作用并不是什么新闻了。每年夏天，几乎对所有户外工作的痤疮患者而言，病情都有显著改善，甚至达到临床治愈。到了秋天，大多数人回到室内生活，包括学校。这就带来了患者教育方面的问题，对很多人来说，母亲做的饭、食堂的伙食和宿舍的食物都发生了变化。压力和饮食是导致秋季痤疮暴发的原因之一，但暴发的主要原因可能仅仅是缺少阳光。

　　那么，光对痤疮有什么作用呢？首先，我们需要了解一个事实，"光"不是具有单一物理特征的单一

光线。我们可以从光谱的红外部分开始分析，它能产生热量，甚至是相当集中的热量。重要的是，通过增加 FPSU 生理过程的温度，可以提高皮脂合成速度和导管壁角质形成细胞的增生速度，从而解释为什么在温暖环境中痤疮会加重。热还会导致出汗，皮肤上的汗水和油脂的混合物会增加皮肤的油腻"感觉"。

可见光谱的一端是红光。红光疗法已被证明有助于治疗痤疮，即使是使用手持设备治疗，但其机制尚不明确[143]。红光与蓝光结合使用也有好处[144]，现在用于治疗痤疮的红光[145]在多年前被作为原始光源来激活光动力疗法（photodynamic therapy，PDT，见第 8.1.2 节）中局部应用的卟啉化学物。

可见光谱的另一端是蓝光，也是可以治疗痤疮的光源以及作为 PDT 的光源[146]。除了蓝色和紫色的可见光之外，还有紫外线，这是一种会导致晒黑—晒伤—皱纹—衰老—癌症的射线，它对血管的损害表现为光化性毛细血管扩张，这是玫瑰痤疮出现玫瑰色肤色的原因。

我们所见的大部分光线都是一组光谱。这意味着它包含不同的波长，可看到折射可见光的经典彩虹色"光谱"。也有不可见的，比如紫外光谱，它覆盖了从 UVA（320～400nm）到 UVB（280～320nm）、UVC（280nm 以下）的各种波长。

长波紫外线（Ultraviolet A，UVA）最接近可见光谱，其次是 UVB 和 UVC。UVA 被进一步细分为 UVA-1 和 UVA-2，它们被称为近紫外线。UVA 比 UVB 穿透更深，而且比 UVB 在皮肤和皮肤附属器中被吸收更深（从而造成损伤）。UVA 会破坏胶原蛋白，造成皱纹。

UVB 的穿透较浅，因此被更接近皮肤表面的表皮层吸收，它主要影响皮肤浅层，导致晒伤、脱皮和皮肤癌。

UVC 的穿透性很差，甚至无法穿过大气层，也很少到达地球，但它被用作人工光源，在食品处理、卫生保健和其他"清洁"领域提供表面抗菌消毒。

超出紫外光谱的是 X 射线，还有 γ 射线。虽然 γ 射线从未用于治疗痤疮（它们穿透太深了），但在四环素出现之前的 20 世纪 50 年代，经常使用 X 射线疗法。痤疮的改善被认为是由于抗炎作用，但 Strauss 和

Kligman 的经典著作却不以为然。他们指出，X 射线对痤疮没有明显的抗炎作用[147]。X 射线治疗产生的效果与异维 A 酸非常相似，炎症明显增加，皮脂腺明显缩小。尽管辐射加重了炎症，但仍有临床改善。就像异维 A 酸一样，"X 射线的价值在于预防：防止形成新的皮损"[147]。副作用包括在没有提供适当铅屏蔽的患者中诱发甲状腺肿瘤，但抗生素的出现终结了使用 X 射线治疗痤疮的时代。

8.8.1.1 电磁辐射治疗的目标

不同形式的电磁辐射可以达到不同的目标。

首先要知道，痤疮初期的皮损是由雄激素诱发的。还记得在夏天会改善吗？维生素 D 是由日光在皮肤表层的光化学作用产生的。维生素 D_3 形成的第一步是由紫外线破坏的类固醇分子带来的 C_9。光量子的裂解被称为光解作用，它是前维生素 D_3（7- 脱氢胆固醇）在 UVB 照射作用下转化为维生素 D_3 的机制。胆固醇本身容易受到紫外线的光解作用[148, 149]。

我们知道，夏天在阳光下会产生大量的维生素 D。可以推测，同样的光解机制可能清除 FPSU 中过量的雄激素（第 8.6.4 节）。但是，光解反应只影响类固醇分子的不饱和 B 环，因此，光解作用不能破坏性地重排该位点的睾酮和 DHT 分子[150]。

另一种可能性涉及雄激素受体本身。已知雌激素受体易受紫外线的损害[151]，人们很容易推测这可能与雄激素受体有关，这是一个值得研究的问题。人们可能会想，Kitivan 和 Aché 部落的 Cordain 丛林族群是否有额外的优势（除了他们的饮食），即全年的光照限制了雄激素受体的活性，帮助他们避免产生痤疮。

痤疮产生中还涉及哪些可能受到紫外线影响的结构？长期暴露在阳光下损伤真皮中的胶原蛋白导致皱纹形成，还要考虑到长时间的紫外线照射可能影响形成基底膜的胶原，而基底膜为 FPSU 的毛囊部分提供了支撑。夏季长期紫外线照射会不会削弱包裹在毛囊导管周围的纤维物质的支撑？这种缺陷可能使导管在扩张时具有一定的弹性，从而减少了主动再生角质形成细胞的压力，这样它们就不会缺氧，它们的终末分化不会受到抑制，也就不会在夏季堵塞导管。在冬季，由于缺乏光照，基底膜得以修复，这一过程或许

可以用一种强大的共聚焦显微镜来测量。

还要考虑紫外线对扩张血管支撑结构的影响，如玫瑰痤疮出现的光化性毛细血管扩张。与对照组相比，"玫瑰痤疮患者的维生素 D 水平相对较高"也许并非偶然[152]。维生素 D 和光化性光损伤来自同一来源。

光对于与痤疮发病相关的微生物有什么影响？紫外线照射抑制马拉色菌生长[153]。300nm 的 UVB 是最有效的。仅需 110mJ/cm^2 的能量，痤疮皮损的菌落计数就从 100 000 个 /ml 下降到 3096 个 /ml，该剂量甚至达不到银屑病的 UVB 光疗的起始能量[154]。900mJ/cm^2 的能量完全抑制了马拉色菌、白念珠菌和表皮葡萄球菌的体外生长，同时使金黄色葡萄球菌菌落数量减少了 50 倍[155]。窄谱 UVB 治疗仪经常使用该剂量治疗银屑病。Boldeman 报告说，虽然没有建议使用日光浴来治疗，但"痤疮 / 脂溢性皮炎、湿疹或银屑病的青少年与没有皮肤病的青少年相比，常常使用日光浴治疗床来治疗"[156]。尽管有加重的风险，紫外线很有可能通过降低皮肤上微生物的数量来达到有效的治疗或预防。重要的是，在日光浴治疗床上的剂量要比正常剂量低得多，可能会带来预期的疗效。

那么，UVA、UVB 和可见光对免疫系统的各个组成部分和炎症反应的介质有什么影响？简而言之，它是抑制性的。它抑制抗原表达、刺激免疫抑制因子的释放、诱导抑制性淋巴细胞的生成并诱导白细胞凋亡[157]。除了这些常见的影响之外，通过诱导免疫耐受，免疫系统以抗原特异性的方式受到紫外线的破坏。这种作用主要由 UV 诱导的特异性调节性 T 细胞介导。激活后，它们释放免疫抑制细胞因子 IL-10。这是以一般方式抑制免疫反应，称为"旁观者抑制"[158]。在照射中等剂量的紫外线后，会发生这种抑制反应。

同样适用于 AI/HS 的机制也表明，好发部位缺少阳光可能会导致炎症细胞随意破坏毛囊壁，从而导致 AI/HS 的发病，这基本上与日光改善痤疮的保护作用相反。增加光照有助于改善痤疮损害并中和皮肤炎症细胞。我们积极鼓励（通过使用光疗设备）在银屑病患者（真皮乳头层中充满了这种疾病特有的炎症细胞成分）中增加光照。也许我们应该在 AI/HS 患者的所有皱褶部位使用光疗？

但是，过量使用紫外线会加重炎症。晒伤是一种典型表现，因无意中的晒伤而使痤疮改善的轶事仍然可以从那些在十几岁时使用过"太阳灯"的老年患者那里听到。

8.8.1.2 痤疮的实用光疗

本书的主旨强调预防性治疗，每天在家使用安全的蓝光或红光就足以破坏皮肤中的 DHT 或睾酮前体，或破坏雄激素受体，阻止 FPSU 毛囊单位导管内的角质形成细胞的过度增生，能有这样的疗法真的很棒。可以肯定的是，作为一种治疗方法，"使用低通量、多通道方法的红外二极管激光器……已经被证明是有效的，几乎没有并发症"[159]。必须指出的是，该治疗的机制尚不清楚，我们期待着相关研究。这一理论以及本章引用的关于红光的参考文献，支持了这种光疗的好处，但需要注意照射红光的长期副作用。

同时，关于光作为有效的治疗手段，人们正在进行更积极的研究，特别是在 PDT 领域。这种技术依赖于化学物质（通常来自光敏卟啉家族）选择性地渗透到目标部位的能力。使用明亮（通常为红色或蓝色）的白炽灯、IPL 或激光，将特定波长的光线作用于目标分子。这激发了化学物质，导致局部产生被称为活性氧（reactive oxygen species，ROS）的小而非常活跃的分子，这些分子几乎可以瞬间氧化（实质上是燃烧）目标组织。单态氧、过氧化氢、超氧阴离子自由基和羟基自由基都在瞬间出现，与局部组织发生反应，并产生半选择性损伤。许多方案都研究了各种光敏剂的分子、浓度、载体、应用时间、目标部位的准备、光源类型、曝光时间和波长，以及用于治疗和预防的使用频率。

到目前为止，还没有一种简单、有效、方便、无痛、无炎症、可重复、廉价、医保覆盖的治疗痤疮的 PDT[160]。长期使用是安全的，家庭使用的蓝光（第 8.5.6 节）可能更接近患者的需求。

同时，痤疮的预防仍然需要避免食用乳制品，至少本书的观点是这样的。

8.8.2 激光

激光可以传送单波长的强光。不同的激光器发射不同的波长，每个波长都显示出单一的特定颜色，而光的其他特性也因发射的光而大不相同。例如，氦氖激光发出的红光是由氦氖混合物激活产生的，波长为633nm。在激光中可以调整的变量之一是产生的短脉冲单波长光的强度，另一个是光的持续时间，连续波、短脉冲、长脉冲和点阵输出之间有治疗上的差异。

另一种不同的技术允许光谱光（包含特定的宽波长范围）在高强度的短脉冲中释放，就像一种超功率的摄影闪光灯，这种称为强脉冲光（intense pulsed light，IPL）的技术已用于治疗痤疮。无论是激光还是IPL，波长都与自然界可见光的波长相同，只是它们的强度更强，并且具有高度选择性的波长或光谱。这些具有更强强度的光源可以产生自然光无法达到的效果，如组织汽化、浅表血管的破坏、永久性脱发和出血血管的凝固。在寻常痤疮中，激光可用于激活PDT中的卟啉分子。玫瑰痤疮中伴随的背景红斑和光化性毛细血管扩张可以被多次激光脉冲或IPL破坏。对于反常性痤疮，一些外科医生使用二氧化碳激光的切割和破坏来清除病灶。

激光和其他形式的电磁辐射确实是治疗痤疮的多功能治疗手段，但是目前尚未标准化，缺乏有效性、长期安全性和大范围推广的证据 *。

（廖勇 译，丛林 审校）

参考文献
References

1. Melnik BC, Zouboulis CC. Potential role of FoxO1 and mTORC1 in the pathogenesis of Western diet-induced acne. Exp Dermatol 2013 May;22(5):311–5.

2. Silverberg NB. Whey protein precipitating moderate to severe acne flares in 5 teenaged athletes. Cutis 2012 Aug;90(2):70–2.

3. Yeung A, Sheehan J. FDA measurement of hormone concentrations in milk and milk products [personal communication]. Communication to F.W. Danby, 2012 Jul 2.

4. Ben-Amitai D, Laron Z. Effect of insulin-like growth factor-1 deficiency or administration on the occurrence of acne. J Eur Acad Dermatol Venereol 2011 Aug;25(8):950–4.

5. Nichols K, Desai N, Lebwohl MG. Effective sunscreen ingredients and cutaneous irritation in patients with rosacea. Cutis 1998 Jun;61(6):344–6.

6. Capitanio B, Sinagra JL, Ottaviani M, Bordignon V, Amantea A, Picardo M. Acne and smoking. Dermatoendocrinol 2009 May;1(3):129–35.

7. Schmitt JV, Bombonatto G, Martin M, Miot HA. Risk factors for hidradenitis suppurativa: a pilot study. An Bras Dermatol 2012 Nov;87(6):936–8.

8. Vazquez BG, Alikhan A, Weaver AL, Wetter DA, Davis MD. Incidence of hidradenitis suppurativa and associated factors: a population-based study of Olmsted County, Minnesota. J Invest Dermatol 2013 Jan;133(1):97–103.

9. Adebamowo CA, Spiegelman D, Danby FW, Frazier AL, Willett WC, Holmes MD. High school dietary dairy intake and teenage acne. J Am Acad Dermatol 2005 Feb;52(2):207–14.

10. Melnik B. Dietary intervention in acne: Attenuation of increased mTORC1 signaling promoted by Western diet. Dermatoendocrinol 2012 Jan 1;4(1):20–32.

11. Vicini J, Etherton T, Kris-Etherton P, Ballam J, Denham S, Staub R, et al. Survey of retail milk composition as affected by label claims regarding farm-management practices. J Am Diet Assoc 2008 Jul;108(7):1198–203.

12. Martin Mittelstaedt. Scientists taking vitamin D in droves. Globe and Mail 2010 Jul 22.

13. Logan VF, Gray AR, Peddie MC, Harper MJ,

---

* 译者注：截至本书中文版出版时，大量临床研究已经证实了激光治疗痤疮的有效性及安全性。

Houghton LA. Long-term vitamin D3 supplementation is more effective than vitamin D2 in maintaining serum 25-hydroxyvitamin D status over the winter months. Br J Nutr 2012 Jul 11;1–7.

14. Miller PD. Vitamin D, calcium, and cardiovascular mortality: a perspective from a plenary lecture given at the annual meeting of the American Association of Clinical Endocrinologists. Endocr Pract 2011 Sep;17(5):798–806.

15. Hoppe C, Molgaard C, Vaag A, Barkholt V, Michaelsen KF. High intakes of milk, but not meat, increase s-insulin and insulin resistance in 8-year-old boy. Eur J Clin Nutr 2005 Mar;59(3):393–8.

16. Hoyt G, Hickey MS, Cordain L. Dissociation of the glycaemic and insulinaemic responses to whole and skimmed milk. Br J Nutr 2005 Feb;93(2):175–7.

17. Melnik BC. Evidence for acne-promoting effects of milk and other insulinotropic dairy products. Nestle Nutr Workshop Ser Pediatr Program 2011;67: 131–45.

18. Cordain L, Lindeberg S, Hurtado M, Hill K, Eaton SB, Brand-Miller J. Acne vulgaris: a disease of Western civilization. Arch Dermatol 2002 Dec; 138(12):1584–90.

19. Bray GA, Nielsen SJ, Popkin BM. Consumption of high-fructose corn syrup in beverages may play a role in the epidemic of obesity. Am J Clin Nutr 2004 Apr;79(4):537–43.

20. Verdolini R, Clayton N, Smith A, Alwash N, Mannello B. Metformin for the treatment of hidradenitis suppurativa: a little help along the way. J Eur Acad Dermatol Venereol 2013 Sep;27(9): 1101–8.

21. Badr D, Kurban M, Abbas O. Metformin in dermatology: an overview. J Eur Acad Dermatol Venereol 2013 Nov;27(11):1329–35.

22. Melnik BC. Permanent impairment of insulin resistance from pregnancy to adulthood: the primary basic risk factor of chronic Western diseases. Med Hypotheses 2009 Nov;73(5):670–81.

23. Melnik BC. Milk—the promoter of chronic Western diseases. Med Hypotheses 2009 Jun;72(6):631–9.

24. Melnik BC, John SM, Schmitz G. Over-stimulation of insulin/IGF-1 signaling by western diet may promote diseases of civilization: lessons learnt from Laron syndrome. Nutr Metab (Lond) 2011;8:41.

25. Melnik BC. Leucine signaling in the pathogenesis of type 2 diabetes and obesity. World J Diabetes 2012 Mar 15;3(3):38–53.

26. Arun B, Loffeld A. Long-standing hidradenitis suppurativa treated effectively with metformin. Clin Exp Dermatol 2009 Dec;34(8):920–1.

27. Harvard School of Public Health, McGill University. Milk, hormones and human health [Internet]. 2008 [cited 2006 Oct 23]. Available from: http://milksymposium.mcgill.ca/summary/

28. Collier AP, Freeman SR, Dellvalle RP. Acne vulgaris. In: Williams H, Naldi, editors. Evidence-based dermatology. 2nd ed. Blackwell; 2008. p. 87.

29. Cunliffe WJ, Danby FW, Dunlap F, Gold MH, Gratton D, Greenspan A. Randomised, controlled trial of the efficacy and safety of adapalene gel 0.1% and tretinoin cream 0.05% in patients with acne vulgaris. Eur J Dermatol 2002 Jul;12(4):350–4.

30. Leyden JJ, Wortzman M, Baldwin EK. Antibiotic-resistant *Propionibacterium acnes* suppressed by a benzoyl peroxide cleanser 6%. Cutis 2008 Dec;82(6):417–21.

31. Kircik L, Friedman A. Optimizing acne therapy with unique vehicles. J Drugs Dermatol 2010 May;9(5 Suppl ODAC Conf Pt 1):s53–7.

32. Lev-Tov H, Maibach HI. The sensitive skin syndrome. Indian J Dermatol 2012 Nov;57(6): 419–23.

33. Van Scott EJ, Yu RJ. Alpha hydroxy acids: procedures for use in clinical practice. Cutis 1989 Mar;43(3):222–8.

34. Leeming JP, Holland KT, Bojar RA. The in vitro

antimicrobial effect of azelaic acid. Br J Dermatol 1986 Nov;115(5):551–6.

35. Gupta AK, Nicol K. The use of sulfur in dermatology. J Drugs Dermatol 2004 Jul;3(4):427–31.

36. Dreno B, Khammari A, Brocard A, Moyse D, Blouin E, Guillet G, et al. Hidradenitis suppurativa: the role of deficient cutaneous innate immunity. Arch Dermatol 2012 Feb;148(2):182–6.

37. Feucht CL, Allen BS, Chalker DK, Smith JG, Jr. Topical erythromycin with zinc in acne. A double-blind controlled study. J Am Acad Dermatol 1980 Nov;3(5):483–91.

38. Niren NM, Torok HM. The Nicomide Improvement in Clinical Outcomes Study (NICOS): results of an 8-week trial. Cutis 2006 Jan;77(1 Suppl):17–28.

39. Brocard A, Knol AC, Khammari A, Dreno B. Hidradenitis suppurativa and zinc: a new therapeutic approach. A pilot study. Dermatology 2007;214(4): 325–7.

40. Formigari A, Gregianin E, Irato P. The effect of zinc and the role of p53 in copper-induced cellular stress responses. J Appl Toxicol 2013 Jul;33(7):527–36.

41. Boer J, Jemec GB. Resorcinol peels as a possible self-treatment of painful nodules in hidradenitis suppurativa. Clin Exp Dermatol 2010 Jan;35(1): 36–40.

42. Kligman AM, Mills OH, Jr., Leyden JJ, Gross PR, Allen HB, Rudolph RI. Oral vitamin A in acne vulgaris. Preliminary report. Int J Dermatol 1981a May;20(4):278–85.

43. Rosa FW, Wilk AL, Kelsey FO. Teratogen update: vitamin A congeners. Teratology 1986 Jun;33(3): 355–64.

44. Peck GL, Olsen TG, Butkus D, Pandya M, Arnaud-Battandier J, Gross EG, et al. Isotretinoin versus placebo in the treatment of cystic acne. A randomized double-blind study. J Am Acad Dermatol 1982 Apr;6(4 Pt 2 Suppl):735–45.

45. The Guide to Best Practices for the iPLEDGE Program [Internet]. 2007 Dec 2. Available from: https://www.ipledgeprogram.com/Documents/ Guide%20to%20Best%20Practices%20-%20 iPLEDGE%20Program.pdf

46. Werner CA, Papic MJ, Ferris LK, Lee JK, Borrero S, Prevost N, et al. Women's experiences with isotretinoin risk reduction counseling. JAMA Dermatol 2014 Apr;150(4):366–71.

47. Collins MK, Moreau JF, Opel D, Swan J, Prevost N, Hastings M, et al. Compliance with pregnancy prevention measures during isotretinoin therapy. J Am Acad Dermatol 2014 Jan;70(1):55–9.

48. Bernstein CN, Nugent Z, Longobardi T, Blanchard JF. Isotretinoin is not associated with inflammatory bowel disease: a population-based case-control study. Am J Gastroenterol 2009 Nov;104(11): 2774–8.

49. Margolis DJ, Fanelli M, Hoffstad O, Lewis JD. Potential association between the oral tetracycline class of antimicrobials used to treat acne and inflammatory bowel disease. Am J Gastroenterol 2010 Dec;105(12):2610–6.

50. Layton AM, Dreno B, Gollnick HP, Zouboulis CC. A review of the European Directive for prescribing systemic isotretinoin for acne vulgaris. J Eur Acad Dermatol Venereol 2006 Aug;20(7):773–6.

51. Danby FW. Night blindness, vitamin A deficiency, and isotretinoin psychotoxicity. Dermatol Online J 2003 Dec;9(5):30.

52. Kligman AM, Mills OH, Jr., Leyden JJ, Gross PR, Allen HB, Rudolph RI. Oral vitamin A in acne vulgaris. Preliminary report. Int J Dermatol 1981b May;20(4):278–85.

53. Danby FW. Night blindness, vitamin A deficiency, and isotretinoin psychotoxicity. Dermatol Online J 2003 Dec;9(5):30.

54. Danby FW. Oral isotretinoin, neuropathy and hypovitaminosis A. Clin Exp Dermatol 2009 Oct;34(7):e260.

55. Misery L, Feton-Danou N, Consoli A, Chastaing M, Consoli S, Schollhammer M. [Isotretinoin and adolescent depression]. Ann Dermatol Venereol 2012 Feb;139(2):118–23.

56. Amichai B, Shemer A, Grunwald MH. Low-dose isotretinoin in the treatment of acne vulgaris. J Am Acad Dermatol 2006 Apr;54(4):644–6.

57. Mandekou-Lefaki I, Delli F, Teknetzis A, Euthimiadou R, Karakatsanis G. Low-dose schema of isotretinoin in acne vulgaris. Int J Clin Pharmacol Res 2003;23(2–3):41–6.

58. Cyrulnik AA, Viola KV, Gewirtzman AJ, Cohen SR. High-dose isotretinoin in acne vulgaris: improved treatment outcomes and quality of life. Int J Dermatol 2012 Sep;51(9):1123–30.

59. Agarwal US, Besarwal RK, Bhola K. Oral isotretinoin in different dose regimens for acne vulgaris: a randomized comparative trial. Indian J Dermatol Venereol Leprol 2011 Nov;77(6):688–94.

60. Boer J, Nazary M. Long-term results of acitretin therapy for hidradenitis suppurativa. Is acne inversa also a misnomer? Br J Dermatol 2011 Jan;164(1):170–5.

61. Howell JB. Aureomycin ointment in acne varioliformis. AMA Arch Derm Syphilol 1950 Nov;62(5):705–6.

62. Webster GF, Leyden JJ, McGinley KJ, McArthur WP. Suppression of polymorphonuclear leukocyte chemotactic factor production in *Propionibacterium acnes* by subminimal inhibitory concentrations of tetracycline, ampicillin, minocycline, and erythromycin. Antimicrob Agents Chemother 1982 May;21(5):770–2.

63. Labro MT, Abdelghaffar H. Immunomodulation by macrolide antibiotics. J Chemother 2001 Feb;13(1):3–8.

64. Webster G, Del Rosso JQ. Anti-inflammatory activity of tetracyclines. Dermatol Clin 2007 Apr;25(2):133–5, v.

65. Parry MF, Rha CK. Pseudomembranous colitis caused by topical clindamycin phosphate. Arch Dermatol 1986 May;122(5):583–4.

66. Walsh S, Creamer D. Minocycline in the management of acne vulgaris: the challenge of conveying pharmacovigilance data to primary care. Br J Dermatol 2012 Jun;166(6):1158–9.

67. Brook I, Frazier EH. Aerobic and anaerobic microbiology of axillary hidradenitis suppurativa. J Med Microbiol 1999 Jan;48(1):103–5.

68. Ford GP, Farr PM, Ive FA, Shuster S. The response of seborrhoeic dermatitis to ketoconazole. Br J Dermatol 1984 Nov;111(5):603–7.

69. Pyka A, Babuska M, Zachariasz M. A comparison of theoretical methods of calculation of partition coefficients for selected drugs. Acta Pol Pharm 2006 May;63(3):159–67.

70. Ashbee HR, Evans EG. Immunology of diseases associated with *Malassezia* species. Clin Microbiol Rev 2002 Jan;15(1):21–57.

71. Chin TW, Loeb M, Fong IW. Effects of an acidic beverage (Coca-Cola) on absorption of ketoconazole. Antimicrob Agents Chemother 1995 Aug;39(8):1671–5.

72. Davison L. FDA—Center for Drug Evaluation and Research [personal communication]. Communication to F.W. Danby, 2013 Aug 13.

73. Bailey DG, Malcolm J, Arnold O, Spence JD. Grapefruit juice-drug interactions. 1998. Br J Clin Pharmacol 2004 Dec;58(7):S831–40.

74. Bailey DG. Grapefruit-medication interactions. CMAJ 2013 Apr 2;185(6):507–8.

75. Faergemann J. Pityriasis versicolor. Semin Dermatol 1993 Dec;12(4):276–9.

76. Fox TC. Acne varioliformis in a man aged 37. Proc R Soc Med 1909;2(Dermatol Sect):94.

77. Little EG. Case of acne varioliformis. Proc R Soc Med 1925;18(Dermatol Sect):54.

78. Litt JZ. Steroid-induced rosacea. Am Fam Physician

1993 Jul;48(1):67–71.

79. Wong RC, Kang S, Heezen JL, Voorhees JJ, Ellis CN. Oral ibuprofen and tetracycline for the treatment of acne vulgaris. J Am Acad Dermatol 1984 Dec; 11(6):1076–81.

80. Seukeran DC, Stables GI, Cunliffe WJ, Sheehan-Dare RA. The treatment of acne agminata with clofazimine. Br J Dermatol 1999 Sep;141(3):596–7.

81. Riddle CC, Terrell SN, Menser MB, Aires DJ, Schweiger ES. A review of photodynamic therapy (PDT) for the treatment of acne vulgaris. J Drugs Dermatol 2009 Nov;8(11):1010–9.

82. Alexiades-Armenakas M. Long-pulsed dye laser-mediated photodynamic therapy combined with topical therapy for mild to severe comedonal, inflammatory, or cystic acne. J Drugs Dermatol 2006 Jan;5(1):45–55.

83. Morton CA, McKenna KE, Rhodes LE. Guidelines for topical photodynamic therapy: update. Br J Dermatol 2008 Dec;159(6):1245–66.

84. Riddle CC, Terrell SN, Menser MB, Aires DJ, Schweiger ES. A review of photodynamic therapy (PDT) for the treatment of acne vulgaris. J Drugs Dermatol 2009 Nov;8(11):1010–9.

85. Kim RH, Armstrong AW. Current state of acne treatment: highlighting lasers, photodynamic therapy, and chemical peels. Dermatol Online J 2011a;17(3):2.

86. de Arruda LH, Kodani V, Bastos FA, Mazzaro CB. [A prospective, randomized, open and comparative study to evaluate the safety and efficacy of blue light treatment versus a topical benzoyl peroxide 5% formulation in patients with acne grade II and III]. An Bras Dermatol 2009 Oct;84(5):463–8.

87. Choi MS, Yun SJ, Beom HJ, Park HR, Lee JB. Comparative study of the bactericidal effects of 5-aminolevulinic acid with blue and red light on *Propionibacterium acnes*. J Dermatol 2011 Jul; 38(7):661–6.

88. Wheeland RG, Dhawan S. Evaluation of self-treatment of mild-to-moderate facial acne with a blue light treatment system. J Drugs Dermatol 2011 Jun;10(6):596–602.

89. Capitanio B, Sinagra JL, Ottaviani M, Bordignon V, Amantea A, Picardo M. Acne and smoking. Dermatoendocrinol 2009 May;1(3):129–35.

90. Cunliffe WJ, Danby FW, Dunlap F, Gold MH, Gratton D, Greenspan A. Randomised, controlled trial of the efficacy and safety of adapalene gel 0.1% and tretinoin cream 0.05% in patients with acne vulgaris. Eur J Dermatol 2002 Jul;12(4):350–4.

91. Jimbow K, Obata H, Pathak MA, Fitzpatrick TB. Mechanism of depigmentation by hydroquinone. J Invest Dermatol 1974 Apr;62(4):436–49.

92. Briganti S, Camera E, Picardo M. Chemical and instrumental approaches to treat hyperpigmentation. Pigment Cell Res 2003 Apr;16(2):101–10.

93. Kolbe L, Mann T, Gerwat W, Batzer J, Ahlheit S, Scherner C, et al. 4-n-butylresorcinol, a highly effective tyrosinase inhibitor for the topical treatment of hyperpigmentation. J Eur Acad Dermatol Venereol 2013 Jan;27 Suppl 1:19–23.

94. Makino ET, Mehta RC, Banga A, Jain P, Sigler ML, Sonti S. Evaluation of a hydroquinone-free skin brightening product using in vitro inhibition of melanogenesis and clinical reduction of ultraviolet-induced hyperpigmentation. J Drugs Dermatol 2013;12(3):s16.

95. Palm MD, Toombs EL. Hydroquinone and the FDA—the debate? J Drugs Dermatol 2007 Feb; 6(2):122.

96. Levin CY, Maibach H. Exogenous ochronosis. An update on clinical features, causative agents and treatment options. Am J Clin Dermatol 2001;2(4): 213–7.

97. Grimes PE. Management of hyperpigmentation in darker racial ethnic groups. Semin Cutan Med Surg 2009 Jun;28(2):77–85.

98. Alexis AF, Blackcloud P. Natural ingredients for darker skin types: growing options for hyperpigmentation. J Drugs Dermatol 2013 Sep;12(9 Suppl):s123–7.

99. Schierbeck LL, Rejnmark L, Tofteng CL, Stilgren L, Eiken P, Mosekilde L, et al. Effect of hormone replacement therapy on cardiovascular events in recently postmenopausal women: randomised trial. BMJ 2012;345:e6409.

100. Olie V, Canonico M, Scarabin PY. Risk of venous thrombosis with oral versus transdermal estrogen therapy among postmenopausal women. Curr Opin Hematol 2010 Sep;17(5):457–63.

101. Sode BF, Allin KH, Dahl M, Gyntelberg F, Nordestgaard BG. Risk of venous thromboembolism and myocardial infarction associated with factor V Leiden and prothrombin mutations and blood type. CMAJ 2013 Mar 19;185(5):E229–37.

102. de Haan HG, Bezemer ID, Doggen CJ, Le CS, Reitsma PH, Arellano AR, et al. Multiple SNP testing improves risk prediction of first venous thrombosis. Blood 2012 Jul 19;120(3):656–63.

103. Svensson AM, Chou LS, Meadows C, Miller CE, Palais R, Sumner K, et al. Implementation of a cost-effective unlabeled probe high-resolution melt assay for genotyping of Factor V Leiden. Genet Test Mol Biomarkers 2011 Apr;15(4):207–13.

104. Spoendlin J, Voegel JJ, Jick SS, Meier CR. Spironolactone may reduce the risk of incident rosacea. J Invest Dermatol 2013 Oct;133(10):2480–3.

105. Gulmez SE, Lassen AT, Aalykke C, Dall M, Andries A, Andersen BS, et al. Spironolactone use and the risk of upper gastrointestinal bleeding: a population-based case-control study. Br J Clin Pharmacol 2008 Aug;66(2):294–9.

106. Mackenzie IS, Macdonald TM, Thompson A, Morant S, Wei L. Spironolactone and risk of incident breast cancer in women older than 55 years: retrospective, matched cohort study. BMJ 2012; 345:e4447.

107. Biggar RJ, Andersen EW, Wohlfahrt J, Melbye M. Spironolactone use and the risk of breast and gynecologic cancers. Cancer Epidemiol 2013 Dec;37(6):870–5.

108. Wu CQ, Grandi SM, Filion KB, Abenhaim HA, Joseph L, Eisenberg MJ. Drospirenone-containing oral contraceptive pills and the risk of venous and arterial thrombosis: a systematic review. BJOG 2013 Jun;120(7):801–10.

109. Collier R. Scrutiny of Diane-35 due to potential dangers of off-label prescribing. CMAJ 2013 Mar 19;185(5):E217–18.

110. Vrbikova J, Dvorakova K, Hill M, Starka L. Weight change and androgen levels during contraceptive treatment of women affected by polycystic ovary. Endocr Regul 2006 Dec;40(4):119–23.

111. Brahm J, Brahm M, Segovia R, Latorre R, Zapata R, Poniachik J, et al. Acute and fulminant hepatitis induced by flutamide: case series report and review of the literature. Ann Hepatol 2011 Jan;10(1):93–8.

112. van Vliet HA, Bertina RM, Dahm AE, Rosendaal FR, Rosing J, Sandset PM, et al. Different effects of oral contraceptives containing different progestogens on protein S and tissue factor pathway inhibitor. J Thromb Haemost 2008 Feb;6(2):346–51.

113. Walton S, Cunliffe WJ, Lookingbill P, Keczkes K. Lack of effect of topical spironolactone on sebum excretion. Br J Dermatol 1986 Feb;114(2):261–4.

114. Yamamoto A, Ito M. Topical spironolactone reduces sebum secretion rates in young adults. J Dermatol 1996 Apr;23(4):243–6.

115. Afzali BM, Yaghoobi E, Yaghoobi R, Bagherani N, Dabbagh MA. Comparison of the efficacy of 5% topical spironolactone gel and placebo in the treatment of mild and moderate acne vulgaris: a randomized controlled trial. J Dermatolog Treat 2012 Feb;23(1):21–5.

116. Trifu V, Tiplica GS, Naumescu E, Zalupca L, Moro L, Celasco G. Cortexolone 17alpha-propionate 1% cream, a new potent antiandrogen for topical treatment of acne vulgaris. A pilot randomized, double-blind comparative study vs. placebo and tretinoin 0.05% cream. Br J Dermatol 2011 Jul;165(1):177–83.

117. Cilotti A, Danza G, Serio M. Clinical application of 5alpha-reductase inhibitors. J Endocrinol Invest 2001 Mar;24(3):199–203.

118. Farrell AM, Randall VA, Vafaee T, Dawber RP. Finasteride as a therapy for hidradenitis suppurativa. Br J Dermatol 1999 Dec;141(6):1138–9.

119. Joseph MA, Jayaseelan E, Ganapathi B, Stephen J. Hidradenitis suppurativa treated with finasteride. J Dermatolog Treat 2005 Apr;16(2):75–8.

120. Randhawa HK, Hamilton J, Pope E. Finasteride for the treatment of hidradenitis suppurativa in children and adolescents. JAMA Dermatol 2013 Mar 20;1–4.

121. Kohler C, Tschumi K, Bodmer C, Schneiter M, Birkhaeuser M. Effect of finastcride 5 mg (Proscar) on acne and alopecia in female patients with normal serum levels of free testosterone. Gynecol Endocrinol 2007 Mar;23(3):142–5.

122. Seiffert K, Seltmann H, Fritsch M, Zouboulis CC. Inhibition of 5alpha-reductase activity in SZ95 sebocytes and HaCaT keratinocytes in vitro. Horm Metab Res 2007 Feb;39(2):141–8.

123. Backstrom T, Andersson A, Baird DT, Selstam G. The human corpus luteum secretes 5 alpha-pregnane-3,20-dione. Acta Endocrinol (Copenh) 1986 Jan;111(1):116–21.

124. Belvedere P, Gabai G, Dalla VL, Accorsi P, Trivoletti M, Colombo L, et al. Occurrence of steroidogenic enzymes in the bovine mammary gland at different functional stages. J Steroid Biochem Mol Biol 1996 Nov;59(3–4):339–47.

125. Zwirner M, Fawzy MM, Bopp FC, Klemm-Wolfgram E, Handschuh D, Voelter W, et al. Radioimmunoassay of 5 alpha-pregnane-3,20-dione.

126. A metabolite of placental progesterone. Arch Gynecol 1983;233(4):229–40.

126. Rauschmann MA, Heine MC, Thomann KD. [The German Orthopedics Society 1918–1932. Developments and trends]. Orthopade 2001 Oct; 30(10):685–95.

127. Waters JA, Kondo Y, Witkop B. Photochemistry of steroids. J Pharm Sci 1972 Mar;61(3):321–34.

128. Atkinson SK, Marlatt VL, Kimpe LE, Lean DR, Trudeau VL, Blais JM. Environmental factors affecting ultraviolet photodegradation rates and estrogenicity of estrone and ethinylestradiol in natural waters. Arch Environ Contam Toxicol 2011 Jan;60(1):1–7.

129. Linden KG, Rosenfeldt EJ, Kullman SW. UV/H2O2 degradation of endocrine-disrupting chemicals in water evaluated via toxicity assays. Water Sci Technol 2007;55(12):313–9.

130. Vulliet E, Falletta M, Marote P, Lomberget T, Paisse JO, Grenier-Loustalot MF. Light induced degradation of testosterone in waters. Sci Total Environ 2010 Aug 1;408(17):3554–9.

131. Katzenellenbogen JA, Ruh TS, Carlson KE, Iwamoto HS, Gorski J. Ultraviolet photosensitivity of the estrogen binding protein from rat uterus. Wavelength and ligand dependence. Photocovalent attachment of estrogens to proteins. Biochemistry 1975 Jun 3;14(11):2310–6.

132. Lee EJ, Lim HK, Shin MK, Suh DH, Lee SJ, Kim NI. An open-label, split-face trial evaluating efficacy and safty of photopneumatic therapy for the treatment of acne. Ann Dermatol 2012 Aug;24(3):280–6.

133. Shamban AT, Enokibori M, Narurkar V, Wilson D. Photopneumatic technology for the treatment of acne vulgaris. J Drugs Dermatol 2008 Feb;7(2):139–45.

134. Danby FW. Commentary: unroofing for hidradenitis suppurativa, why and how. J Am Acad Dermatol 2010 Sep;63(3):481–3.

135. van der Zee HH, Prens EP, Boer J. Deroofing: a

tissue-saving surgical technique for the treatment of mild to moderate hidradenitis suppurativa lesions. J Am Acad Dermatol 2010 Sep;63(3):475–80.

136. Hazen PG, Hazen BP. Hidradenitis suppurativa: successful treatment using carbon dioxide laser excision and marsupialization. Dermatol Surg 2010 Feb;36(2):208–13.

137. Wortsman X, Jemec GB. Real-time compound imaging ultrasound of hidradenitis suppurativa. Dermatol Surg 2007 Nov;33(11):1340–2.

138. Mullins JF, McCash WB, Boudreau RF. Treatment of chronic hidradenitis suppurativa: surgical modification. Postgrad Med 1959 Dec;26:805–8.

139. Barron J. The surgical treatment of perianal hidradenitis suppurativa. Dis Colon Rectum 1970 Nov;13(6):441–3.

140. Rambhatla PV, Lim HW, Hamzavi I. A systematic review of treatments for hidradenitis suppurativa. Arch Dermatol 2012 Apr;148(4):439–46.

141. Kishi K, Nakajima H, Imanishi N, Nakajima T. Extended split superior gluteus maximus musculocutaneous flap and reconstruction after resection of perianal and lower gluteal hidradenitis suppurativa. J Plast Reconstr Aesthet Surg 2009 Aug;62(8):1081–6.

142. Chen E, Friedman HI. Management of regional hidradenitis suppurativa with vacuum-assisted closure and split thickness skin grafts. Ann Plast Surg 2011 Oct;67(4):397–401.

143. Na JI, Suh DH. Red light phototherapy alone is effective for acne vulgaris: randomized, single-blinded clinical trial. Dermatol Surg 2007 Oct;33(10):1228–33.

144. Kwon HH, Lee JB, Yoon JY, Park SY, Ryu HH, Park BM, et al. The clinical and histological effect of home-use, combination blue-red LED phototherapy for mild-to-moderate acne vulgaris in Korean patients: a double-blind, randomized controlled trial. Br J Dermatol 2013 May;168(5):1088–94.

145. Pinto C, Schafer F, Orellana JJ, Gonzalez S, Hasson A. Efficacy of red light alone and methyl-aminolaevulinate-photodynamic therapy for the treatment of mild and moderate facial acne. Indian J Dermatol Venereol Leprol 2013 Jan;79(1):77–82.

146. Akaraphanth R, Kanjanawanitchkul W, Gritiyarangsan P. Efficacy of ALA-PDT vs blue light in the treatment of acne. Photodermatol Photoimmunol Photomed 2007 Oct;23(5):186–90.

147. Strauss JS, Kligman AM. Effect of x-rays on sebaceous glands of the human face: radiation therapy of acne. J Invest Dermatol 1959 Dec;33:347–56.

148. Black HS, Tsurumaru Y, Lo WB. Rapid photolysis of cholesterol. Res Commun Chem Pathol Pharmacol 1975 Jan;10(1):177–80.

149. Holick MF, Clark MB. The photobiogenesis and metabolism of vitamin D. Fed Proc 1978 Oct;37(12):2567–74.

150. Slominski AT [personal communication]. Communication to F.W. Danby 2013 April 17.

151. Chang KC, Wang Y, Oh IG, Jenkins S, Freedman LP, Thompson CC, et al. Estrogen receptor beta is a novel therapeutic target for photoaging. Mol Pharmacol 2010 May;77(5):744–50.

152. Ekiz O, Balta I, Sen BB, Dikilitas MC, Ozuguz P, Rifaioglu EN. Vitamin D status in patients with rosacea. Cutan Ocul Toxicol 2014 Mar;33(1):60–2.

153. Mayser P, Pape B. Decreased susceptibility of Malassezia furfur to UV light by synthesis of tryptophane derivatives. Antonie Van Leeuwenhoek 1998 May;73(4):315–9.

154. Kalayciyan A, Oguz O, Bahar H, Torun MM, Aydemir EH. In vitro bactericidal effect of low-dose ultraviolet B in patients with acne. J Eur Acad Dermatol Venereol 2002 Nov;16(6):642–3.

155. Faergemann J, Larko O. The effect of UV-light on human skin microorganisms. Acta Derm Venereol 1987;67(1):69–72.

156. Boldeman C, Beitner H, Jansson B, Nilsson B, Ullen

H. Sunbed use in relation to phenotype, erythema, sunscreen use and skin diseases. A questionnaire survey among Swedish adolescents. Br J Dermatol 1996 Nov;135(5):712–6.

157. Schwarz T. Photoimmunosuppression. Photodermatol Photoimmunol Photomed 2002 Jun;18(3):141–5.

158. Schwarz T. 25 years of UV-induced immunosuppression mediated by T cells-from disregarded T suppressor cells to highly respected regulatory T cells. Photochem Photobiol 2008 Jan;84(1):10–18.

159. Ho SG, Chan HH. The Asian dermatologic patient: review of common pigmentary disorders and cutaneous diseases. Am J Clin Dermatol 2009;10(3): 153–68.

160. Kim RH, Armstrong AW. Current state of acne treatment: highlighting lasers, photodynamic therapy, and chemical peels. Dermatol Online J 2011;17(3):2.

Chapter 9

孕期痤疮

胎儿是需要细心呵护的，为避免痤疮治疗带来的不良反应，怀孕前和怀孕期间的治疗受到限制。显然，首先要保护未出生的孩子，这意味着在选择治疗方案方面需要考虑周全。

大多数孕妇担心的是环境中的药物和其他化学物质。某些药物被证明有效，但会影响胎儿的发育，例如异维 A 酸（包括原研药及仿制药）。其他未经证实的风险包括：局部使用水杨酸（本章将进一步讨论），使用未经测试的药物和"膳食补充剂"等。

如果胎儿出生后出现问题，医生会面临被起诉的风险。所以建议大家谨慎行事，避免风险已经成为所有医生和药师的自我保护原则。在"高危人群"中进行适当的盲法药物试验显然是不可能的。你永远不会听到"我们有种新药，Jones 太太，我们希望你在怀孕期间尝试一下，看看会发生什么"这样的话。这意味着几乎所有药物的信息都是不完整的*。在怀孕前和怀孕期间使用任何药物都要基于风险与益处的评估。每个病例都不一样。

实际上，在怀孕前和怀孕期间安全合理地控制痤疮是可以做到的。这意味着需要谨慎评估。首先，需要考虑是否能够预防。如果可以，那么预防应该是重点，这是第 8.1 节中涵盖的部分内容。之后我们需要看看有哪些有效疗法，还有我们需要知道不用药会出现什么后果。应该首先寻找最安全的方法来达到有效治疗。这意味着需要避免任何可能给胎儿带来风险的外用或全身应用的药物。

9.1 流行病学

孕期痤疮的发病率与一般人群中 85% ~ 90% 的痤疮患病率没有直接关联。流行病学研究的是人群，而不是某个孕妇。此外，流行病学在预测或解释单次怀孕发生中重度痤疮没有用处。简单地说，"问题要么发生，要么不会，即有一半的概率"。预测的困难在于痤疮可能出乎意料地发生，可能与孕妇未怀孕时的正常皮肤状态完全无关。唯一可以预见的是，怀孕期的临床表现是不可预测的。之前存在的痤疮可能会消失，同样不可预测。

9.2 发病机制

要确定治疗孕期痤疮的策略，首先需要了解该疾病的三个方面：

- 导致堵塞毛孔的微粉刺的主要病理过程。
- 原发疾病过程下游的炎症反应。
- 通常被认为安全（且有效）的各种治疗（包括预防）。

前文（第 3 章和第 8.1 节）介绍了前两点，本章将讨论怀孕前、怀孕期间和生产后痤疮的预防和治疗。

多年来，孕期痤疮一直被认为是由怀孕引起的。目前已知，由卵巢和肾上腺（应激）造成的正常雄性激素（雄激素和一些可转变成雄性激素的近似物）分泌量增加。我们认为这些正常的激素因怀孕应激而分泌增多。

---

*译者注：缺乏药物在孕妇中的研究。

事实上，Lucky 指出的在月经周期黄体期产生的激素与痤疮发作的关系被夸大了[1]。黄体期是孕中期后的时间，所以在排卵期到来之前，卵巢会产生比其他任何时候都多的黄体酮，使子宫为胎儿做好准备。如果没有受孕，孕激素水平下降，子宫内膜随着时间流逝而脱落，并且"孕期痤疮"自行消退。但是，如果怀孕了，产卵的卵巢上的斑点继续在卵巢上形成黄色肿块，称为黄体。在怀孕的初始阶段，产生大量的黄体酮（每天 30mg）和 5α- 孕烷二醇[2,3]。这两种化学物质都可以转化为雄激素，特别是双氢睾酮（dihydrotestosterone，DHT），就在毛囊皮脂腺单位（follicu-lopilosebaceous unit，FPSU）里。DHT 是引起痤疮的主要原因。

这种卵巢的影响通常从怀孕 6 周开始消失，母亲的胎盘成为黄体酮的主要来源，每天产生高达 300mg 的黄体酮直至分娩，双胞胎或多胎妊娠时产生 2 倍或更多的黄体酮[4]。胎盘也产生其他几种类固醇激素，其中许多是雄激素前体。该激素的分泌本应进入胎儿体内，但通常保持在胎儿胎盘的一侧，但有些激素确实进入了母亲的血液循环，主要是为了保持子宫和胎盘之间顺畅的联系，这可能引起孕期痤疮。鉴于早期研究是在足月（9 个月或分娩后）胎盘上进行的，需要进行更多关于胎盘激素的研究。这些老化的胎盘，其激素代谢活动正在放缓。最终，它们作为胎儿支持系统会失败，正是这种失败导致了宫缩。但是，获得新鲜健康的第一期和中期胎盘进行研究几乎是不可能的。

另一种可能转化为 DHT 的激素，出现在一小部分孕妇中，来自持续性黄体酮的产生。在其他灵长类动物（如猴子）中，这可能是由于黄体暴露于妊娠引起的胎盘绒毛膜促性腺激素早升高引起的[5]。问题是，我们不了解人类胎盘产生的激素可能达到多高的水平。考虑到研究胎盘的难度，这是可以理解的。

妊娠应激本身可以同时产生肾上腺雄激素（更多的 DHT 前体）[6,7]和更多的促肾上腺皮质激素释放激素（corticotropin-releasing hormone，CRH）[8]，两种都会导致痤疮。CRH 通过其信使肾上腺皮质激素（adrenal corticotropic hormone，ACTH）打开肾上腺的类固醇激素，但它似乎也对 FPSU 有直接影响。CRH 是新发现的病因，请查见第 1.4.1 节和图 1.40 了解更多详情。

除了启动粉刺 / 黑头及毛孔堵塞过程外，与 FPSU 上的雄激素受体结合的雄激素也刺激了皮脂的过量产生。中间的一些步骤可以形成一系列非常复杂的反应，都会导致毛孔堵塞。痤疮的形成过程最终受雄激素受体调节。孕期痤疮的治疗难题是怀孕期间没有任何可以主动阻断这种受体的安全药物。应该保持受体关闭以防止它结合任何雄激素，但这是不切实际的。唯一安全且合理有效的方法是通过降低胰岛素和 IGF-1 水平来降低雄激素受体活性水平。这将使雄激素受体恢复到正常的抑制状态，使雄激素驱动系统冷却下来，导致痤疮消退。

总之，目前还没有一种有效的、可接受的、安全的、特定的药物可以在怀孕期间用来阻止这些重要但可引起痤疮的激素发挥作用。分子干预的研究和开发几乎是不可能的。因为对被研究人群（孕妇和胎儿）有风险。

9.3 顺应自然

幸运的是，有一种简单的、生理的、经过时间考验且真正健康的治疗方法，即完全避免乳制品，最好与严格限制高血糖负荷（high-glycemic-load，HGL）饮食相结合。对西方人的饮食习惯来说，这是很大的进步，科学表明，在正确的方向上，采取这种饮食是最适合的。如果你爱喝"牛奶"，那么现在是时候尝试牛奶替代品了。选择大豆、杏仁、大米、椰子或粗纤维食物，只选择那些"不加糖"的食物以降低血糖负荷，可保留巧克力和法式香草，以便偶尔享用特别的美味。

还有另一件事：戒烟。吸烟被认为是痤疮的一个可能发病因素，但还需要进一步研究。吸烟被认为与青春期后痤疮（即成年痤疮）以及反常性痤疮 / 化脓性汗腺炎（AI/HS）[9,10]相关。除了考虑到对孕妇的心脏和肺部的有害影响而停止吸烟，在怀孕期间，考虑到对胎儿的影响也应停止吸烟。AI/HS 也是如此。

9.4 靶向治疗

痤疮治疗传统上有三个靶点：①角栓，物理上堵塞了毛囊，需要预防和溶解；②需要各种药物来控制和清除毛囊皮脂腺导管中的微生物和碎片；③需要控制炎症。在对痤疮进行联合治疗时，必须解决所有三个靶点。怀孕的"特殊状况"限制了问题的解决方案。

9.4.1 临床表现

孕妇和非孕妇在痤疮的临床表现方面并没有区别。痤疮可能会在以前正常的皮肤上突然暴发，或以前活跃的痤疮可能会在怀孕时消失。同样，它也可能在分娩后消失，或者可能在产后复发。奇怪的是，有些孕妇会出现痤疮，有些则不会。每个病例都是独一无二的。

9.4.2 病理

孕期痤疮没有任何特殊的病理学表现可以用来与未怀孕者的痤疮鉴别（寻常痤疮、玫瑰痤疮及反常性痤疮）。

9.4.3 诊断评估

真正的痤疮在任何时候都是由激素引起的。妊娠激素的复杂性需要仔细评估所有来源的导致痤疮的激素，包括类固醇激素和多肽。详细回忆并总结饮食习惯至关重要。昂贵的实验室检查应该用于那些不是寻常痤疮的人。我的意思是：它是突然发作的，伴有雄激素过多的迹象，具有高度炎症性，无法排除外源性致痤疮源（包括那些由奶制品和 HGL 饮食诱导的致痤疮源），或者在其他方面是无法解释的。用药史特别重要，使用违禁物质（如健美运动员，甚至一些女性使用的合成代谢类固醇）是非法的。对健美者用药史仔细探究会发现，使用过含乳清蛋白和酪蛋白的蛋白粉或者使用其他健美补充剂，是导致其被发现使用合成代谢类固醇的原因。

在寻找致痤疮源时，医生和孕妇都必须认识到，除了乳制品和糖以及容易消化的碳水化合物之外，导致雄激素受体去抑制（打开）的胰岛素和 IGF-1 升高

是由液态奶（无论是脱脂还是全脂）[11] 或摄入在蛋白质补充剂中的乳清和酪蛋白[12] 引发的。由膳食多肽激素致敏的雄激素受体被"打开"并等待来自正常非妊娠来源（卵巢、肾上腺和胞内分泌系统）的类固醇激素，以及每日产生的 300mg 孕酮和来自胎盘的相关类固醇激素[4]。

9.4.4 一般治疗方法

对于易受伤害的母亲和未出生的婴儿，应该优先考虑预防疾病，所以首要任务是确定针对原发皮损 - 粉刺的治疗方案。设计并实施治疗方法，以防止新角栓形成，阻止进一步堵塞，并清空已形成的角栓。

对所有人来说，最健康的改变（对母亲和婴儿同样如此）是零乳制品和低血糖负荷（low-glycemic-load，LGL）饮食。现在，乳制品、精制糖和小麦等精制食物已成为人类饮食的重要部分。与我们的祖父母成长的环境相比，我们消费精制食物的数量是巨大的。在美国，人均奶酪消费量是 35 年前的 5 倍。在日本，1950—1975 年每人每年的乳制品消费量从 5.5 磅上升到惊人的 117.4 磅（1 磅≈453.59g）[13]。我们的身体并没有适应这些变化。

幸运的是，所谓的"旧石器时代饮食"给出了答案。没有任何一种饮食可以更接近我们人类天生的饮食习惯。以乳糖不耐受为例。虽然一些人种在大约 15 000 年前经历了基因突变，已经适应了饮食中的乳糖，但大多数人并没有进化出这种能力。乳制品通常也含有大量的性激素、众多的多肽激素和生长因子。精制小麦食品充斥着杂货店和便利店的货架。各种含糖的现代食品很有吸引力，甚至令人上瘾。这些都是现代农业、选择性育种、食品生产和营销技术的产物。

Ache 原始部落认为喝牛奶是"可恶的"[14]。令人不安的是，我们发现奥运会运动员、棒球运动员、环法自行车赛冠军、希腊举重运动员和宾夕法尼亚州的赛马接触到的激素比我们给孩子、准妈妈吃的乳制品中的激素还多。

饮用牛奶和食用乳制品并不是进化带给我们的挑战。没有其他物种会有意地让"孕妇"接触乳制品中的激素和生长因子，更不用说在子宫里的胚胎了。

9.4.5 牛奶和怀孕

人们一般不会认识到怀孕本身会受到牛奶的负面影响。乳制品消费者的"受孕"会较常人困难[15]。怀孕期间的乳制品消费与出生时婴儿体重增加有关[16]。婴儿是否健康还有待观察，但生孩子过程中的风险确实增加了。正如作者指出的，"牛奶的摄入量与'孕龄大'婴儿的风险增加有关，且快速的早期生长可能是肥胖的一个风险因素"。怀孕期间摄入乳制品对子女还有其他负面影响，包括成年后的肥胖[17]、乳腺癌风险增加[18-20]，甚至减少寿命[20]。不太为人所知的影响包括乳制品摄入量对双胞胎率的影响。Steinman 报告说，"不吃乳制品的纯素食女性的双胞胎率是素食者和杂食者的 1/5"[21]。

值得注意的是，没有任何研究表明孕期食用乳制品是有益的。事实上，公开搜索"好处……牛奶……摄取……怀孕"可以得到 8 篇没有任何价值的文章。有人指出，"没有证据并不能证明证据是不存在的"。虽然这是事实，但推动乳制品行业发展的市场力量从来没有放弃任何利用科学的机会。我还没有发现正常饮食的健康人在怀孕期间食用乳制品有益的证据。

很久以前，人们就已经不再坚持要求孕妇每天喝 3 杯牛奶来保证生个健康的宝宝[22]。哈佛大学公共卫生学院的健康饮食金字塔建议孕妇"限制每天牛奶和乳制品的摄入量至 1～2 份"[23]。结合哈佛饮食金字塔和美国农业部（US Department of Agriculture, USDA）对豆奶的认可，正如哈佛大学建议的那样[23]，我推荐在孕期每天补充 1～2 份大豆，水也可以，"或者，如果你愿意，可以选择含少量或不含糖的茶或咖啡"。按照这个建议，母亲或孩子都没有风险。

美国农业部"鼓励消费者将乳制品作为日常饮食的一部分"。从科学的角度来看，美国农业部的建议是没有足够证据支持的。研究显示，如此高的乳制品摄入量几乎没有什么好处，而且有相当大的潜在危害。虽然每天摄入 1～2 份牛奶或其他乳制品是可以的，并且对于营养不良的儿童有好处。但研究证明，这对健康成人或儿童来说是不必需的。这就是为什么哈佛健康餐盘建议"将牛奶和奶制品的摄入量限制在每天 1～2 份，并在用餐时饮水"[23]。这对于孕妈

来说是非常好的建议。毕竟，数百万年来，人们一直将安全饮用水作为首选的饮水来源。

总之，在怀孕期间健康的低糖和无乳糖饮食是有益的。作为皮肤科医生，我们所追求的效果是将导致粉刺形成的激素驱动因素和形成痤疮的下游炎症反应降到最低限度。从公共卫生的角度来看，更重要的是，所有医护人员、其他护理人员和健康顾问应抓住每一个机会教授健康饮食，使得健康的母亲可以将健康的饮食传给她的后代。此外，在医学本科和研究生教育中未系统接受过饮食和营养培训的医生也可以借此机会了解相关的科学知识。

9.4.6 积极治疗

9.4.6.1 避免伤害

致畸源是一种化学物质，会对胎儿的结构和功能造成伤害。在孕妇选择痤疮治疗方案时，避免胎儿因致畸物质而受到伤害是首先要考虑的问题。美国食品药品管理局（US Food and Drug Administration, FDA）将局部和全身抗痤疮药物的致畸风险分为五类。这种分类方式因国家不同而有所不同，在三个分类系统中只有 26% 分类是一致的[24]。2008 年 5 月，FDA 对处方药标签进行了重大修订。拟修改的标签取消了目前的妊娠致畸风险分类 A、B、C、D 和 X。目的是给药物贴上风险总结的标签，提供帮助患者选择治疗药物的更详细的临床数据。截至 2014 年 8 月，最终规则仍处于修改和审批过程中[25]。

目前适用于痤疮治疗的分类包括：

A 类：研究显示妊娠期使用没有风险。

没有任何一种痤疮疗法属于 A 类，因为还没有做过相关研究，也因为在这些人群中测试不良反应是"困难的"。

B 类：动物研究显示异常，但对胎儿的风险很小。

在临床和毒理学研究中，红霉素局部应用的风险很低。

尽管有 B 级评分，但许多皮肤科医生都避免局部使用克林霉素，因为经过皮肤的吸收导致结肠炎的风险虽低，但并不是没有。

甲硝唑局部应用似乎没有风险。它的作用机制除

了抗炎以外还是未知的，但它在玫瑰痤疮中比在寻常痤疮中更有用。

壬二酸已经在一些动物中进行了测试，并获得了FDA批准，用于治疗玫瑰痤疮，但不用于寻常痤疮。生产商警告说："由于动物生殖研究并不总是能够预测人类的反应，所以只有在怀孕期间明确需要的情况下才能使用该药物。"壬二酸的效力有限，使用也受限，而且由于药物载体（基质）不同，功效也不同。

红霉素和阿奇霉素的口服制剂被列为B类，但最近有报道称口服红霉素出现心血管畸形[26]，对于阿奇霉素，在心血管疾病风险高的患者中，心脏病死亡率有小幅增加[27]。

C类：尚未对人类进行研究，可能对胎儿产生风险。

局部过氧化苯甲酰和维A酸类化合物被分在相同的C类，但在临床实践中，医生们不认为这些药物具有相同的安全性。有皮肤科医生引用了半个世纪以来安全外用过氧化苯甲酰的历史与罕见的（我怀疑是巧合）外用维A酸致畸性报道。在这种情况下，FDA的新评级体系将很有用，我们希望很快能有一个"执行概要"。

出于法律的原因，阿达帕林（达芙文®及其仿制药）在怀孕期间应避免使用，尽管没有数据可以作为医疗决策的依据。

妊娠期间可用的氨苯砜凝胶（Aczone®）同样没有数据支持。

应避免口服螺内酯，它是一种雄激素阻滞剂，理论上可以产生尿道下裂或其他生殖器女性化综合征或男婴的内分泌表观遗传效应。目前尚无实际病例报告。

动物研究结果见第8.6.2.1节。

D类：对胎儿有风险，虽然有时候益处可能超过风险。

四环素对妊娠早期的牙列、骨骼和母体肝脏都有风险，在美国已经不容易买到了。同类药物多西环素、米诺环素和雷米芬也应避免使用。

如果出现严重的疾病如革兰氏阴性毛囊炎，则可选用甲氧苄啶（含或不含磺胺甲噁唑均可）。它是一种叶酸拮抗剂，所以建议同时补充叶酸，特别是在妊娠早期。

X类：对胎儿造成伤害的证据被记录在案。

口服异维A酸（过去是原研的Accutane®，现在在美国有Amnesteem®、Claravis®、Sotret®等多个品牌以及RoAccutane®和全球其他地区的仿制药）。

口服阿维A、异维A酸的化学类似物，用于银屑病、角化性皮肤病，以及AI/HS。

外用他扎罗汀（Tazorac®）是一种有效的"维A酸类化合物"，尽管文献中没有证据表明他扎罗汀可引起胎儿损伤，仍然被列为D类。

FDA还列出了许多其他致畸剂，其中一些偶尔会在怀孕的痤疮患者中用到。

以下是对孕妇有风险的药物，风险较高的以粗体显示。

ACE抑制剂（贝那普利、卡托普利、依那普利、福辛普利、赖诺普利、莫昔普利、喹那普利、雷米普利和群多普利）

氨基蝶呤

雄激素

白消安

氯联苯

吸烟

可卡因

香豆素抗凝血剂

环磷酰胺

己烯雌酚

阿维A酯

氟康唑（高剂量）

碘化物

异维A酸（Accutane®）

锂

汞、有机

甲巯咪唑

甲氨蝶呤（甲氨基蝶呤）

亚甲蓝（羊膜内注射）

米索前列醇

青霉胺

苯妥英钠

四环素

沙利度胺

甲苯（滥用）

三甲双酮

丙戊酸

以及可能的致畸剂：

酗酒

卡马西平

秋水仙碱

双硫仑

麦角胺

糖皮质激素

铅

扑痫酮

奎宁（致死剂量）

链霉素

维生素 A（高剂量）

齐多夫定（AZT）

缺锌

所有这些都应该在女性怀孕前或怀孕早期考虑到。

9.4.6.2 对于皮损的治疗

痤疮的原发皮损主要是粉刺，粉刺自然是治疗的主要目标。粉刺消除指的是裂解或溶解粉刺，但最有效的粉刺消除剂是口服维 A 酸类化合物，致畸是其绝对禁忌证。

第一个局部外用的维 A 酸（tretinoin）是由加拿大 Motherisk 项目评估的，该项目评估了 94 名在怀孕期间使用外用维 A 酸产品的女性。作者指出，基于非常有限的数据，"现有证据表明局部应用维 A 酸并不会增加人类的致畸风险"[28]。另一方面，有使用（但未证实直接相关）局部维 A 酸致畸的相关报道[29, 30]，所以，即使是局部使用维 A 酸以及被归类为维 A 酸类化合物的非维生素 A 衍生药物，由于面临诉讼的风险，最好不要在怀孕期间或备孕期间进行。

9.4.6.3 外用非处方药

水杨酸与阿司匹林（Aspirin®）有化学相关性，但外用水杨酸在网上受到质疑是没有道理的。虽然血液中的水杨酸盐水平有可能提高到可检测到的水平，但目前还没有关于继发性胎儿损伤的报告。水杨酸直接作用对皮肤的损伤可通过限制用量解决。

外用硫黄制剂在 1%、2% 和 5% 的浓度下通常是无害的。

临床上，5% 茶树油显示出与 5% 过氧化苯甲酰相近的疗效[31]。它对葡萄球菌、链球菌、痤疮丙酸杆菌和马拉色菌均有抗菌作用[32]。最近发现对蠕形螨也有抑制作用[33]。目前还没有茶树油用于妊娠的相关研究，所以是否致畸还没有定论。

1999 年进行的高剂量研究中，α- 羟酸 * 显示出致畸性[34]。12 年后，同一实验室对大鼠进行的研究表明，没有发现明显风险[35]，但在人类中没有进行过类似的研究。乙醇酸是最常用的 α- 羟酸，根据浓度、载体、pH 和暴露时间的长短，它的临床应用大不相同，同时也受操作的影响。怀孕期间 α- 羟酸的安全性尚未得到证实，建议谨慎使用。

9.4.6.4 抗菌剂

红霉素和阿奇霉素口服药属于 B 类，后者因其更好的胃肠耐受性而更受欢迎。可以使用冲击剂量（每天 500mg，连用 3 天）进行 10 天的治疗，也可使用其他剂量。新的警示提示它可能引起心律失常[27]。

磺胺醋酰钠是 C 类药物。除了罕见的接触性皮炎，它的用药安全记录良好，它有 10% 的洗剂或与 5% 的沉淀硫一起作为乳膏使用。每周应用 3～14 次。这样可以随时调整使用次数，以避免硫黄导致的过度干燥。它可以大面积使用，也可以点涂。

口服甲氧苄啶 - 磺胺甲噁唑为 C/D 类，而单用甲氧苄啶为 C 类，如果病情需要，可考虑进行单药治疗。由于没有人类的对照数据，孕期使用甲氧苄啶只能在补充叶酸的情况下，且"益处超过风险时"使用。明确的用药指南是有帮助的，但应该评估收益和风险，灵活性是避免"照单"开药的关键，不要被限制在已公布的可能被律师用作武器的指南中。

---

* 译者注：果酸的主要成分。

9.4.6.5 外用复方制剂

一些昂贵的外用药复方制剂，大多数属于 C 类。怀孕期间最好避免使用含维 A 酸类或克林霉素的药物，而红霉素 - 过氧化苯甲酰成为一种最佳的组合。该药物说明书指出，"对于使用红霉素 - 过氧苯甲酰（商品名：必麦森）外用凝胶的孕妇，缺乏良好的对照试验"。目前还不知道必麦森外用凝胶是否会造成胎儿伤害或影响孕妇生育能力。只有在病情需要的情况下，才能给予孕妇必麦森外用凝胶。不过，"当益处大于风险时"，许多皮肤科医生都乐意在孕期处方这种复方制剂。

9.4.6.6 抗炎药

氨苯砜凝胶（Aczone®）为 C 类，适用于轻度痤疮。

布洛芬曾被用作治疗痤疮的口服抗炎药，但仅在与口服四环素联合使用时才具有统计学上的疗效，现在已不再使用[36]。尽管大多数非甾体抗炎药（nonsteroidal anti-inflammatory drugs，NSAID）在怀孕期间是安全的，在孕期的最后 6 ~ 8 周内应该避免使用，以防止由于抑制前列腺素合成而导致的妊娠期延长、动脉导管过早闭合（婴儿心脏发育的一部分）以及抗血小板活性引起的母婴并发症[37]。

糖皮质激素可以在怀孕后期谨慎使用。具体剂量必须与产科主治医生沟通，尽管这些药物偶尔使用可以增强肺的成熟度，但重复使用可能会降低大脑正常的髓鞘生成速度。急性痤疮暴发可以使用口服泼尼松或甲泼尼龙短期全身冲击疗法或糖皮质激素的隔日疗法控制。除了口服激素，在妊娠晚期以至少 1 个月的间隔肌肉注射 1mg/kg 曲安奈德，将为限制性饮食疗法取得效果留出时间。尽管没有临床试验报告，该药物在非孕妇中使用很普遍，慎重使用它是安全的[38]。

系统性使用激素的主要风险是通常称为"反跳"的现象。激素停用后的发疹可能是恢复到原来的状态（复发），也可能是比原来严重得多的暴发（反跳）。我相信，但不能证明，当激素抑制了免疫反应吞噬和清除细菌和酵母菌的能力时会出现反跳。这是一个试图找到并清除微生物的系统。那么究竟发生了什么？微生物在没有炎症清除反应的情况下繁殖，当撤掉激素时，它们的数量会更多。这引发了我们所看到的反跳现象。当然，这种风险可以通过同时口服抗生素和抗酵母菌药物来降低，但在怀孕期间，这种同时给予的药物会给母亲和孩子带来其他风险。

深部结节和痤疮假囊肿有时需要病灶内注射用少量盐水稀释的曲安奈德。我们使用结核菌素注射器并使用 30 号针头注射 1 ~ 3.3 ~ 5mg/ml 的剂量。这种注射治疗可以每隔 3 周或 4 周重复 1 次。

当出现革兰氏阴性细菌性毛囊炎时，需要仔细评估以避免导致这种情况的药物。

9.4.6.7 激素阻滞剂

高剂量螺内酯在怀孕大鼠的研究中发现可使雄性后代发生生殖器异常[39]，但在使用高剂量（400mg）的人类中则没有发现[40]。最近的研究表明，对于雄性和雌性后代而言，在非常高的剂量下，表观遗传效应持续时间更长，足以证明在怀孕期间应避免使用[41]。此处讨论的目的不是建议在怀孕期间使用，而是为在育龄女性中安全而谨慎地使用该药物提供证据。如果怀孕了，必须停止妊娠，但对男性胎儿产生不良影响的风险很小。对于没有采取避孕措施的女性，可以考虑从月经第 1 天开始，每月连续使用 10 天的螺内酯。所有其他激素阻滞剂，包括非那雄胺、度他雄胺和氟他胺，对于有怀孕风险的妇女而言，无论是否打算怀孕，都必须避免使用。

9.4.6.8 操作性治疗

激光、可见光，甚至紫外线单独用于治疗孕期痤疮通常被认为是安全的。日光的抗炎和脱屑作用，即使不强，也是有益的。纯红光、蓝光或紫外线在孕期通常是安全的。需要注意的是暴露在阳光下的光老化效应，所以建议适度使用。每一种疗法都必须考虑其在怀孕期间使用的价值。

用作化学剥脱和光敏剂的化学物质，给母亲、孩子和医生带来不确定的风险，没有数据支持对胎儿无害。在缺乏安全性数据和考虑到法律因素的情况下，最好避免化学剥脱（换肤）术和光动力治疗。

9.5 讨论

孙子说过，"知己知彼"。我们现在知道了几十年来一直神秘的发病机制，知道了被忽视了几十年的微生物，知道了"敌人"如何对已经使用了几十年的药物做出反应。我们现在比以往更了解"敌人"。

痤疮是由激素引起的，这并不是什么新鲜事，我们日常饮食中产生的激素使痤疮变得明显。现在看来，牛奶确实是"大自然的完美食物"——完美地促使痤疮的发生。乳制品会增加 IGF-1[42] 和胰岛素[43] 的水平。这种结合的 IGF-1 和胰岛素刺激并打开雄激素应答细胞中的雄激素受体。乳制品中的雄性激素可以进入雄激素受体，并使它们与牛的雄激素结合。牛奶来源的激素由产奶的牛自然产生，可以激活那些开放的受体。由母亲的卵巢、肾上腺及毛囊皮脂腺单位自身的胞内分泌系统产生的雄激素，以及怀孕时的胎盘促孕激素，获得了前所未有的进入这些细胞中雄激素受体的机会。

这种膳食刺激的另一半来自西方的高血糖负荷饮食，它可以使胰岛素水平升高，进一步打开雄激素受体[44]。

HGL 饮食与高乳制品饮食的协同作用进一步加强了 IGF-1 和高胰岛素血症的协同作用，在正常断奶后很久才可最大限度地与雄激素受体结合。

进化面临的挑战之一是进化出自身对化学物质侵害的保护能力，这些化学物质通常不是由人体产生的，也不会被人体吸收。这些外来的化学物质被称为外源性物质，外源性物质还包括比正常浓度高得多的物质。胰岛素和 IGF-1 在对乳制品产生过度反应时，也符合外源性物质的定义。我们人类还没有进化到能应对外源性物质的挑战。消除这些影响最有效的方法是尽可能采用真正无外源性物质的饮食。如果在怀孕前、怀孕期间以及怀孕后的一段时间内一直采用无外源性物质饮食的话，对我们每个人的健康都大有裨益。

9.6 总结

现在是时候对孕期痤疮进行真正的管理了。正如

Kligman 所述，我们必须努力实现"医疗实践的终极目标，即预防"[45]。

痤疮的主要治疗策略是防止毛囊管堵塞。因此，如果可能的话，任何能打开雄激素受体的物质都必须避免、中和或阻断，以防止饮食中的乳制品激素和生长因子产生堵塞毛孔效应，以及正常甾体生殖激素和其他激素的影响，如怀孕前使用避孕药产生的影响。

采取饮食措施预防痤疮仍然是减少婴儿患病风险的最好方法。这将有助于避免或尽量减少对可能威胁胎儿健康的更激进治疗的需求。

在缺乏预防的情况下，慎重选择治疗痤疮的方法对母亲和婴儿的健康都是必需的。

（徐宏俊 译，丛林 审校）

参考文献
References

1. Lucky AW. Quantitative documentation of a premenstrual flare of facial acne in adult women. Arch Dermatol 2004 Apr;140(4):423–4.

2. Backstrom T, Andersson A, Baird DT, Selstam G. The human corpus luteum secretes 5 alpha-pregnane-3,20-dione. Acta Endocrinol (Copenh) 1986 Jan;111(1):116–21.

3. Zwirner M, Fawzy MM, Bopp FC, Klemm-Wolfgram E, Handschuh D, Voelter W, et al. Radioimmunoassay of 5 alpha-pregnane-3,20-dione. A metabolite of placental progesterone. Arch Gynecol 1983;233(4):229–40.

4. Melmed S, Polonsky KS, Larsen PR, Kronenberg HM. Williams textbook of endocrinology. 9th ed. Philadelphia: WB Saunders; 1998.

5. Ottobre JS, Stouffer RL. Persistent versus transient stimulation of the macaque corpus luteum during prolonged exposure to human chorionic gonadotropin: a function of age of the corpus luteum. Endocrinology 1984 Jun;114(6):2175–82.

6. Chiu A, Chon SY, Kimball AB. The response of skin

disease to stress: changes in the severity of acne vulgaris as affected by examination stress. Arch Dermatol 2003 Jul;139(7):897–900.

7. Yosipovitch G, Tang M, Dawn AG, Chen M, Goh CL, Huak Y, et al. Study of psychological stress, sebum production and acne vulgaris in adolescents. Acta Derm Venereol 2007;87(2):135–9.

8. Ganceviciene R, Graziene V, Fimmel S, Zouboulis CC. Involvement of the corticotropin-releasing hormone system in the pathogenesis of acne vulgaris. Br J Dermatol 2009 Feb;160(2):345–52.

9. Capitanio B, Sinagra JL, Bordignon V, Cordiali FP, Picardo M, Zouboulis CC. Underestimated clinical features of postadolescent acne. J Am Acad Dermatol 2010 Nov;63(5):782–8.

10. Hana A, Booken D, Henrich C, Gratchev A, Maas-Szabowski N, Goerdt S, et al. Functional significance of non-neuronal acetylcholine in skin epithelia. Life Sci 2007 May 30;80(24–25):2214–20.

11. DiLandro A., Cazzaniga S, Parazzini F, Ingordo V, Cusano F, Atzori L, et al. Family history, body mass index, selected dietary factors, menstrual history, and risk of moderate to severe acne in adolescents and young adults. J Am Acad Dermatol 2012 Dec;67(6):1129–35.

12. Silverberg NB. Whey protein precipitating moderate to severe acne flares in 5 teenaged athletes. Cutis 2012 Aug;90(2):70–2.

13. Kagawa Y. Impact of Westernization on the nutrition of Japanese: changes in physique, cancer, longevity and centenarians. Prev Med 1978 Jun;7(2):205–17.

14. Cordain L, Lindeberg S, Hurtado M, Hill K, Eaton SB, Brand-Miller J. Acne vulgaris: a disease of Western civilization. Arch Dermatol 2002 Dec;138(12):1584–90.

15 Chavarro JE, Rich-Edwards JW, Rosner BA, Willett WC. Diet and lifestyle in the prevention of ovulatory disorder infertility. Obstet Gynecol 2007 Nov; 110(5):1050–8.

16. Olsen SF, Halldorsson TI, Willett WC, Knudsen VK, Gillman MW, Mikkelsen TB, et al. Milk consumption during pregnancy is associated with increased infant size at birth: prospective cohort study. Am J Clin Nutr 2007 Oct;86(4):1104–10.

17. Melnik BC. The role of transcription factor FoxO1 in the pathogenesis of acne vulgaris and the mode of isotretinoin action. G Ital Dermatol Venereol 2010 Oct;145(5):559–72.

18. Ahlgren M, Wohlfahrt J, Olsen LW, Sorensen TI, Melbye M. Birth weight and risk of cancer. Cancer 2007 Jul 15;110(2):412–9.

19. Michels KB, Trichopoulos D, Robins JM, Rosner BA, Manson JE, Hunter DJ, et al. Birthweight as a risk factor for breast cancer. Lancet 1996 Dec 7;348(9041):1542–6.

20. Samaras TT, Elrick H, Storms LH. Birthweight, rapid growth, cancer, and longevity: a review. J Natl Med Assoc 2003 Dec;95(12):1170–83.

21. Steinman G. Mechanisms of twinning: VII. Effect of diet and heredity on the human twinning rate. J Reprod Med 2006 May;51(5):405–10.

22. United States Department of Agriculture. Nutritional needs during pregnancy [Internet]. 2013 Feb 16. Available from: http://www.choosemyplate.gov/ pregnancy-breastfeeding/pregnancy-nutritional-needs.html

23. Harvard School of Public Health. Healthy eating plate and healthy eating pyramid [Internet]. 2013 Feb 16. Available from: http://www.hsph.harvard. edu/nutritionsource/pyramid/

24. Addis A, Sharabi S, Bonati M. Risk classification systems for drug use during pregnancy: are they a reliable source of information? Drug Saf 2000 Sep;23(3):245–53.

25. US Food and Drug Administration. Pregnancy and lactation labeling. Washington, DC: US Food and Drug Administration; 2011 Feb 11 [cited 2011 Mar 29]. Available from: http://www.fda.gov/Drugs/ DevelopmentApprovalProcess/Devel opmentResources/ Labeling/ucm093307.htm

26. Kallen BA, Otterblad OP, Danielsson BR. Is erythromycin therapy teratogenic in humans? Reprod

Toxicol 2005 Jul;20(2):209–14.

27. Ray WA, Murray KT, Hall K, Arbogast PG, Stein CM. Azithromycin and the risk of cardiovascular death. N Engl J Med 2012 May 17;366(20):1881–90.

28. Shapiro L, Pastuszak A, Curto G, Koren G. Is topical tretinoin safe during the first trimester? [Internet]. 1998 March [cited 2011 Mar 29]. Available from: http://www.motherisk.org/women/updatesDetail.jsp?content_id=301

29. Colley SM, Walpole I, Fabian VA, Kakulas BA. Topical tretinoin and fetal malformations. Med J Aust 1998 May 4;168(9):467.

30. Navarre-Belhassen C, Blanchet P, Hillaire-Buys D, Sarda P, Blayac JP. Multiple congenital malformations associated with topical tretinoin. Ann Pharmacother 1998 Apr;32(4):505–6.

31. Bassett IB, Pannowitz DL, Barnetson RS. A comparative study of tea-tree oil versus benzoylperoxide in the treatment of acne. Med J Aust 1990 Oct 15;153(8):455–8.

32. Raman A, Weir U, Bloomfield SF. Antimicrobial effects of tea-tree oil and its major components on *Staphylococcus aureus, Staph. epidermidis* and *Propionibacterium acnes*. Lett Appl Microbiol 1995 Oct;21(4):242–5.

33. Koo H, Kim TH, Kim KW, Wee SW, Chun YS, Kim JC. Ocular surface discomfort and *Demodex*: effect of tea tree oil eyelid scrub in *Demodex blepharitis*. J Korean Med Sci 2012 Dec;27(12):1574–9.

34. Carney EW, Freshour NL, Dittenber DA, Dryzga MD. Ethylene glycol developmental toxicity: unraveling the roles of glycolic acid and metabolic acidosis. Toxicol Sci 1999 Jul;50(1):117–26.

35. Carney EW, Tornesi B, Liberacki AB, Markham DA, Weitz KK, Luders TM, *et al.* The impact of dose rate on ethylene glycol developmental toxicity and pharmacokinetics in pregnant CD rats. Toxicol Sci 2011 Jan;119(1):178–88.

36. Wong RC, Kang S, Heezen JL, Voorhees JJ, Ellis CN. Oral ibuprofen and tetracycline for the treatment of acne vulgaris. J Am Acad Dermatol 1984 Dec;11(6):1076–81.

37. Risser A, Donovan D, Heintzman J, Page T. NSAID prescribing precautions. Am Fam Physician 2009 Dec 15;80(12):1371–8.

38. Robins DN. Intramuscular triamcinolone: a safe, effective and underutilized dermatologic therapy. J Drugs Dermatol 2009 Jun;8(6):580–5.

39. Hecker A, Hasan SH, Neumann F. Disturbances in sexual differentiation of rat foetuses following spironolactone treatment. Acta Endocrinol (Copenh) 1980 Dec;95(4):540–5.

40. Rose LI, Regestein Q, Reckler JM. Lack of effect of spironolactone on male genital development. Invest Urol 1975 Sep;13(2):95–6.

41. Jaussan V, Lemarchand-Beraud T, Gomez F. Modifications of the gonadal function in the adult rat after fetal exposure to spironolactone. Biol Reprod 1985 Jun;32(5):1051–61.

42. Hoppe C, Molgaard C, Dalum C, Vaag A, Michaelsen KF. Differential effects of casein versus whey on fasting plasma levels of insulin, IGF-1 and IGF-1/IGFBP-3: results from a randomized 7-day supplementation study in prepubertal boys. Eur J Clin Nutr 2009 Sep;63(9):1076–83.

43. Hoyt G, Hickey MS, Cordain L. Dissociation of the glycaemic and insulinaemic responses to whole and skimmed milk. Br J Nutr 2005 Feb;93(2):175–7.

44. Smith RN, Mann NJ, Braue A, Makelainen H, Varigos GA. The effect of a high-protein, low glycemic-load diet versus a conventional, high glycemic-load diet on biochemical parameters associated with acne vulgaris: a randomized, investigator-masked, controlled trial. J Am Acad Dermatol 2007 Aug;57(2):247–56.

45. Kligman A. Letter of welcome. Second International Conference on the Sebaceous Gland, Acne & Related Disorders 2008 Sep 13.

Chapter **10**
融会贯通

痤疮的管理需要患者和医生共同协作。医生可以提供教育、说明、指导、专业知识、安慰、鼓励、经验以及处方，但患者也需要有所付出。

从医生的角度看，开具外用或口服药的处方（即使是异维A酸），之后充当4~6个月的支持者角色，十分简单。患者一般会好转，也不会出现意外，若有紧急情况，医生反正都在。最困难的是向患者解释为何要做当前的治疗、如何治疗。

问题是：患者如果自己不上心，痤疮（不管哪种类型）就会复发。患者的生活方式决定了痤疮的活动。在各种类型的痤疮里，消除或减少外源性激素的影响都是最重要的，最有效的方法是减少牛奶摄入、采用低血糖负荷（low-glycemic-load，LGL）饮食，我认为这在寻常痤疮中已经得到了证实。玫瑰痤疮的有关研究结果暂未出炉（研究已经部分完成，但还有一部分研究因资金短缺暂停）。越来越多的临床经验也支持反常性痤疮/化脓性汗腺炎（acne inversa/hidradenitis suppurativa，AI/HS）有必要采用零牛奶、低血糖负荷饮食。AI/HS病程很久，因此研究困难，在患者身上做盲法试验是不可能的——不可能让患者先戒1年奶，再看结果如何。

所以，我们需要关注患者的选择，也就是说需要先审视患者的生活方式，然后才是医生治疗方案的实施。

10.1 痤疮与生活方式

痤疮是毛囊皮脂腺单位疾病，受激素影响，而激素又主要受生活方式影响，生活方式不仅影响内源性激素分泌，也影响外源性激素的供给。不管内源还是外源，激素主要分为两种：类固醇激素和蛋白小分子类（即肽类），在第4.2.4.1节已作详述，此处简要回顾一下：

内源性激素包括：

- 类固醇类；
- 卵巢和睾丸分泌的性激素类；
- 肾上腺激素类：受压力影响；
- 肽类激素；
- 胰岛素样生长因子1（insulin-like growth factor-1，IGF-1）：受内源性生长激素刺激，青春期分泌增多；
- 胰岛素：受饮食中葡萄糖刺激；
- 促肾上腺皮质激素释放（corticotrophin-releasing hormone，CRH）：压力可使其分泌增多。

外源性激素包括：

- 类固醇类激素
  ◇口服避孕药和其他节育措施；
  ◇来源于牛奶的致痤疮激素；
  ◇合成代谢激素：包括非法和合法的。
- 肽类激素
  ◇ IGF-1：乳品（酪蛋白）摄入刺激；
  ◇胰岛素：乳品（乳清）和高糖饮食摄入刺激；
  ◇其他生长激素：来源于牛奶蛋白。

压力诱发的痤疮几十年来被认为是对促肾上腺皮质激素（adrenocorticotropic hormone，ACTH）的反应结果（见第2.10节）。最近的研究显示毛囊皮脂腺单位的皮脂腺细胞具有功能性的CRH受体系统，可能对源于下丘脑的CRH做出反应[1]。

糖及其他碳水化合物与IGF-1、生长激素紧密相关。痤疮与X综合征家族相关，包括胰岛素抵抗、2型糖尿病、多囊卵巢综合征、不育、肥胖和高雄激素血症。Brand-Miller提到，"在各种人群中，越来越常见的肥胖和习惯性的高血糖负荷饮食，越发加剧了胰岛素抵抗，增加了患 2 型糖尿病的风险"[2]。早年的研究发现胰岛素增敏药物（如二甲双胍）可改善痤疮[3]，用于治疗化脓性汗腺炎也很有希望[4]。噻唑烷二酮可减少皮脂分泌，也被考虑用来治疗痤疮[5]，但研究尚未发现其益处大于副作用。同时，低血糖负荷饮食可减少睾酮，快速提升血糖水平，增加性激素结合蛋白（sex hormone-binding globulin，SHBG），改善胰岛素抵抗。虽然其中的联系很复杂，但最终的结果均表现为饮食对痤疮的明显影响。

在西方式饮食中，多不饱和脂肪酸(polyunsaturated fatty acids，PUFA）ω-6/ω-3 脂肪酸的比例多高于旧石器时代人类饮食类型。控制饮食中的 PUFA 比例，增加 ω-3、减少 ω-6，可能有助于减轻炎症[6]。虽然还没有正式的研究表明多摄入瘦肉可以影响痤疮，但食用鱼肉可能有改善痤疮的作用[7]。

市面上的口服避孕药含有孕激素，它不属于雄激素，而是雄激素阻断剂。屈螺酮（drospirenone）的代谢副作用比醋酸环丙氯地孕酮少，所以更受青睐。最近发现，这两种孕激素可能有增加血栓的风险，因此转向使用诺孕酯（norgestimate）和诺孕曲明（norelgestromin），虽然效力低一些，但可与螺内酯联用以增强疗效（第 10.2 节）。

牛奶及其制品是许多激素、生长因子、化学物质的来源，多达 60 种（见第 8.3.1 节）。为什么这些生长因子会出现在牛奶中呢？因为牛奶天生就是为了促进小牛的生长[8]。

牛奶还含有 5α- 双氢睾酮（dihydrotestosterone，DHT）的前体。除了孕酮，还有几种 5α 位还原的物质，包括 5α- 孕（甾）二酮、5α- 雄（甾）烯二酮[9]，只需要很少的几步酶促反应，就可以生成 DHT 这种最强的促痤疮激素。

即便只喝牛奶，也可以诱发痤疮。将摄入牛奶与只摄入牛奶中的碳水化合物（主要是乳糖）比较，前者可导致血中胰岛素水平显著上升，曲线下面积相差达 4 倍[10]。这种反应性的血胰岛素水平升高激活了雄激素受体，使雄激素促进毛囊导管内角质形成细胞增殖，以致它们未能完成终末分化，也没能从毛囊导管脱落，从而积聚形成粉刺，这就是痤疮的开端。

要阻止痤疮发展，需要从开端着手。只有阻止了最初的启动，才能预防后面的发展。预防意味着在青春期内零牛奶摄入以及青春期后尽可能少摄入牛奶，如果不能做到这点，意味着要经年累月地遭受痤疮的困扰。

对于患者而言，只是去看医生并不解决问题。患者需要遵循上述规则。我有时候会要求患者作出选择：要么听我的，要么听你的。

如果按我说的来，没有好的效果，那可能是我错了，我会再做其他的尝试；如果按你的来，效果不好，那可能是你的问题，你得去看其他皮肤科医生。说一千道一万，那是你的痤疮，你自己得上心。

10.1.1 案例："奶酪制品之王"

我曾碰到一位 17 岁姑娘，她已经有泛发的结节性痤疮。她的家庭医生已竭尽所能进行治疗。她的面庞非常可爱，好像经典的 20 世纪 40 年代杂志的封面女孩，可惜却被痤疮毁了。她是适合用异维 A 酸（accutane）治疗的早期患者。当我说服她用避孕药治疗后，她就开始全剂量口服异维 A 酸治疗，但此药的副作用她不喜欢，而且那时候的避孕药可能导致体重增加，不过她坚持了下来，痤疮最终被清除了。

异维 A 酸疗程结束后，情况看来很好。她随即停用了避孕药以避免副作用。大约 4 个月后，她又来求诊，情况和第一次来时差不多糟糕。她否认吃过乳制品，但是因为男朋友和学校的事情感到压力较大，于是我们不得不开始第二次使用异维 A 酸治疗，内服同样的避孕药，剂量一样，效果也一样的好，之后停用了避孕药，我也放松了对她的监督。

也许是治疗中通过某种途径缩小了她的皮脂腺，这次治疗效果持续了 8 个月。然后她又回来了，复发的情况和以前差不多。她很沮丧，眼泪汪汪，也很懊恼。她不喜欢避孕药，不喜欢体重增加，也不喜欢放弃她的冰淇淋、奶酪和牛奶。看样子我也在她的"不喜欢"名单上了……我们重新开始用异维 A 酸和避孕药，再次治疗成功。

但是又出现了第四次复发，她 22 岁再来时，脸上已经是结节性痤疮，而且上背部和肩膀也有痤疮了。她本来希望她的痤疮会在我帮她治疗几年后消失，但实际上却恶化了。不管怎么说，她也知道，只要重新开始用异维A酸和避孕药,大约4个月后就会痊愈。这次她问:"医生,X是不是一种奶制品?"X是一种加工过的奶酪食品的商标,在此不便透露是哪个。我说:"是啊,你怎么问起这个?"

原来她迷恋X品牌。那时候,加拿大国内可以买到的是一种高的玻璃瓶包装产品,旋盖密封,容量达32盎司(约907g)。她不只是那段时间每2周就吃完32盎司奶酪食品,而是从第一次找我看病前5年就开始这么做了。根据品牌的名字提示,我猜测该产品中含有奶酪,但这种提示对她可能不够明显。

她第五次使用异维A酸治疗,幸运的是她坚持了。她的面部皮肤花了大约2年时间重塑,我最后一次见她时,她肩背部的痤疮也逐渐消失了,从那以后她再也没有出现过活动性痤疮。

经验教训:坚持询问患者的饮食状况。有时候原因可能是有意隐瞒的,也可能是无意隐藏的。

注意:成品食物多年来被大众批评,X产品及类似的乳制品也被抨击,因为他们使用一种非法的——或者至少是被未批准的添加剂——牛奶蛋白浓缩物(milk protein concentrate,MPC)。在前述奶酪制品中,MPC被用来消除固体奶酪天然的一些问题。当牛奶经过超细筛处理后,变成浓缩状态,能比传统奶酪蛋白结合更多的乳清蛋白和水。MPC并没有被美国政府批准作为食品添加剂,使用此类原料的产品(例如X牌产品)一定程度上是有争议的。

10.2 痤疮的治疗措施

患者眼中的医生就好像神秘的火星人。如果火星人观察痤疮并进行痤疮的治疗选择,火星人治疗痤疮的药物又会是怎样的呢?

10.2.1 寻常痤疮

第一件事就是阻止毛孔堵塞。我竭尽全力、毫无保留地推荐所有痤疮患者彻底戒掉牛奶。这不仅可以

避免痤疮,也可以避免其他与乳制品相关的一系列问题,甚至包括全国性的肥胖问题。同时,高升糖指数(glycemic index,GI)食物和高血糖负荷饮食应当大量减少。育龄女性可临时(6~12个月)应用一种或多种避孕药,戒掉牛奶的效果出现后即可尽快停用。螺内酯可作为二线用药或者作为避孕药的增强药物,可以防止更多毛孔被堵塞。

之后,应当清空毛孔中的角栓。不管男女,最有效的治疗方法是使用异维A酸,它显然应当是首选,而且我相信它在痤疮的各个阶段应用都会有理想疗效。异维A酸不仅清理毛囊导管,更可使皮脂腺体积减小,痤疮即使尚未痊愈,生活质量也会得到改善。它不仅使毛孔变得干净,还可以减少过多的痤疮丙酸杆菌。这些效果通过低剂量治疗即可达到,而且风险很低。

异维A酸不能彻底清除马拉色菌。可口服酮康唑以尽量减少此种真菌,之后可以定时口服维持治疗,每月可口服200~400mg[*],每周外用1%二硫化硒洗剂以增强疗效。这两者联合治疗并没有过正式的临床试验,但有些人使用效果很好。用上述方法可以不必口服或外用抗生素(也就不存在相关风险)。异维A酸清除痤疮后,可外用维A酸和过氧化苯甲酰进行维持治疗,同时注意饮食。对于女性,适合的情况下可用激素控制治疗。

10.2.2 玫瑰痤疮

日光损伤可引起光化性毛细血管扩张、毛囊壁脆弱,进而易于发生丘疹脓疱性玫瑰痤疮。我们"火星人"建议一辈子都要防晒。适合的方法包括宽沿帽、太阳镜、太阳伞、全波段防晒霜等,从蹒跚学步开始到中老年都需要防晒,当然也需要补充足量维生素D,不论肤色深浅,终身都应如此。"火星人"还将获取关于牛奶摄入与玫瑰痤疮的数据,并研究两者之间的关联,就像对于寻常痤疮患者一样,同样也会建议戒掉牛奶。

部分人群可能忽略了防晒等预防性措施,彻底地

---

[*] 译者注:由于口服酮康唑有很强的肝毒性,现已禁止口服。

清理毛孔堵塞就非常必要，内服异维A酸将是首选治疗，它将消除大部分的痤疮丙酸杆菌、蠕形螨以及大部分马拉色菌，极大地减轻炎症。

如果不能用异维A酸，外用甲硝唑（任何剂型、浓度）作为次选药物对大部分玫瑰痤疮皮损都有效。如果蔬菜芽胞杆菌（Bacillus oleronius）发挥了关键作用，则需要将蠕形螨肠道内的蔬菜芽胞杆菌清除[11, 12]，甲硝唑就可以发挥作用了；但如果有更多的致炎因素，也要将它们消除，这意味着可能要使用多西环素和米诺环素以抑制痤疮丙酸杆菌，外用克罗米通或者内服伊维菌素（Stromectol®）抑制蠕形螨，外用二硫化硒和口服酮康唑以抑制马拉色菌。合理地选择这些口服制剂可以有效、恰当地控制玫瑰痤疮的炎症诱因。

10.2.3 反常性痤疮 / 化脓性汗腺炎（AI/HS）

虽然对基因与此病的相关性还只有粗略了解，特定的致病基因还未完全阐明，但通过识别AI/HS的家族性发病模式，我们认为要预防这种疾病，应从基因咨询开始。建议仍然需要注意饮食的影响，推荐回归到自然饮食方式，即零乳制品，不摄入高GI、高血糖负荷食物。女性患者可以用避孕药和螺内酯调节激素，男性可以用度他雄胺。只要有可能，可以使用阿维A[13]和二甲双胍[4]。所有患者都可以每日3次内服维生素C（500mg）、葡萄糖酸锌（30mg），可掺入饮食中一起进食[14, 15]。强烈的抗炎措施可包括TNF-α抑制剂或其他生物制剂，用于消除所有活动性炎症。然后，进行外科手术将结节、窦道切除[16, 17]，外加清除所有多头"墓碑"粉刺和小的表皮样囊肿。此种手术应该在专用的手术室进行，手术室要为此特别配备相应的器械和人员。术者应当有能力广泛切除Hurley Ⅲ级皮损、构造皮瓣、开窗移植，并提供适当的术后护理。

10.3 总结

医学思维指导并发展了针对多种疾病的疗法，这些疗法逐步完善，不断增加，而且是有效的。我相信积极坚持预防，早期应用我们已知的方法进行治疗，注重长期预防，能够防止"痘痘"的发展。

2008年，我是第二届"国际皮脂腺、痤疮、玫瑰痤疮和相关疾病大会"的66位演讲者之一。大会的主题是"基础和临床研究，临床问题及治疗"。我是唯一谈及预防的讲者。令我高兴的是，现已去世的Albert Kligman教授那次给大会发了一封信，在信中他希望与会者能"学习帮助患者自助，以最终实现医疗实践的终极目标，即预防"[18]。我们离这个目标越来越近了。

（许德田 译，丛林 审校）

参考文献
References

1. Ganceviciene R, Graziene V, Fimmel S, Zouboulis CC. Involvement of the corticotropin-releasing hormone system in the pathogenesis of acne vulgaris. Br J Dermatol 2009 Feb;160(2):345–52.

2. Brand-Miller JC, Griffin HJ, Colagiuri S. The carnivore connection hypothesis: revisited. J Obes 2012;2012:258624.

3. Pasquali R, Gambineri A. Insulin-sensitizing agents in polycystic ovary syndrome. Eur J Endocrinol 2006 Jun;154(6): 763–75.

4. Verdolini R, Clayton N, Smith A, Alwash N, Mannello B. Metformin for the treatment of hidradenitis suppurativa: a little help along the way. J Eur Acad Dermatol Venereol 2013 Sep;27(9):1101–8.

5. Schuster M, Zouboulis CC, Ochsendorf F, Muller J, Thaci D, Bernd A, et al. Peroxisome proliferator-activated receptor activators protect sebocytes from apoptosis: a new treatment modality for acne? Br J Dermatol 2011 Jan;164(1): 182–6.

6. Simopoulos AP. The importance of the omega-6/omega-3 fatty acid ratio in cardiovascular disease and other chronic diseases. Exp Biol Med (Maywood) 2008 Jun;233(6):674–88.

7. DiLandro A., Cazzaniga S, Parazzini F, Ingordo V,

Cusano F, Atzori L, *et al.* Family history, body mass index, selected dietary factors, menstrual history, and risk of moderate to severe acne in adolescents and young adults. J Am Acad Dermatol 2012 Dec;67(6):1129–35.

8. Koldovsky O. Hormones in milk. Vitam Horm 1995; 50:77–149.

9. Darling JA, Laing AH, Harkness RA. A survey of the steroids in cows' milk. J Endocrinol 1974 Aug;62(2):291–7.

10. Hoyt G, Hickey MS, Cordain L. Dissociation of the glycaemic and insulinaemic responses to whole and skimmed milk. Br J Nutr 2005 Feb;93(2):175–7.

11. Lacey N, Delaney S, Kavanagh K, Powell FC. Mite-related bacterial antigens stimulate inflammatory cells in rosacea. Br J Dermatol 2007 Sep;157(3): 474–81.

12. O'Reilly N, Menezes N, Kavanagh K. Positive correlation between serum immunoreactivity to *Demodex*-associated *Bacillus* proteins and erythematotelangiectatic rosacea. Br J Dermatol 2012 Nov;167(5):1032–6.

13. Boer J, Nazary M. Long-term results of acitretin therapy for hidradenitis suppurativa. Is acne inversa also a misnomer? Br J Dermatol 2011 Jan;164(1): 170–5.

14. Brocard A, Knol AC, Khammari A, Dreno B. Hidradenitis suppurativa and zinc: a new therapeutic approach. A pilot study. Dermatology 2007;214(4): 325–7.

15. Brocard A, Dreno B. Innate immunity: a crucial target for zinc in the treatment of inflammatory dermatosis. J Eur Acad Dermatol Venereol 2011 Oct;25(10):1146–52.

16. Danby FW. Commentary: unroofing for hidradenitis suppurativa, why and how. J Am Acad Dermatol 2010 Sep;63(3): 481–3.

17. van der Zee HH, Prens EP, Boer J. Deroofing: a tissue-saving surgical technique for the treatment of mild to moderate hidradenitis suppurativa lesions. J Am Acad Dermatol 2010 Sep;63(3):475–80.

18. Kligman A. Letter of welcome, Second International Conference on the Sebaceous Gland, Acne & Related Disorders. Rome; 2008.

玫瑰痤疮分类和分级的争议

玫瑰痤疮这一命名多年来造成了许多问题。2002年和2004年，一个专家委员会考察了有关问题并发布了《玫瑰痤疮的分类和分级》[1]。这份文献中有一些糟糕的建议，可能会误导公众。在下面这份发表于美国皮肤学会会刊的通讯中，我作了概括：

尊敬的编辑：

过去几年，很多转诊或自行求诊的患者都被告知或者相信自己患了玫瑰痤疮，让皮肤科医生感到左右为难。部分人确实患有丘疹性或者丘疹脓疱性玫瑰痤疮。但很多人并非如此，而是表现为间歇性的脸红（可由情绪激动或雌激素缺乏诱发），或者轻重不一的面部背景红斑（有时候确实是先天的，但更多是日光性的），或者有玫瑰痤疮常出现的日光暴露部位的蛛网状毛细血管扩张，或者三种表现都有。

有些患者已按标准疗法使用含甲硝唑的药物治疗，如果典型的丘疹和脓疱已被消除，会造成诊断困难。问题是这些患者会抱怨"玫瑰痤疮还在"，虽然背景红斑和蛛网状毛细血管扩张是玫瑰痤疮的常见伴随症状，但两者单独或一起都不能构成玫瑰痤疮的诊断。

我们皮肤科医生除了要搞清楚这些患者到底有没有患玫瑰痤疮之外，还面临两个问题：

一是教育（实际上是再教育），医生应熟悉诊断疾病的标准并能明确作出诊断。要做到这点很有挑战性，因为专家委员会最近建议修改玫瑰痤疮诊断标准，纳入一种新疾病——红斑毛细血管扩张性玫瑰痤疮，详文发表于贵杂志6月卷，也在线发表过。此标准认为任何人面中部有持久性红斑（不论是否有细血管扩张）都符合玫瑰痤疮的诊断，即使他们并没有其他病因，只是因为被日光损伤而形成红斑，而这种红斑在以往的英国文献中只是被称为"面色发红（high colour）"。

我不否认面中部持久红斑是玫瑰痤疮的特点之一，但诊断并不能局限于血管变化，因为血管变化可以单独存在。我已开始将这类患者诊断为"类玫瑰痤疮"，看起来这比"非持续性血管扩张和光化性毛细血管扩张性非玫瑰痤疮"更好点儿。

二是如何管理患者不合理的期望。患者被转诊过来或者受到广告的吸引来找我们，期望我们可以"搞定"他们的问题。好吧，在玫瑰痤疮的六个要素中，多数（但不是全部）丘疹和脓疱通过外用甲硝唑/乙酰磺胺即可较容易地搞定，可口服或不服抗生素。患者有所期待是合理的。当然，有些红斑也可以减轻，因为它与炎症相关，炎症减轻了红斑也会减轻。这时我们需要解释有些情况只能用处理血管的激光（有几种可选）或强脉冲光（intense pulsed light，IPL）才能解决，或者两者联用。对于拥有这些仪器的医生来说，这是一个推荐患者进行相关治疗的好机会，但也可以理解的是：对医疗心存怀疑的患者（不知为何）可能在想自己是不是已成为精明的诱导式营销的猎物。第五个要素，著名的 W. C. Fields 鼻赘（现在称为"鼻赘型玫瑰痤疮"）需要手术切除，所以一般又要再转诊一次。最后，如果经过细致询问发现患者眼睛有刺痒、砂粒感，那可能会给出眼型玫瑰痤疮的诊断，这时候要考虑转诊至眼科。

那么，作为基层医生如何应对患者的这些怀疑呢？我建议把脓疱和丘疹作为诊断玫瑰痤疮的必要条件，用外用药物治疗，辅以口服四环素类和其他抗炎药物。若治疗失败，则转诊至皮肤科医生进行鉴别诊断，至少考虑七种情况（包括成人痤疮、接触性皮炎、药疹、脂溢性皮炎、口周皮炎、多形性日光疹、面部银屑病）。如果没有丘疹和脓疱，只有潮红和毛细血管扩张，最好诊断为日光性红斑和（或）光化性毛细血管扩张症。会诊医生应当能够确诊，考虑多种鉴别诊断，指导患者进行适当的护理——包括避光措施，使用真正的广谱防晒产品。

进一步考虑：将光化性毛细血管扩张症归类为玫瑰痤疮（或"玫瑰痤疮前期"）是不是为了适用一些抢先上市或者预防性药物。光化性毛细血管扩张症是不是玫瑰痤疮的早期表现或者一个预测性因素，尚缺乏证据，因此此类药物的应用也谈不上成熟。一项多中心的Ⅳ期临床研究已在进行中。但是，在完成制定适当的、经过验证的诊断标准之前，不可能用光化性毛细血管扩张症预测诊断"玫瑰痤疮前期"。

任何情况下，患者最好不要相信外用制剂能"治愈"这个疾病，至少不要觉得外用制剂没有像期望的那样起作用。未被满足的、不合理的期望会使患者不满意。

该专家委员会主席写信给我说欢迎探讨这个诊断标准的有用之处及局限性。我写这篇通讯，是希望对患者治疗和医患沟通有所帮助[2]。

该专家委员会的回复如下：

尊敬的编辑：

全国玫瑰痤疮学会玫瑰痤疮分类和分级专家委员会满怀兴趣地读完了 F. William Danby 博士就玫瑰痤疮的分型标准给贵杂志的通讯。正如我们在发表的文章及在近期发表的标准分类系统中所言，这是一个建议性的分类系统，我们期待着在玫瑰痤疮的病因和亚类更加明确后，以及经过研究者、医生验证了该标准的实用性和适用性后，加以修正。因此，本委员会欢迎探讨这个诊断标准的有用之处及局限性。

我们相信 Danby 对玫瑰痤疮的治疗问题的许多观察是合理、准确的。例如，当前的疗法效果有限，特别是治疗玫瑰痤疮的红斑，这也常常成为一个管理患者期望的问题。但是，我们对某些对玫瑰痤疮分类系统的误解性推测、暗示表示关切，这些推测和暗示可以很容易地被理解为挑剔，而且可能妨碍新的分类系统为研究者、医生和患者带来益处。

新分类系统的第一个用处可能是澄清：这个标准分类系统与什么无关。首先应当认识到这个诊断标准与推广什么疗法完全无关。实际上，制定标准的专家们很谨慎地避免推荐治疗方法，不管是特定的还是一般的疗法。

这个标准并不代表玫瑰痤疮定义上突然的、革命性的或武断的改变。反而，近些年来随着更多的文献发表，人们对该疾病有了更多的认识和理解，主流的、非正式的分类方法不断完善，这个标准反映了以往至今的玫瑰痤疮的分类或分级趋势，包括依照血管型、炎症型、鼻赘型和眼型分类。与早先一两位专家推荐的分类标准不同，新的标准由专家共识委员会起草，17 位全球专家审阅，其制定过程只基于当前已取得的科学知识，而不是关于其病理和进展的主观推测。

制定此标准的初衷是我们认识到标准对于疾病的研究、结果分析、比较不同来源的数据至关重要。此外，新标准还可以作为医疗实践中的诊断参考，标准术语对学界、医疗界、医疗卫生管理机构、患者和公众之间的沟通交流也非常重要。本标准的目的是通过促进交流，制定基于研究的分类标准，最终促进对玫瑰痤疮的了解。

关于 Danby 对第一个亚类的评论，我们相信红斑和毛细血管扩张型玫瑰痤疮与日光损伤性皮肤之间有重叠，有些玫瑰痤疮患者也有日光损伤的背景。但也许可以获取患者的病史资料以作出正确的诊断，鉴别出单纯的日光损伤。例如，如果患者的职业或生活方式导致其长期暴露在日光下，就可能出现日光损伤，而只有阵发性潮红的患者是玫瑰痤疮的可能性较大。另外，就玫瑰痤疮而言，红斑和毛细血管扩张倾向于在面中部分布，而非边缘。这些关键点将在未来发表的文献中予以强调。同时，全国玫瑰痤疮学会支持的研究正在进行中，越来越肯定日光暴露与玫瑰痤疮的关系。

Danby 认为玫瑰痤疮的进展无法预测，我们发布的标准指出，从一种分型进展为另一种分型是可能发生的，当然也可能不发生。不管哪种分型，患者都可能从轻度向中度乃至重度发展。

关于 Danby 提到的患者期望和沟通，我们相信医生一般会根据情况同时做这两项工作，这是患者管理的一部分。正如 Danby 所言，因为每个人的玫瑰痤疮情况可能很不一样，需要根据患者的玫瑰痤疮的症状、特点来解释治疗和效果。新的分类系统和术语让医患沟通更容易，而不是更困难。玫瑰痤疮的分类具有多种表现，所以并没有一种疗法对所有情况都有效。

我们相信玫瑰痤疮是一种需要医学界关切的疾病。幸运的是，和其他重要疾病一样，在医学研究和临床医生的持续努力下，患者的治疗效果会越来越好[3]。

乳制品和碳水化合物的争议

2002 年，Cordain[4] 发表了有关西方饮食的论文之后，又有数篇文献发表，探讨关于痤疮和饮食的关系[5-10]。其中一个研究小组设计了最具说服力的前瞻性研究，最终发表了多篇与此主题相关的论文[11-14]。最受媒体关注的论文发表在 JAAD 上[12]。该小组在研究中采用了能量平衡饮食，精细地计算了高、低血糖负荷的蛋白、脂肪、碳水化合物的比例。在他们设计实验的时候，尚无文献认为牛奶的摄入可能是一个混杂干扰因素。作者非常友好地提供了试验中所用饮食的详情，仔细审读后发现：试验组间食物构成的差异比各组间食物血糖负荷的差异更大。

1. 高血糖负荷（high-glycemic-load，HGL）组在低血糖负荷组的基础上，除了增加非乳制品食物如白面包、薯片、玉米或以大米为基础的谷物和谷物棒外（这些都是恰当的做法），每天还额外添加了 45g 低脂奶酪和 100g 低脂冰淇淋，所以 HGL 组食物中地乳制品含量比低血糖负荷（LGL）组更高。

2. 虽然 HGL 组所用的牛奶成分是"瘦的"（"脱脂的"），而非"低脂"牛奶，但 HGL 组每天摄入 200g，高于 LGL 组的 160g，这样的话，HGL 组每周会多摄入 280g（25%）的脱脂牛奶。除了需要注意这 25%，还要考虑到哈佛大学首先完成的一项研究，该研究发现脱脂奶是与痤疮最紧密相关的牛奶类型，每天摄入 2 杯脱脂奶的人群痤疮患病率比（prevalence ratio）为 1.44[5]。后来意大利和马来西亚也进行了研究，在类似的脱脂牛奶摄入量下，痤疮的相对危险性分别为 2.20[15] 和 3.988[16]。

3. 我们现在知道：除非特别指明"非乳制品"，"谷物棒"一般含有乳清、酪蛋白或酪氨酸酯类，这些成分在食品标签上可能被写成牛奶提取物、牛奶固形物等。已知膳食酪蛋白和乳清摄入可增加胰岛素样

生长因子 1（IGF-1）和胰岛素水平[17]。

4. 特别值得一提的是，在 Smith 和 Mann 的这项研究中，HGL 组的成员每天还吃一种名为 lamington 蛋糕的澳大利亚美食（大小和重量未提及），这是一种挂巧克力糖霜的面粉蛋糕，蛋糕含 113g 黄油、150g 糖，还有 120ml 牛奶，"糖霜"配方含 454g 糖、42g 黄油和 120ml 牛奶[18]。奶酪、冰淇淋和 lamington 蛋糕中乳脂含量很稳定，据此粗略计算，该研究中 HGL 组饮食中乳制品来源的激素含量比 LGL 组饮食中高出 50%~300% 以上。

Smith 和 Mann 的结论是无可争议的，即志愿者摄入"低血糖负荷"饮食使痤疮明显改善。但现在很明显，对照组（HGL 组）饮食中的乳制品比例明显高于 LGL 组，也就是说，LGL 组的饮食中的乳制品明显更少。事实上，Smith 和 Mann 的细致研究同时支持两个观点，即低乳制品饮食可以改善痤疮，低血糖负荷饮食同样如此。

根据 Cordain 的研究，Smith 和 Mann 试图寻找碳水化合物与痤疮之间的联系。基于我的临床推测和 Jerome Fisher 博士未发表的研究[19]，哈佛大学的 Adebamowo 小组试图寻找痤疮与乳制品之间的联系。现在看来这两种推测都得到了 Smith 和 Mann 的数据支持。

最近，分子水平的研究已阐明牛奶和糖这些致粉刺性物质之间的联系，Melnik 已就此进行了广泛的讨论[20-23]。此外，所有这些线索都可以追溯到 Cordain 提到的"西方饮食"，即高乳制品和高血糖负荷的混合饮食。

另有两项研究表明，血糖负荷是痤疮的主要诱因。在第一项研究中，Reynolds 等纳入了 58 名澳大利亚男性青少年，低升糖指数（glycemic index，GI）饮

食（GI=51）的结果优于高 GI 饮食（GI=61），两种饮食的患者面部痤疮均有改善，但差异无统计学意义[24]。

第二项研究，韩国 Kwon 等精心设计的一个研究显示，患者在严格监督下摄入 LGL 饮食 10 周后，痤疮的严重程度显著减轻，炎症性和非炎症性痤疮皮损数量显著减少（P<0.05）。组织学检查发现，皮脂腺显著变小了，固醇调节元件结合蛋白 1（sterol regulatory element-binding protein 1，SREBP-1）和白介素 8（interleukin-8，IL-8）表达降低[25]。

在乳制品方面，另一篇论文进一步支持了乳制品与痤疮之间的关系。Silverberg 描述了 5 名青春期男性，他们的痤疮与含乳清蛋白的补充剂有关[26]。

有人也许会怀疑，最初 Adebamowo 对痤疮和乳制品消费的研究[5-7]没有意大利的研究那么可靠，因为美国人有大量摄入乳制品的背景，而意大利人更多食用含橄榄油的饮食，因此受乳制品的干扰较少。Reynolds 和 Kwon 的研究也可能提供同样的解释，即澳大利亚人摄入乳制品较多而韩国人较少，所以韩国的统计结果具有统计学意义，而澳大利亚的研究没有。马来西亚人的乳制品摄入量几乎低于美国标准的下限，所以在马来西亚的类似研究中（在低乳制品摄入的背景下），乳制品的因素就凸显出来了。

综合考虑这些饮食的影响，Melnik 最近的工作确认了一种营养敏感性激酶的靶点——哺乳动物雷帕霉素复合物 1（rapamycin complex 1，mTORC1）的靶点——是细胞生长增殖和代谢的中心信号节点。牛奶是一种具有物种特异性的内分泌信号系统，它能激活 mTORC1 信号通路，而高 GI 食物能增强其作用[27, 28]。因此，牛奶不仅能激活毛囊皮脂腺单位、乳房和前列腺等对雄激素敏感的器官，还能通过 mTORC 1 广泛促进生长。

总之，现在看来，乳制品和 HGL 饮食中的胰岛素、IGF-1、类固醇激素、肽类激素和其他生长因子协同作用，诱导痤疮皮损的发生。

有趣的是，Fisher，Cordain，Adebamowo，Smith 和 Mann，DiLandro Kwo，Ismail，Silverberg，Melnik 等人的团队也同时在协同进行这方面的研究。这是科学协作的生动示例：独立工作，但共同搞清楚了寻常痤疮的发病机制。我推测，随着进一步的工作，可能

会发现所有痤疮——包括玫瑰痤疮和反常性痤疮（以前的化脓性汗腺炎）背后都有相同的驱动力量。

这些工作使我们比以往任何时候都更接近于揭示痤疮的分子病因，还为我们指明了通过改变饮食来改善痤疮的方向，以实现 Kligman 的箴言——最终实现医疗实践的终极目标，即预防[29]。

（许德田 译，丛林 审校）

附录 A、附录 B 参考文献
References

1. Wilkin J, Dahl M, Detmar M, Drake L, Liang MH, Odom R, et al. Standard grading system for rosacea: report of the National Rosacea Society Expert Committee on the classification and staging of rosacea. J Am Acad Dermatol 2004 Jun;50(6):907–12.

2. Danby FW. Rosacea, acne rosacea, and actinic telangiectasia. J Am Acad Dermatol 2005 Mar;52(3 Pt 1):539–40.

3. Odom R. Rosacea, acne rosacea, and actinic telangiectasia: in reply. J Am Acad Dermatol 2005 Dec;53(6):1103–4.

4. Cordain L, Lindeberg S, Hurtado M, Hill K, Eaton SB, Brand-Miller J. Acne vulgaris: a disease of Western civilization. Arch Dermatol 2002 Dec; 138(12):1584–90.

5. Adebamowo CA, Spiegelman D, Danby FW, Frazier AL, Willett WC, Holmes MD. High school dietary dairy intake and teenage acne. J Am Acad Dermatol 2005 Feb;52 (2):207–14.

6. Adebamowo CA, Spiegelman D, Berkey CS, Danby FW, Rockett HH, Colditz GA, et al. Milk consumption and acne in adolescent girls. Dermatol Online J 2006;12(4):1.

7. Adebamowo CA, Spiegelman D, Berkey CS, Danby FW, Rockett HH, Colditz GA, et al. Milk consumption and acne in teenaged boys. J Am Acad Dermatol

2008 May;58(5): 787–93.

8. Cordain L. Implications for the role of diet in acne. Semin Cutan Med Surg 2005 Jun;24(2):84–91.

9. Cordain L, Eaton SB, Sebastian A, Mann N, Lindeberg S, Watkins BA, *et al.* Origins and evolution of the Western diet: health implications for the 21st century. Am J Clin Nutr 2005 Feb;81(2): 341–54.

10. Magin P, Pond D, Smith W, Watson A. A systematic review of the evidence for "myths and misconceptions" in acne management: diet, face-washing and sunlight. Fam Pract 2005 Feb;22(1):62–70.

11. Smith R, Mann N, Makelainen H, Roper J, Braue A, Varigos G. A pilot study to determine the short-term effects of a low glycemic load diet on hormonal markers of acne: a nonrandomized, parallel, controlled feeding trial. Mol Nutr Food Res 2008 Jun;52(6):718–26.

12. Smith RN, Mann NJ, Braue A, Makelainen H, Varigos GA. The effect of a high-protein, low glycemic-load diet versus a conventional, high glycemic-load diet on biochemical parameters associated with acne vulgaris: a randomized, investigator-masked, controlled trial. J Am Acad Dermatol 2007 Aug;57(2):247–56.

13. Smith RN, Mann NJ, Braue A, Makelainen H, Varigos GA. A low-glycemic-load diet improves symptoms in acne vulgaris patients: a randomized controlled trial. Am J Clin Nutr 2007 Jul;86(1): 107–15.

14. Smith RN, Braue A, Varigos GA, Mann NJ. The effect of a low glycemic load diet on acne vulgaris and the fatty acid composition of skin surface triglycerides. J Dermatol Sci 2008 Apr;50(1):41–52.

15. DiLandro A, Cazzaniga S, Parazzini F, Ingordo V, Cusano F, Atzori L, *et al.* Family history, body mass index, selected dietary factors, menstrual history, and risk of moderate to severe acne in adolescents and young adults. J Am Acad Dermatol 2012

Dec;67(6):1129–35.

16. Ismail NH, Manaf ZA, Azizan NZ. High glycemic load diet, milk and ice cream consumption are related to acne vulgaris in Malaysian young adults: a case control study. BMC Dermatol 2012;12:13–8.

17. Hoppe C, Molgaard C, Dalum C, Vaag A, Michaelsen KF. Differential effects of casein versus whey on fasting plasma levels of insulin, IGF-1 and IGF-1/IGFBP-3: results from a randomized 7-day supplementation study in prepubertal boys. Eur J Clin Nutr 2009 Sep;63(9):1076–83.

18. Jaworski S. The joy of baking: Lamingtons recipe [Internet]. 2010 [cited 2010 Oct 22]. Available from: http://www.joy ofbaking.com/Lamingtons. html#ixzz125gkhBKv

19. Fisher JK. Acne vulgaris; a study of one thousand cases [Internet]. JK Fisher; 2006 [cited 2014 Aug 24]. Available from: http://www.acnemilk.com/ fisher_s_original_paper

20. Melnik BC. Milk—the promoter of chronic Western diseases. Med Hypotheses 2009 Jun;72(6):631–9.

21. Melnik BC, Schmitz G. Role of insulin, insulin-like growth factor-1, hyperglycaemic food and milk consumption in the pathogenesis of acne vulgaris. Exp Dermatol 2009 Oct;18(10):833–41.

22. Melnik BC. Is nuclear deficiency of FoxO1 due to increased growth factor/PI3K/Akt-signalling in acne vulgaris reversed by isotretinoin treatment? Br J Dermatol 2010 Jun;162(6): 1398–400.

23. Melnik BC. The role of transcription factor FoxO1 in the pathogenesis of acne vulgaris and the mode of isotretinoin action. G Ital Dermatol Venereol 2010 Oct;145(5): 559–71.

24. Reynolds RC, Lee S, Choi JY, Atkinson FS, Stockmann KS, Petocz P, *et al.* Effect of the glycemic index of carbohydrates on acne vulgaris. Nutrients 2010 Oct;2(10):1060–72.

25. Kwon HH, Yoon JY, Hong JS, Jung JY, Park MS, Suh DH. Clinical and histological effect of a low

glycaemic load diet in treatment of acne vulgaris in Korean patients: a randomized, controlled trial. Acta Derm Venereol 2012 May;92(3):241–6.

26. Silverberg NB. Whey protein precipitating moderate to severe acne flares in 5 teenaged athletes. Cutis 2012 Aug;90(2):70–2.

27. Melnik BC. Diet in acne: further evidence for the role of nutrient signalling in acne pathogenesis. Acta Derm Venereol 2012 May;92(3):228–31.

28. Melnik BC, Zouboulis CC. Potential role of FoxO1 and mTORC1 in the pathogenesis of Western diet-induced acne. Exp Dermatol 2013 May;22(5):311–5.

29. Kligman A. Letter of welcome, Second International Conference on the Sebaceous Gland, Acne & Related Disorders. Rome; 2008.

附录 C

患者宣教手册

很少有医生能在短时间内教给患者需要了解的全部知识，能够记住所有细节并按指导去做的患者就更少了。宣教手册对管理各种皮肤疾病很有必要。正确宣传、保持联系和及时更新反映了医生可提供的服务水平。

以下是我们的科普宣教手册。

C.1 痤疮

痤疮是由于皮脂腺向皮肤表面分泌的导管阻塞导致的。这种阻塞是由性激素（主要是男性激素——即雄激素）引起的。这些激素在男性和女性中均存在，调节面部、上背部和胸部皮肤的皮脂腺活性和毛孔内导管的内壁细胞。在有痤疮家族倾向的人中，这些激素特别容易造成毛孔堵塞，导致痤疮发生。

过多的内壁细胞堵塞导管，导致在皮肤表面形成开放性的黑头（称为粉刺），或者在皮肤表面形成闭合性的凸起（称为白头）。栓塞物中有卷曲的毛发、皮肤细胞，以及细菌和真菌。细菌和真菌数量增加，多到诱发炎症，最终表现为脓疱（丘疹）。如果整个毛孔破裂，毛孔中的栓塞物、细菌、真菌、白细胞和其他外来物质都会倾泻而出，形成位置较深的红色炎性丘疹。从初始的毛囊栓塞物发展到形成黑头需要3～4个月，而形成脓疱或丘疹需要约6个月。

痤疮是由性激素和生长激素作用导致的，主要在青春期出现，女孩从9～11岁开始，而男孩从11～13岁开始长痘痘。到18～22岁时，80%的青少年会长痤疮。约有10%的女性和3%的男性会患成人痤疮。女性在22或24岁后出现明显的痤疮，通常是由于持续存在轻微的激素失衡、卵巢或肾上腺问题，有时需要检查激素水平。激素稳定后，大多数痤疮患者会在十几岁或二十岁出头时稳定下来。长期的压力也是影响因素，其他激素的影响则会导致痤疮恶化。尼古丁（烟碱）是影响因素之一。具有平衡雄激素水平作用的避孕药（如 Ovral® 和 Lo-Ovral®）应调整为能阻断雄激素的避孕药。奥赛拉®/优思明® 是最好的选择，Gianvi/优思悦® 适合体型较小的女性，此外还有其他一些可供选择的避孕药。

油性化妆品会加重痤疮。

乳制品（含有来自怀孕母牛的激素）起着重要作用。牛奶、奶油、黄油、白软干酪、奶酪、比萨、酸奶、冰淇淋、蛋白粉和奶昔最好全部避免食用。脱脂牛奶比 2% 低脂牛奶或全脂牛奶的致痤疮作用更强。最近的研究强烈推荐低血糖负荷饮食（低糖和低水平的碳水化合物），这有助于更快地清除痤疮。

改掉坏习惯是非常重要的，例如不经意地抠挠、触摸、摩擦或揉捏面部等小习惯。这会导致之前就存在的痤疮复发。压力导致毛孔内容物渗漏到毛孔周围的组织中，引起炎症病变，称为囊肿或"暗疮"。抠挠会加重痤疮并遗留瘢痕——通常，抠挠遗留的瘢痕要比痤疮本身产生的瘢痕更严重。

治疗将针对以下五点：

1. 打开并清空堵塞的毛孔。达芙文®、雷廷 -A®（全反式维 A 酸）或他扎罗汀® 等都能起到这样的作用。医生辅助去黑头是必要的，口服异维 A 酸（如最早上市的 Accutane® 或 Roaccutane®）效果最好。

2. 防止新发的毛孔堵塞。这点最为重要，但要花费很长的时间。有时需要长年使用达芙文®、雷廷 -A® 或他扎罗汀® 进行治疗。

3. 杀死导致脓液形成的细菌和真菌，减轻炎症。使用过氧化苯甲酰洗液或乳膏、乳液以及口服抗生素

（多西环素或米诺环素）或乳膏（红霉素或克林霉素）。口服低剂量酮康唑对清除真菌有很好的效果 *。

4. 使用激素阻断药物减少女性痤疮的产生和抑制皮脂腺活动。避孕药，优先选择优思明®/奥赛拉®/Zarah®/Syeda®或优思悦®/Gianvi®，它们效果最好，也可以选择螺内酯（Aldactone®）。

5. 阻止出油和皮脂腺分泌，使用口服异维 A 酸（Amnesteem®、Sotret®或 Claravis®等仿制药中的一种）清空严重的、瘢痕性或持续性痤疮的毛孔堵塞。

　　警告：禁止抠挠或挤压。除非你接受过专业的指导，否则"痤疮手术"最好由皮肤科医生完成。

　　治疗是需要时间的，不要期待有快速的解决方案，通常需要 3 ~ 4 个月的时间来减缓皮脂腺分泌。

　　而达到清除痤疮的效果，则需要坚持以上日常治疗数个月，想要维持疗效，则需要数年的坚持。

　　由于导致痤疮的原因不会很快消失，治疗会持续很久。

　　有了好的建议、好的药物和日常护理，你会好起来的。

治疗

　　多芬®美容棒（不含香料）可用于清洁敏感的皮肤，正常和油性皮肤使用丝塔芙®洁面乳、爱得利®（一种婴幼儿品牌）、玉兰油®的洁面油或露得清®清洁面部。只需用洁面泡沫清洗，然后冲洗，重复清洁，再冲洗，直到清洗"干净"，但要注意避免摩擦。避免使用洁面湿巾。尤其要确保耳朵和发际线周围洗干净。通常每天洁面 2 次或 3 次。

　　运动后可以使用酒精棉片拭去油脂和汗液，但香皂和淋浴会更好。

　　乳霜、凝胶、乳液和清洁剂——可以选择使用以下一个或多个产品：

1. 维 A 酸类：达芙文®或雷廷 -A®或他扎罗汀®（霜、凝胶或溶液）用于去除黑头。开始时每隔 1 晚使用，慢慢增加到每晚使用或每天使用 2 次。如果你感觉到明显的刺激，暂停 1 ~ 2 次再用。它们通过促进栓塞物向皮肤表面移动而起效。这可能会在一段时间内让你的痤疮看起来更严重，不过，一旦"栓塞物"被排出，病情就会好转。最好用手指涂抹，不要用棉球。用药后请洗手。可以大面积涂在有皮疹的部位，而不是只用在丘疹处，因为在口服异维 A 酸治疗后，需要长期外用维 A 酸类药物，预防毛孔的再次堵塞，避免痤疮复发。

他扎罗汀绝不能用于可能怀孕的女性。

2. 过氧化苯甲酰乳膏、乳液、凝胶或洗液（用于粉刺）：开始使用 PanOxyl®10 洗液，Clearasil®或其他 2%、4%、5% 或 10% 的乳液［价格便宜并且是非处方药（OTC）］，每隔 1 晚清洗约 2 分钟，如果没有刺激感，逐渐增加到每晚使用，必要时增加为每天使用 2 次。淋浴时使用并冲洗干净，避免其漂白浴室中的垫子和毛巾，或者在沐浴后，在相同的部位使用过氧化苯甲酰乳膏、凝胶或乳液，确保其停留在皮肤上。过氧化苯甲酰产品会漂白床单和枕套。如果刺激感非常强烈，建议停用 1 ~ 2 次，或者降低药物浓度，或者减少用药时间。应涂在有皮疹的全部部位。产品在使用时感到刺痛是正常的。它们可以使丘疹干瘪，杀死细菌，剥脱死皮并减少油脂分泌。

　　其中，Proactiv®是温和的 2% 过氧化苯甲酰，但 Acne Free®更便宜。PersaGel10®和 ZapZyt 是非处方类过氧化苯甲酰产品。两者都便宜有效，可以过夜使用在炎性丘疹上。昂贵的处方类过氧化苯甲酰的效果并没有比便宜的产品更好。

警告

　　所有过氧化苯甲酰产品都能漂白衣服、头发、毛巾和床上用品。

　　Benzamycin®、BenzaClin®、EpiDuo®、Duac®和 Plexion®乳液：每天早上或晚上使用，或早晚都用。它们有助于杀死痤疮杆菌。大部分不会杀死马拉色菌。

　　如果你使用了两种或更多种产品，你可以选择分别用于早上、晚上和夜间。

　　可能会有一定程度的刺激。

　　如果感到不舒服，可以稍微放慢治疗速度，但不

---

*译者注：口服酮康唑副作用较大，目前已不推荐使用。

要停止。

如果你很担心，请致电我们。

药丸和胶囊（抗生素）：大多数情况下使用多西环素，像米诺环素一样，它可以（最好）与食物一起服用。四环素很贵 [*1]，不能与食物、牛奶或抑酸剂混合服用——它们会中和四环素的药效，所以在进食后 1～2 个小时，只用水（一整杯）服药。

对于有胃病的人，Doryx®（海克多西环素及其仿制药）是最好的选择，但价格昂贵。

副作用是罕见的，但是出现超过 3 天的腹泻或阴道出现分泌物或瘙痒，可能是真菌导致的，应该报告给医生。所有抗生素都会加重马拉色菌感染。

服用多西环素时，需要特别小心，即使暴露在较弱的日光下，皮肤也容易发生晒伤（滑雪者和度假者要特别注意）。如果在晚餐时服用多西环素，这种风险几乎下降为 0，但要确保在餐中用一大杯水送服。

怀孕意味着"停药"，毫无疑问地完全停药。不要服用任何"某环素"和异维 A 酸（Accutane® 及仿制药）。

如果另一位医生嘱你服用青霉素，请停用"某环素"。

酮康唑：200mg 片剂，每周一次性服用 2 片，用于治疗马拉色菌感染 [*2]。

阳光：如果你使用任何"环素"和（或）维 A 酸类药物（见上文），治疗部位会更容易晒伤。服用四环素或多西环素时使用防晒霜是非常重要的——米诺环素的光敏性较低，但有其他副作用。

化学防晒霜可选择理肤泉 Anthelos L 60® 或薇姿® 优护水润防晒乳。非化学性广谱防晒霜可选择 Vanicream® 的 35 倍和 50 倍防晒霜或 CoTZ 的产品。

永远不要在阳光下曝晒。皮温升高会加重痤疮。应保持凉爽。

化妆品和保湿产品：口红、眼影、睫毛膏和粉状腮红是可以使用的。安全的化妆品包括 Almay® 的全线产品和任何标有"非致粉刺性"字样的产品。你可以在达芙文® 或 Tazorac®（他扎罗汀）基础上，涂抹保湿霜和（或）化妆品，和（或）防晒霜。尽量使用 Almay®、Vanicream®、达芙文® 或任何"非致粉刺性"的产品。

药物：将所有正在使用的药物和疗法告诉医生，包括阿司匹林、维生素、补充剂，以及健康食品和自然疗法。

更多信息：

http://www.acnehelp.org.uk（可找到 Danby 医生的论文）

http://www.acnemilk.com

http://www.glycemicindex.com（饮食建议）

http://www.thepaleodiet.com

C.2 "零乳制品"饮食

为什么要避免乳制品？

牛奶和乳制品会引发痤疮，因为牛奶包含可以激活皮脂腺的激素。产奶的牛大部分时间都处于怀孕或哺乳状态。激素并不是注射给奶牛的——它们是奶牛在每个"月经"周期中产生的天然激素——但在怀孕期间，这些激素的分泌水平升高，在所有奶牛产奶、怀孕和未怀孕的状态中都发现了这样的规律。

有没有不含激素的牛奶？

并没有"无激素"的牛奶。这种混乱现象是由美国一家公司引起的 [*3]，这家公司出售一种激素（牛生长激素 BST 或重组牛生长激素 rBGH），用于向奶牛注射，使产奶量增加。

一些牛奶生产商（有机或非有机）强调他们未使用注射激素，并制作发布"无激素"牛奶的广告。牛奶确实不含外来的注射激素，但所有天然的奶牛激素仍然存在于牛奶中。我们尚不清楚注射激素对牛奶中

[*1] 译者注：四环素在美国的价格高，在中国很便宜。

[*2] 译者注：口服酮康唑副作用较大，目前已不推荐使用。

[*3] 译者注：指美国孟山都公司。

天然奶牛激素水平的影响。

无乳糖牛奶或"有机"牛奶可以吗?

不可以。乳糖不耐受与痤疮无关,而"有机"只意味着奶牛食物中的杀虫剂和驱虫剂的毒性更低。"有机"奶牛更健康,天然激素水平更高,反而对痤疮无益。

怎么选择?

有两种办法应对乳制品限制:

第一种办法(最简单的办法)是停止食用所有牛奶、奶油、奶酪、冰淇淋、黄油、酸奶油、奶油芝士、白软干酪、芝士汉堡、比萨、酸奶以及所有含有酪蛋白或乳清蛋白的蛋白粉、蛋白质棒或奶昔——停止食用所有含有牛奶或乳制品的食物。最好避免"任何来自奶牛的可食物"。

山羊奶和山羊奶酪不能作为替代品,因为它们也是含激素的。

第二种方法是找到乳制品替代品。大豆制品是最易获得的,包括豆奶、奶精、巧克力牛奶、酸奶、冰淇淋、各种类型的奶酪,甚至黄油的大豆替代品。杏仁、椰子、大米、豌豆及混合植物蛋白也可能有帮助。

你不是必须吃大豆或其他替代品,但需要远离牛奶。

奶牛的激素是如何导致痤疮的?

皮脂腺毛孔被过度增生的细胞堵塞——就像在毛孔中发生了"堵车"。这种过度增生是由激素引起的,激素有三个来源。第一个来自卵巢或睾丸,第二个来自压力,第三个来自乳制品。三个"叠加"在一起,当存在的激素量足够使毛孔堵塞时,痤疮便发生了。

有些人很幸运没有痤疮基因,但每个人发生痤疮的激素水平是不同的(这是痤疮阈值)。许多年轻女性的激素水平只在每个月月经之前会超过这个阈值,其他人的激素水平因为摄入牛奶和乳制品而长年高于阈值,还有一些人因压力而超出阈值(在青春期后期,来自大学第一年的压力最为常见)。通过去除饮食中的乳制品,你可以将激素水平降低至个人阈值之下。这个阈值也受到家族史的影响,如果你的父母患有痤疮,你的阈值会降低,意味着患痤疮的风险更高。

我需要多长时间才能做到?

"零牛奶"饮食有三个阶段。

首先是完全限制阶段,意味着完全不吃乳制品。必须尽量减少毛孔中新角质栓的产生,这至少需要6个月。通过适当的治疗,你可以在此期间清除角栓。

其次是维持阶段,它从青春期一直持续至20岁出头。在此阶段,零乳制品摄入最佳,但一些人也可以少量摄入。

第三是谨慎的再次食用阶段,通常在20岁出头的年纪。但是,这取决于个人的阈值,一些痤疮患者永远无法食用乳制品。

我还能对我的激素做些什么?

对于男性,没有普遍接受的抗激素疗法。

很无奈,不论男性或女性,关于压力激素(应激激素)也没有好办法。

年轻女性可以选择用避孕药控制卵巢激素。我们更喜欢称之为"激素控制"或"痤疮控制药物",但它们与避孕药完全相同,是出于医学原因而服用的药物。我们倾向的产品不仅是所有避孕药中含雄激素最少的,而且是最好的药物——屈螺酮,它能够阻断其他来源(如应激的腺体)的可导致痤疮的激素。大多数年轻女性痤疮患者在服用这种"避孕药"后6~12个月几乎不长痤疮,特别是她们停止食用乳制品后。

我的钙摄入量呢?

这个国家有成千上万由基因所致的乳糖不耐受或是对牛奶过敏的青少年,世界范围内则有数百万这样的青少年。他们不喝牛奶但成长得很好。认识到这一点同样有帮助,奶牛有强健的骨骼和健康的牙齿,它们大半生都在生产乳汁,并每年产下一头小牛——有正常的骨骼——而它们不喝牛奶,不会从自然界中摄入钙补充剂(虽然在"工厂挤奶"时,它们会吃到营养补充剂)。事实上,为那些少数需求设计低钙饮食是非常困难的,大部分饮食的含钙量都是正常的。

保持骨骼健康更重要的是确保经常进行骨骼强化运动,摄入含有足够钙质的健康饮食,如果你是女性,确保体内含有正常量的雌激素以及摄入足够的维生素D。我们建议服用维生素D_3,每天2000IU,与食物一起服用既安全又有益。我们认为每天至少摄入 2000IU，但有人认为这样的剂量过高。

乳制品激素还有什么作用？

有研究表明乳制品可能与乳腺癌、卵巢癌和前列腺癌有关。有必要进行进一步的研究，但如果你有上述癌症家族史，应该避免摄入乳制品。乳制品还会降低女性的生育能力，降低双胞胎受孕倾向，增加孕期体重，导致胎儿过大，增加难产和剖宫产的风险。

享受你的新面庞！☺

参看：

http://www.acnehelp.org.uk/dairy.htm#Dairy2

http://dermatology.cdlib.org/124/original/acne/danby.html

http://www.acnemilk.com

http://www.godairyfree.org

http://www.thepaleodiet.com

http://www.glycemicindex.com

C.3 异维 A 酸的风险和益处

简介和历史

感谢 James Baumgaertnery 医生

异维 A 酸（最初上市的是 Accutane®）是一种强大的治疗痤疮的口服药物，1982 年在美国上市。它是一种合成的视黄醇，与维生素 A 密切相关。异维 A 酸是我们体内维生素 A 自然代谢周期中的一部分，我们血液中都有低剂量的异维 A 酸，但显然达不到治疗痤疮的标准。异维 A 酸对所有类型的痤疮都有显著疗效，包括严重的瘢痕囊肿性痤疮，甚至（非常低的剂量）对化脓性汗腺炎也有效。治疗顽固性痤疮没有比它更好的方法。

Danby 和 Margesson 医生在皮肤科从业超过 38 年，异维 A 酸是我们认为唯一的"特效药"。在 1982 年异维 A 酸出现之前，皮肤科医生对最严重类型的痤疮没有持续有效的治疗办法。尽管使用了有风险的激素类药物、磺胺类药物、化学换肤、紫外线、X 线治疗、手术治疗和大剂量的抗生素治疗，严重的痤疮常常持续不断。患者同疼痛的结节抗争多年，这些结节使患者面部留下瘢痕，严重伤害了其脆弱的心理。

异维 A 酸改变了这一切。过去 32 年来，数以百万计的人在世界各地（美国每年 70 万人）成功并安全地使用异维 A 酸清除了顽固的痤疮。更重要的是，异维 A 酸将数以千计的深居简出、郁闷、形象受损的年轻人转变为面庞干净、面带微笑、外向和自信的人。

异维 A 酸不仅仅挽救了面子，更挽救了人生。

副作用问题

虽然异维 A 酸真的是神奇的药物，但它确实有不少众所周知的潜在的严重副作用。几乎所有的药物，包括阿司匹林、青霉素、泰诺®甚至维生素，都有潜在的副作用。可以比较一下，美国每年因泰诺所致的急诊病例有 70 000 人（100 人死亡）。

过去几年来，因为部分患者服药后导致严重抑郁的指控，异维 A 酸受到来自大众、媒体和美国食品药品管理局（FDA）的密切关注。可悲的是，一些患者（约 40 人）在使用异维 A 酸的过程中自杀。当然，很多人在过去 20 年间，即使未服用异维 A 酸也患上了抑郁症（18～24 岁约 100 000 人），其中一些甚至自杀。直到 2005 年 6 月，人们终于弄清楚，与不服用异维 A 酸的人相比，服用异维 A 酸的人是否真正存在抑郁风险增高和精神状态改变。在一篇发表在 *Archives of Dermatology* 的研究中，作者总结说，"在治疗青少年中重度痤疮的过程中，异维 A 酸并没有增加抑郁的症状。相反，无论是使用保守疗法还是异维 A 酸，抑郁症状都有所减轻"。这也是我们和其他皮肤科医生的切身体会。

在之前发表在 *Archives of Dermatology* 的研究（Jick SS. et al. Accutane use and risk of depression，psychotic symptoms，suicide，and attempted suicide. *Arch Dermatol*；2000 Oct；136:1231-6）中，研究人员对 7535 名使用异维 A 酸治疗的痤疮患者与口服抗生素治疗的 14 376 名痤疮患者进行了比较，"没有证据证明使用异维 A 酸与抑郁症风险增加、其他精神疾病或自杀行为有关"。

尽管这是大样本研究，但我们认为，异维 A 酸仍有可能是使少数特定人群发生抑郁的因素。当然，也有记录显示患者在 20 周的异维 A 酸疗程中出现抑郁症状。一些患者察觉到停止异维 A 酸治疗后，抑郁症状有所改善，有些人注意到重新开始使用异维 A 酸后，抑郁症状随之加重。这提示我们，在这一小部分接受异维 A 酸治疗的患者中可能存在的因果关系。这被称为"特质反应"。它是不可预测的，而且非常罕见。还有在停药后 3 个月或更长时间出现抑郁症的报道。我们知道，在停药后近 2 周，异维 A 酸已经完全排出体外，因此这些报道可能只是巧合而没有因果关系。我们担心人们在服用异维 A 酸数月甚至数年之后发生抑郁症，却试图将问题归咎于异维 A 酸。

异维 A 酸会引起抑郁症吗？不太可能。然而确定的是，抑郁可以并且确实发生在某些年轻人身上，不幸的是，它会导致非常严重的，甚至是致命的后果。因此，对于所有人来说，尤其是那些服用异维 A 酸的人，由家人、医生和朋友观察其症状或精神状态改变，特别是抑郁症状是非常重要的。如果发现这种变化，应立即停用异维 A 酸，并尽早开始适当的治疗。

异维 A 酸用药指南："智慧"手册和 iPLEDGE 风险管理措施

美国 FDA 对于异维 A 酸可能出现精神疾病副作用的担忧日渐增加，于 2001 年制定并发布了异维 A 酸用药指南。FDA 和原研药制造商（美国罗氏研究所）主张，所有打算使用异维 A 酸的人都应该接受指导。FDA 还要求药师在每次处方或重新处方异维 A 酸时提供用药手册。随后，iPLEDGE 风险管理措施被引入，替换掉用药手册。FDA、药品制造商和所有皮肤科医生都希望确保每位服用异维 A 酸的患者了解药物的潜在副作用。

我们的担忧

我们阅读了制造商发布的新异维 A 酸 iPLEDGE 资料，认为它对主要风险阐述得相当全面。不过我们担心 iPLEDGE 资料有失偏颇，可能会让人对非常罕见或根本与异维 A 酸无关的副作用产生额外的恐惧。我们还担心患者或其家人阅读 iPLEDGE 资料后，会认为异维 A 酸是一种非常危险的药物。事实并非如此。由于这些不切实际的恐惧，父母可能会在真正需要时拒绝给孩子用药。我们担心一些年轻患者可能被

迫忍受多年痤疮的痛苦，面部、心理都出现伤痕，仅仅是因为对异维 A 酸的潜在和罕见副作用的不必要的恐惧。实际上，我们已经看到 FDA 引发的恐惧导致患者拒绝使用这种非常有价值的药物。

我们的观点

自从 1982 年以来，我们亲自开具了超过 7000 次异维 A 酸处方，可以向你保证，异维 A 酸在正确使用的前提下，实际上是一种非常安全的药物。

正确使用意味着医生正确地开出处方，患者遵循所有医嘱，并保证复诊。在实际工作中，如果我们发现某个患者使用异维 A 酸的风险大于益处，会停止用药。如果有更简单、更安全和（或）更便宜的药物来控制痤疮，我们将使用该药物而不用异维 A 酸。如果患者不能或不愿意遵医嘱使用异维 A 酸并保持复诊，我们也不会用它，或者我们会拒绝继续治疗。对于那些对一般治疗无效的痤疮患者以及理解风险并愿意遵守医嘱的患者，我们会非常乐意开出这种疗效极佳的药物。

要知道，我们团队的医生曾为自己的女儿开具过异维 A 酸。你还应该知道的是，我们在开具异维 A 酸处方方面不涉及经济利益；实际上，相比于只使用 16～20 周疗程的异维 A 酸治疗顽固的痤疮（通常会治愈），我们用不那么有效的治疗方法长期治疗，反而会赚更多的钱并承担更小的风险。作为皮肤科医生，我们的目标是尽可能快速、安全、高效地清除皮肤病，如果可能的话治愈它。我们不希望因为不切实际的夸大的恐惧而拒绝使用疗效优异的药物。

还有一件事，异维 A 酸几乎肯定能清除你的痤疮，但你仍然需要在出诊时被给予其他激素治疗，以防止复发，包括避孕药、"零乳制品"或"旧石器时代"饮食，如果可能的话避免压力，并可使用螺内酯和达芙文®。

异维 A 酸的真正风险是什么？

异维 A 酸是一种强效的药物，具有副作用。如果药物疗效好、便宜、治疗疾病没有任何副作用，当然最好不过了。不过，事实并非如此。异维 A 酸非常有效，它价格中等，并且有潜在的严重副作用。那么真

正的副作用有哪些呢？

怀孕和致畸

对于育龄女性患者，最严重和可怕的副作用与异维 A 酸的致畸作用有关。这意味着异维 A 酸肯定会导致严重的出生缺陷。出生缺陷通常发生在受孕后前几周，甚至发生在女性意识到自己怀孕之前。因此，每个育龄女性在使用异维 A 酸治疗开始前 1 个月，就要采取措施避孕，以确保不怀孕；并且在治疗期间及治疗结束后 1 个月内，也不能受孕。必须同时使用至少两种避孕方式。异维 A 酸停药后几周会完全排出体外，所以不会影响以后的怀孕。

对于所有育龄女性患者，讨论怀孕、避孕和定期的怀孕测试是很有必要的。不要不好意思。看似有效的避孕措施，极少情况下也可能发生怀孕。因此，任何有性行为的女性必须提前准备好，一旦发现服用异维 A 酸期间怀孕，该如何应对。必须避免缺陷和畸形婴儿出生的悲剧，这样的事件会毁掉小生命及其家庭。宣教手册将提供更多关于异维 A 酸可能导致先天缺陷的更完整的讨论。完全禁欲是一种可接受的避孕方式……但必须是绝对的。心血来潮的浪漫是持续存在的风险，并且始终存在非自愿（强迫）性行为的风险。

精神状态改变和抑郁

另一个潜在的严重副作用与精神状态变化有关，特别是抑郁症。在应用异维 A 酸 30 多年的时间里，我们只能回忆起 1 名服用异维 A 酸的严重抑郁症患者。这可能与她的避孕药（早期高雌激素类型）相关，也可能是巧合，毕竟青少年时期患痤疮和抑郁症都很常见。根据我们团队和同行们的经验，服用异维 A 酸导致严重的抑郁症是非常罕见的。

然而，我们治疗了许多（100 位或更多）在开始使用异维 A 酸之前就患有抑郁症的患者。有些人正在接受精神疾病治疗和抗抑郁药治疗。在使用异维 A 酸时，据我们回忆，这些患者的抑郁症状没有任何恶化。我们清楚地记得，随着痤疮的清除，这些患者中

的许多人抑郁情绪都有明显改善。我们相信大多数皮肤科医生会同意异维 A 酸更有可能改善抑郁症状，而不是诱发抑郁症状。不过，患者及其朋友或家人告知医生任何有关情绪、活动、食欲、注意力、睡眠习惯或自杀念头的变化都是至关重要的，因为这些可能是出现抑郁的迹象。

这是一个很好的建议，不仅仅适用于服用异维 A 酸的患者。

脂质异常

异维 A 酸和其他维生素 A（相关合成类维生素 A）偶尔会引起血脂水平的升高，包括甘油三酯的升高和较少见的胆固醇升高。这在年轻人很罕见，但在老年患者中并不少见。因此，需要监测脂质水平，避免其显著升高。如果脂质水平显著升高，则可能发生严重的胰腺炎症（急性胰腺炎），从而引起腹痛，最好戒酒。我们知道另一个州的一位十几岁的男性发生了致命的胰腺炎，并且已知胰腺炎与酒精有关，因此一定要远离酒精。在我们的临床实践中，一些患者的甘油三酯水平有中度的升高。很少情况下，一些患者在使用异维 A 酸时需要服用降脂药物（他汀类药物）。更健康的方法是转向零乳制品、低升糖指数和低碳水化合物饮食，这通常可以解决问题。我们的一名患者（没有服用异维 A 酸）改为"旧石器时代饮食"2 周后，她的甘油三酯水平从 4100 下降到 29*。

假性脑瘤

使用异维 A 酸时出现大脑肿胀，称为假性脑瘤，见于极少数的报道。摄入大剂量（几十万单位）维生素 A 的同时服用其他药物，包括四环素，可能会导致这一罕见问题。如果发生这种情况，患者首先会有头痛症状，如果头痛持续并加重，可能会出现视物模糊、恶心和呕吐。这是一种非常罕见的副作用，但它可能会发生。因此，请告诫患者，一旦发生头痛，尤其是当头痛持续并加重时，请联系医生。我们的临床实践中未曾有过任何异维 A 酸诱导的假性脑瘤的病

---

* 译者注：原文中未提供参考单位。

例，而且在低剂量时，这种情况不太可能发生。

视觉问题

据报道，异维 A 酸会改变夜间视力。这可能与天然维生素 A 的体内储存不足有关。我们建议患者摄入各种颜色的蔬菜，并摄入复合维生素。异维 A 酸的制造商警告不要服用额外的维生素 A 药片，但没有科学证据支持他们的担心，我们也没有发现复合维生素中存在少量维生素 A 有任何问题。我们认为在开始使用异维 A 酸之前 7 ~ 10 天，每天服用 10 000 ~ 12 000IU 维生素 A 具有保护作用，建议这样来"占据"维生素 A 受体。如果确实出现视觉问题，应停用异维 A 酸。异维 A 酸还可以通过干扰泪膜的脂质（油性）部分而导致眼睛轻微干燥，这对配戴隐形眼镜的人来说通常不是问题。

口唇干燥等皮肤问题

几乎每位患者都会在使用异维 A 酸过程中出现皮肤干燥和嘴唇干裂的问题。嘴唇需要经常补水，然后用凡士林或润唇膏润滑。如果嘴唇太干，可停药 1 周以使嘴唇恢复正常。鼻腔也可能变得干燥，可能导致轻微的流鼻血。用清水和薄薄一层凡士林可以最大限度地减轻这些常见问题。使用异维 A 酸时，偶尔会有头发脱落。我们注意到偶尔有患者头发变得卷曲。指甲（趾甲）可能变得更薄，并且更容易发展为向内生长。在异维 A 酸减量或停药时，这些变化通常可以逐渐恢复。在异维 A 酸胶囊的早期应用中，我们见到过因防腐剂或染料过敏导致的荨麻疹，这是非常罕见的。偶尔，异维 A 酸在治疗前几周内会使结节性痤疮皮损加重。减少剂量就会好转。异维 A 酸可使皮肤对创伤更敏感。由于这种敏感性的增加，患者服用异维 A 酸期间不要进行电解脱毛、蜜蜡脱毛或化学换肤术，并且在停药 1 年内要避免皮肤磨削或面部激光治疗[*]。

肌肉骨骼问题

使用较高剂量的异维 A 酸，存在导致肌肉炎症的

可能性。这可能是脱水导致的。对于服用高剂量的异维 A 酸并进行剧烈运动（例如长跑）的患者来说，这种情况尤其常见。适当保湿、补充电解质和调整异维 A 酸剂量可以最大限度地减少这种情况的发生。在异维 A 酸治疗期间，应避免剧烈和强对抗运动。痤疮使用异维 A 酸治疗出现骨骼异常并不是严重的问题。

其他副作用

据我们所知，异维 A 酸不会引起听力问题或导致耳聋。如果发生的话一定是非常罕见的。异维 A 酸诱发的肝脏炎症也非常罕见。过多的酒精会使肝脏发炎并使甘油三酯和酶的数值上升，因此最好少饮酒或禁酒，尤其是在血液检测之前。

总结

本次讨论试图以正确的视角看待异维 A 酸的实际风险和益处。异维 A 酸实际上是一种非常安全的药物，但确实有一些需要监测的严重副作用。因此，患者和家属必须了解潜在的副作用并与处方医师保持密切联系。请记住，皮肤科医生有使用这种有效药物的知识和经验，他们不会在风险大于益处的情况下为你开处方。相信你的皮肤科医生，按照他或她的指导接受宣教并毫不犹豫地提出问题。

C.4 古式饮食（Paleo diet）

感谢 Ben Balzer 博士，家庭医生

在这个地球上，有成千上万的人比我们更苗条、更强壮。他们有着整齐的牙齿和完美的视力。他们难得发生关节炎、痤疮、糖尿病、高血压、心脏疾病、中风、抑郁症、精神分裂症和癌症。这些人属于世界上最后的 84 个狩猎 - 采集者部落。他们有个长达 200 万年的秘密——他们的饮食——这种饮食与 200 万年前出现的第一批人类几乎没有什么变化，而他们的祖先出现在 700 万年前。他们的饮食习惯由人类进化而来，与"文明世界"的饮食有明显的不同。

他们的饮食通常被称为"旧石器时代饮食"，指

---

[*]译者注：最新研究显示，服用异维 A 酸对激光等有创性操作没有不良影响。

的是旧石器时代或石器时代，也被称为"石器时代饮食""穴居人饮食"或者是"狩猎人饮食"。很多浪漫的人喜欢将它视为"伊甸园"中的饮食，他们这样想也是正确的。

旧石器时代饮食的基本原则很简单。它包括完整的、全面的、整体的饮食理论并结合所有其他饮食理论的精华，摒去糟粕，并将其简化。

这种饮食涵盖了所有主要的膳食成分，如维生素、脂肪、蛋白质、碳水化合物、抗氧化剂、植物甾醇等。它是我们基因中唯一被编码的饮食——只包含那些在我们漫长的进化过程中"出现在餐桌上"的食物，忽略了那些没有出现的食物。

旧石器时代饮食的基础

数百万年来，人类吃过肉、鱼、禽类及植物的叶子、根和果实。从环境中获取更多热量的一个重大障碍是许多植物在原始状态下不可食用。

大约 1 万年前，发生了巨大的突破，并永远地改变了历史的进程和我们的饮食。这一突破是发现烹饪可以使食物变得可食用——加热可以使它们释放营养，并更容易被消化和吸收。小麦、玉米、大麦、大米、高粱、小米和燕麦等谷物进入了人类的饮食。谷物的食用使加工食品进入新石器时代人类的菜单，如面粉、面包、面条和通心粉，旧石器时代饮食专家称它们为"新石器时代食物"。

谷物、豆类、土豆的烹饪对我们的食物摄入量产生了很大影响：

· 我们可以从环境中的植物食物中获得双倍的卡路里；

· 允许食物长期存放；

· 便于运输；

· 为耕种做好准备。

尽管有这些优势，我们的肠胃以及糖处理系统从未真正进化到能够适应谷物、豆类和土豆，所以我们仍然没有完全"适应"它们。

获取更多乳制品，使得人类能够从牲畜中获得更多热量，而不是仅仅通过宰杀食肉获得。乳制品很有趣，它们包含各种各样的成分——其中一些我们的基因已经适应，另一些则没有。虽然牛奶是小牛的理想

食物，但它与人乳之间存在着非常显著的差异。例如，小牛的大脑只是其体重的一小部分，而人类的大脑相对来说非常大。毫不奇怪，牛奶中对大脑发育至关重要的营养物质含量很低，尤其是 ω-3 脂肪酸。

自新石器时代开始，许多物质已经进入人类的饮食，尤其是盐、糖以及各种化学物质（包括咖啡因），还有各种添加剂、色素、防腐剂、杀虫剂、抗氧化剂等。我们根本没有进化到能够接纳这些物质。

谷物、豆类和土豆

这些通常是碳水化合物，一旦煮熟，就可以被快速消化——这意味着它们可以被简单快速地分解成单糖，被快速吸收进血液循环。产生血糖高峰的食物具有高升糖指数。

大量食用这些食物会产生高血糖负荷。它们不是维生素（尤其是维生素 A、B 族维生素、叶酸和维生素 C），矿物质和抗氧化剂的来源。

旧石器时代饮食的要点

吃以下食物：

肉类，鸡肉和鱼类，包括内脏（肝脏和肾脏）；

鸡蛋；

水果；

蔬菜，尤其根茎蔬菜，包括胡萝卜、白萝卜、欧洲萝卜、大头菜和瑞典萝卜，但不包括土豆或红薯；

坚果，如核桃、巴西坚果、夏威夷果、杏仁，不要吃花生（豆）或腰果（及同类食品）；

浆果：草莓、蓝莓、覆盆子等。

不吃以下任何一种：

谷物，包括面包，意大利面和面条；

豆类，包括四季豆、芸豆、扁豆、花生、荷兰豆和豌豆；

土豆；

乳制品；

糖。

你的身体需要一段时间才能适应多年后的改变。

你的维生素摄入量将大幅增加，毒素摄入量会大

幅减少。

最初的几天从早餐开始。这是最容易的，因为大部分人会在家吃早餐，它也是旧石器时代标准的一日三餐中最少的一餐。再继续这样吃几天午餐或晚餐，直到改为三餐。如果你上班或上学，会发现自带午饭会更容易。学校菜单往往是高血糖负荷饮食——这正是你应努力避免的。对减肥来说，需要减少总碳水化合物的摄入量。

但如果你这样做是为了治疗痤疮或化脓性汗腺炎，零乳制品最重要。这意味着所有的牛奶、奶油、冰淇淋、奶酪、酸奶、酪蛋白和含乳清蛋白的食物都必须避免食用。

参见：

www.thepaleodiet.org

www.godairyfree.org

www.glycemicindex.com

www.acnemilk.com

下表来自哈佛大学营养学院。我们建议你避免升糖指数 >55 的食物。

100 种食物的升糖指数和血糖负荷

食物	升糖指数 （葡萄糖 =100）	供应量（g）	每供应量的血糖负荷
烘焙产品和面包			
小麦玉米饼	30	50	8
粗制大麦面包,75% ~ 80% 核仁,平均	34	30	7
由香草糖霜包装混合制成的香草蛋糕（贝蒂克罗克）	42	111	24
苹果面包,含糖	44	60	13
海绵蛋糕,普通	46	63	17
苹果面包,不含糖	48	60	9
香蕉蛋糕,含糖	47	60	14
100% Whole Grain ™面包（天然烤箱）	51	30	7
玉米饼	52	50	12
香蕉蛋糕,不含糖	55	60	12
裸麦粉面包	56	30	7
50% 裂化小麦籽粒面包	58	30	12
汉堡面包	61	30	9
皮塔饼面包,白面包	68	30	10
白面粉面包	71	30	10
全麦面包,平均	71	30	9
白贝果,冷冻	72	70	25
凯撒卷	73	30	12
Wonder ™面包,平均	73	30	10
华夫饼,Aunt Jemima（桂格燕麦）	76	35	10
法国长面包,白面包,普通	95	30	15

续表

食物	升糖指数 (葡萄糖=100)	供应量(g)	每供应量的血糖负荷
饮料			
番茄汁,罐装	38	250mL	4
苹果汁,不含糖,平均	44	250mL	30
橙汁,不含糖	50	250mL	12
可口可乐®,平均	63	250mL	16
芬达®,橙色软饮料	68	250mL	23
蔓越莓汁鸡尾酒(OceanSpray®)	68	250mL	24
Gatorade饮料	78	250mL	12
Lucozade®,原始(起泡葡萄糖饮料)	95+/-10	250mL	40
早餐谷物及相关产品			
珍珠麦,平均	28	150	12
全麦谷粒,平均	30	50	11
转化的白米饭(UncleBen's®)	38	150	14
碾碎干小麦,平均	48	150	12
糙米,平均	50	150	16
藜麦	53	150	13
All-Bran™,平均	55	30	12
燕麦片,平均	55	250	13
甜玉米棒,平均	60	150	20
Raisin Bran™(凯洛格)	61	30	12
蒸粗麦粉,平均	65	150	9
燕麦奶油膏™(纳贝斯克)	66	250	17
牛奶什锦早餐,平均	66	30	16
快速烹饪白色印度香米	67	150	28
Special K™(凯洛格)	69	30	14
燕麦奶油膏™,即食(纳贝斯克)	74	250	22
提子核麦片™,平均	75	30	16
朱古力脆米™,平均	77	30	20
膨化小麦,平均	80	30	17
即食燕麦片,平均	83	250	30
白米,平均	89	150	43
脆玉米片™,平均	93	30	23
谷物			
饼干和饼干			
脆饼	64	25	10
黑麦脆片,平均	64	25	11

续表

食物	升糖指数 （葡萄糖 =100）	供应量（g）	每供应量的血糖负荷
全麦饼干	74	25	14
苏打饼干	74	25	12
香草薄饼	77	25	14
米糕, 平均	82	25	17
乳制品和替代品			
牛奶, 脱脂	32	250mL	4
含水果的低脂酸奶, 平均	33	200	11
优质冰淇淋	38	50	3
牛奶, 全脂	41	250mL	5
冰淇淋, 普通	57	50	6
水果			
葡萄柚	25	120	3
梅子, 去核	29	60	10
梨, 平均	38	120	4
苹果, 平均	39	120	6
橙子, 平均	40	120	4
桃子, 罐装在淡糖浆内	40	120	5
枣, 脱水	42	60	18
桃子, 平均	42	120	5
梨, 罐装梨汁中	43	120	5
葡萄, 平均	59	120	11
香蕉, 成熟	62	120	16
葡萄干	64	60	28
西瓜	72	120	4
豆类和坚果			
花生, 平均	7	50	0
鹰嘴豆, 平均	10	150	3
大豆, 平均	15	150	1
腰果, 盐渍	27	50	3
芸豆, 平均	29	150	7
扁豆, 平均	29	150	5
黑豆	30	150	7
菜豆, 平均	31	150	9
黑豌豆, 平均	33	150	10
鹰嘴豆, 盐水罐头	38	150	9
焗豆, 平均	40	150	6

续表

食物	升糖指数 （葡萄糖 =100）	供应量（g）	每供应量的血糖负荷
意大利面和面条			
白脱奶油面,平均	32	180	15
意大利面,全麦,煮沸,平均	42	180	17
意大利面,白,煮沸,平均	46	180	22
通心粉,平均	47	180	23
意大利面,白色,煮沸 20 分钟,平均	58	180	26
通心粉和奶酪（卡夫）	64	180	32
零食			
M & M's®,花生	33	30	6
玉米片,普通,盐腌,平均	42	50	11
薯片,平均	51	50	12
士力架®	51	60	18
微波爆米花,普通,平均	55	20	6
椒盐卷饼,烤箱烤制	83	30	16
Fruit Roll-Ups（水果卷）®	99	30	24
蔬菜			
胡萝卜,平均	35	80	2
绿豌豆,平均	51	80	4
欧洲防风草	52	80	4
山药,平均	54	150	20
红薯,平均	70	150	22
煮白土豆,平均	82	150	21
速食马铃薯泥,平均	87	150	17
烤赤褐色马铃薯,平均	111	150	33
其他			
鹰嘴豆泥（鹰嘴豆沙拉酱）	6	30	0
比萨,超级至尊（必胜客）	36	100	9
鸡块,冷冻,在微波炉中重新加热 5 分钟	46	100	7
蜂蜜,平均	61	25	12
比萨,普通烤面团,配上帕玛森芝士和番茄酱	80	100	22

资料来源：Harvard Health Publications. Glycemic index and glycemic load for 100 foods [Internet]. Cambridge, MA: Harvard Medical School；日期不详。可从以下网址获取：http://www.health.harvard.edu/newsweek/Glycemic_index_and_glycemic_load_for_100_foods.htm

注：超过 1000 种食物的升糖指数和血糖负荷的完整清单见于 "2008 国际升糖指数和血糖负荷值列表"（"International tables of glycemic index and glycemic load values: 2008" by Fiona S. Atkinson, Kaye Foster-Powell, and Jennie C. Brand-Miller in the December 2008 issue of Diabetes Care, Vol. 31, number 12, p.2281–3.）

C.5 反常性痤疮 / 化脓性汗腺炎

化脓性汗腺炎（hidradenitis suppurativ，HS）经常被误认为是反复发作的"疖子"，这种疾病从腋下红色肿块开始，在乳房下、腹股沟、臀部和肛周区域或在胸罩带或腰带下发生。皮疹突然出现，迅速增大（疼痛增加），然后破裂，通常在皮肤表面下方，有时会排到皮肤表面。除了引起疼痛的囊肿外，还会形成黑头和瘢痕，而窦道（皮肤下的隧道）会排出脓液，女性比男性更常见。这种疾病也称为反常性痤疮，因为它是由引起痤疮的相同机制和激素导致的。

它是慢性复发性皮肤病。会累及身体的毛发和有皮脂腺的毛囊，尤其是在炎热、潮湿、多汗和皮脂腺较多的部位。

化脓性汗腺炎（HS）的基本问题是"脆弱的毛孔"容易破裂。

化脓性汗腺炎通常是遗传性的，因此需要询问家庭其他成员有无类似的问题或是否有"疖子"。

是什么导致的？

这种情况是向上通向毛孔的短管状导管堵塞造成的。毛孔是从下面的皮脂腺和毛囊到皮肤表面的微小开口。相同的食物（乳制品和升糖指数高的含糖食物）可以增加体重，并堵塞毛孔。当导管壁（像短管一样通向皮肤表面）形成太多"内壁细胞"时，会有额外的细胞堵塞导管。角栓在堵塞区域中积聚并使导管扩张，导致导管内容物渗露，皮脂腺导管和毛囊最终会在皮肤下向侧方破裂。身体对皮肤下的异物产生强烈的刺激和过敏反应，引起炎症和刺激。这种反应与身体对碎片或内生毛发的反应类似，会出现肿大、泛红、发热及疼痛性肿胀。它们最终分解并排出脓液，即使这不是感染。

导致恶化的因素有哪些？

除了家族史，激素也会导致这种情况。化脓性汗腺炎通常在青春期发生。每月的月经周期都会变得更糟。压力可能是触发因素。受累部位的摩擦是个常见问题。身体出汗部位的毛孔或毛囊壁是"脆弱的"，很容易破裂。任何摩擦这些部位的东西（紧身衣、卫生护垫等）都会导致堵塞和肿胀，使导管更容易破

裂。尽量避免摩擦或刺激。挤压这些"疖子"或"囊肿"会让情况变得更糟。出汗可以导致发疹。不要拔掉、揉捏、抠挤或"针刺"——这样做会引发进一步的问题。

这种情况罕见吗？

并不罕见。每300人中就有1人受到影响。有人报道，如果将轻症病例计算在内，发生率为1/25。

它看起来是什么样的？

首先是红色、隆起的肿块，看起来像"疖子"。几个星期后，会愈合，留下瘢痕。"疖子"可以是单独的，分散在一个区域中或聚集在一起。可以看到单个和成簇的黑头。有些患者有1~2个部位受累，而其他患者会有更广泛的部位受累。成簇的病变可以形成大的肿胀区域，通过皮肤下的小隧道（称为"窦道"）连接。如果你按压某些受累部位，可能会发现有脓液从附近开口处流出。

什么不会引起化脓性汗腺炎？

这不是由感染或清洗习惯导致的。也不是因为超重（数百万超重的人并没有患病），但超重可能会使病情恶化，因为衣物的摩擦会增加，特别是胸罩带和内衣边缘。

尚未证明止汗剂会导致化脓性汗腺炎。吸烟常常使病情加重，并且可能是某些患者的真正病因。不过，半数患者从不吸烟。

怎么诊断？

根据识别典型部位的典型皮疹变化来进行诊断。在特定部位反复出现"疖子"，特别是当它们对抗生素没有反应时，就是很好的线索。对这种疾病尚无"针对性检测方法"。

普通的疖子是由细菌引起的，并对抗生素反应良好。

普通的疖子在治疗后不会在同一部位出现。

普通的疖子会出现脓头并排到皮肤表面，然后瘢痕愈合，不会在皮肤下形成水平的窦道。

为什么会忽略或错过这个疾病？

根据其性质和位置，这是种少见的疾病。通常没有太多资金支持该疾病的研究，很少有相关研究发表。大多数医学生没有被教授这种疾病，很多医生都不清楚这种病的诊断。由于尴尬或曾经的误诊以及治疗困难，患者常常默默忍受痛苦。这种情况不容易处理，使用传统疗法经常治疗失败，患者及一些医生常常放弃治疗。

如何治疗化脓性汗腺炎？

治疗取决于严重程度和病变类型。治疗可能需要外用或口服药物。长期（非常低的剂量）使用异维A酸（Accutane®）或阿维A（Soriatane®）治疗有助于预防新的堵塞。各种手术对各个阶段的多种类型化脓性汗腺炎都有效。

了解病情的严重程度对确定最佳治疗方法是有帮助的，可以参考使用 H. J. Hurley 医生制定的标准分期系统。

Hurley Ⅰ期：有脓肿（"疖子"），一个或几个，但没有皮下的小隧道（窦道），瘢痕很小。

Hurley Ⅱ期：有复发性脓肿（"疖子"），皮下和瘢痕下有小窦道。一个或多个复合结构可能在不同区域分散存在。

Hurley Ⅲ期：大片区域受累，多个相互连接的隧道（窦道）以及有很多瘢痕的化脓性病变。

一般治疗

1. 减少复发部位的摩擦非常重要。换成宽松的棉质衣服，如宽松的平角短裤（女士们也是如此），并避免内裤的接缝摩擦未发病的部位。穿宽松凉爽的衣服，这样好发部位就不会过热和出汗。更换内衣，使用 Ziploc® 密封袋存放。

2. 避免局部受伤。用不含酶的洗衣粉清洗所有衣物、毛巾、睡衣及床单等。使用 ALL®Free/Clear 牌清洁剂。不使用织物柔顺剂或防静电布。

3. 蜜蜡脱毛？问都不要问！刮毛也很冒险——但你可以这样避免，如在水中浸泡（浴缸或淋浴5分钟）软化毛发，做好润滑，通常选择多芬®无味清洁泡沫皂，每次使用新的刀片，只在毛发生长的方向刮毛。

4. 激光用于比基尼脱毛？经验丰富的操作者（通常很难找到）可以减小毛发的尺寸和粗糙度，据称可以减轻活动的 HS。目前并没有对照研究。如果你想尝试，可以小范围测试（大约 10～20 根毛发），看看效果如何。不要让操作者拔毛。操作前后要拍照。

5. 内生毛发？不要把它们拔出来。新的毛发可能无法到达皮肤表面，当它在皮肤下生长时，你会遇到更严重的问题。用酒精清洁皮肤，然后用无菌安全别针将毛发部位的皮肤刺开，并将其"轻弹"到皮肤表面。将它剪短——剪至 1/4 英寸（1英寸 ≈ 2.54cm）较好——再用凡士林覆盖，等其恢复。这样，会长出新的毛囊，毛发就能长出来。

6. 努力减肥并降至理想体重。最好的饮食是旧石器时代饮食，即零乳制品和低血糖负荷饮食。最重要的是避免所有乳制品，并且逐渐稳定地减少到理想体重。没错，零乳制品。

7. 二甲双胍片可改善化脓性汗腺炎。开始每日 500mg，可增加至耐受剂量。

8. 有理由认为（目前还未证实）维生素 C 可以帮助强健脆弱的毛孔。每天 2 次服用 500mg 维生素 C，在用餐时与食物同服。详情见下文。

9. 消毒清洗是有益的。虽然不能治愈，但可以改善受累部位的气味和渗液。每天使用含有三氯生的清洁剂，如 Dial®。敏感皮肤应使用温和的多芬®无皂基清洁剂——不含香料，或丝塔芙®洗面奶。

10. 阻止任何来源的尼古丁是必要的。尼古丁刺激毛孔堵塞。同时，烟雾中的毒素可能会干扰正常的治疗，吸烟者通常维生素 C 水平较低。我们从未成功治愈患这种疾病的吸烟者。

11. 在男性和女性中阻断雄激素是非常重要的。

a. 优思明®（或仿制药 Ocella® 或 Zarah®）或优悦®（或其仿制药 Gianvi®）可用作避孕药。它们含有屈螺酮，是避孕药中最佳的激素阻断剂。根据家族史，含诺孕酯的避孕药可以作为替代治疗，但是它对于雄激素的控制和阻断能力远逊于上述药物，勉强排在第二位。

b. 使用屈螺酮或诺孕酯避孕药，可以另外增加一种激素阻断剂螺内酯，或单独使用螺内酯。

　　c. 其他雄激素阻滞剂，即非那雄胺和度他雄胺，但它们不如避孕药常用。（使用这种激素阻滞剂必须严格避孕。）

　　d. 度他雄胺对一些男性患者有很大影响。

12. 为了减轻炎症，建议使用抗生素。可以这样使用：

　　a. 局部用药——早晚外用 1% 克林霉素乳液。

　　b. 口服用药——传统上抗生素使用时间较短，有时使用数周或数月。米诺环素、多西环素、克林霉素、阿莫西林（克拉维酸）、复方新诺明，或克林霉素和利福平组合使用，它们可以抗炎但不能治愈疾病，因为这种疾病的病因不是感染。

13. 为了促进愈合，口服锌可以作为额外的抗炎剂，以加强天然免疫系统。早餐时服用 1 粒 Solaray 牌的锌 50mg 铜 2mg 氨基酸螯合物，晚餐时服用 1 粒（从 www.swansonvitamin.com 订购，SLR284）。

14. 对于单个的疼痛部位，可以使用曲安奈德（Kenalog®-10，一种激素）注射液，注射到肿块处。它通常会在 2～3 天内迅速消除红肿、肿胀和疼痛。但如果症状复发，请参考下面第 17 条建议。

15. 可以短时间或间歇口服激素（泼尼松或甲泼尼龙），以暂时缓解炎症。它可能导致细菌感染播散，并可能导致真菌感染。

16. 对于 Hurley Ⅱ 期——全身抗炎抗生素在 Ⅰ 期使用数周或数月。克林霉素可与利福平组合使用。可以病灶内注射曲安奈德。氨苯砜可能非常有用。

17. 手术很重要。早期炎性丘疹可以通过简单的穿刺活检引流术去除。如果有丘疹不断复发和破裂，那么可能有皮下的增生（活跃生长）肿块或者已形成囊肿或隧道（称为"窦道"）。这些是炎症、恶化、臭味和脓液的主要来源。它们不会自行愈合，必须通过外科手术去除。局部麻醉后，用剪刀去除顶部组织，清除所有受累组织，然后让它从底部愈合。不使用缝合线。未处理区域将在 2～3 周内愈合，疼痛通常在 2～4 天内消失。

18. 对于最严重的 Hurley Ⅲ 期，通常需要知识渊博的手术团队的治疗才能清理整个受累区域。患者通常是在医院，于"麻醉"状态下完成。在手术开始前，患者可能需要抗炎治疗，涉及抗生素或系统应用激素（泼尼松）或其他特殊药物，包括 TNF-α 抑制剂和其他"生物制剂"。类克® 是众多生物制剂中最好的选择，但需要静脉注射，其他生物制剂正在测试中。

19. 正在进行的研究表明，严格的零乳制品饮食，可以维持大多数患者不复发。饮食需要得到很好的控制。牛或羊来源的任何东西都不可食用。除了避免牛奶、奶油、奶酪、黄油、酸奶、奶油芝士、白软干酪、冰淇淋及其衍生产品，如干酪牛肉三明治和千层面，还要检查蛋白粉和蛋白饮料，以确保没有酪蛋白、乳清蛋白、牛奶蛋白质分离物或固态牛奶。鸡蛋、大豆、长纤维类植物、豌豆、杏仁，以及其他蔬菜和坚果来源的饮料和食物是可以接受的，但仅能用不加糖的产品。不要食用法国香草，也不要食用含糖的巧克力。

20. 采用低血糖负荷饮食并停止乳制品摄入，对阻止新皮疹的形成大有益处。我们鼓励所有 HS 患者使用最高耐受剂量的二甲双胍。请访问 www.thepaleodiet.org 查看特殊饮食。

患者会发生怎样的变化？

　　有些患者通过早期治疗，回避了所有的乳制品、精制面粉和含糖的食物、男性激素、吸烟、压力等触发因素，达到了皮疹的清除。症状可以维持在第 Ⅰ 期或被清除。第 Ⅱ 期的患者可以通过积极的治疗恢复至第 Ⅰ 期，一些患者可以达到清除。甚至一些第 Ⅲ 期的患者可以恢复至 Ⅱ 期和 Ⅰ 期，并保持病情平稳，但会留下瘢痕。

　　饮食和药物（包括二甲双胍、锌和铜、维生素 C 和激素阻断剂）可能需要使用多年。有证据表明遗传导致了脆弱的毛囊壁，这是我们解决不了的问题。

　　Ⅱ 期和 Ⅲ 期的病变通常不能只用药物和饮食来改善，但预防新的病灶（多年）也需要饮食限制。

　　这些区域的手术治疗是必要的，但通常不像大多数患者（和他们的医生）想象的那样困难，创面也不算大。越早完成越好。*Journal of the American Academy of Dermatology* 上有文献描述了去顶术和开窗术（见 www.hs-foundation.com）。

记住，这需要时间。

你的病变需要时间来形成和消失。你要知道皮肤下有很多小的"定时炸弹"——没有人知道有多少。完成整个疗程，你应该不会出现新的皮损，但这需要几个月的时间。

同时，在抑制新皮疹形成的同时，你需要时间来去除旧皮疹，请你的医生做去顶术、环钻活检术或切除活跃区域。

消除结节和脓疱的唯一方法是让它们自己排出皮面。这是令人感到麻烦、痛苦和沮丧的，但随着"定时炸弹"被全部清除，这种疾病会在数周或数月后得到控制。

这种疾病是可以治愈的，但需要做许多工作，需要有耐心并积极配合的患者以及知识渊博、有同理心的医生。百分百地去做，并一直做下去。

更多信息见：

www.hs-foundation.org

www.godairyfree.org

www.acnemilk.com

www.glycemicindex.com

www.thepaleodiet.com

www.uptodate.com

C.6 优思明®/奥赛拉®/Zarah®或优思悦®/Gianvi®延长痤疮治疗周期

痤疮是由激素引起的，因此在治疗痤疮时，激素控制至关重要。这意味着减少"男性"特征（痤疮和脸上的毛发是"男性"特征），所以我们需要做三件事：

1. 使用更多的雌激素。
2. 尽量不使用雄激素。
3. 阻断其他雄激素（如牛奶中的激素）。

我们可以使用优思明®/奥赛拉®/Zarah®或优思悦®/Gianvi®[*1]。它们含有常见类型的雌激素（乙炔雌二醇）和一种叫作屈螺酮的独特孕激素。屈螺酮具有

额外的好处，能够阻止其他一些雄激素，如肾上腺（压力）腺体和卵巢来源的雄激素，以及牛奶和其他乳制品中的激素。其他所有避孕制剂中的孕激素均有不同程度的雄性特征。我们倾向于在体重较小的女性（<50kg）中使用优思悦®/Gianvi®，因为它具有较低的雌激素（乙炔雌二醇）含量。

为了提高药物的抗痤疮效果，可以延长治疗周期，因此不是每3个月只服用63片（3×21）活性药片，而是延长周期，意味着连续服用84天，休息7天，变成91天的周期。所以1年只有4个月经周期，每91天一个。

对于使用优思悦®/Gianvi®的体型娇小的女性，我们推荐使用96片活性药片（4个包装中的24片"活性药片"）每日口服，接着服用7片空白安慰剂，因此月经周期是103天。

以下节选自 *American Medical News*，2006年7月10日。

注意：我们不推荐下面讨论的 Lybrel®、Loestrin®、Seasonale®或 Seasonique®。它们对于控制月经有效，但可能会导致痤疮恶化。

新的避孕药可以更好地控制月经量

"新的配方让女性每年仅经历4次月经周期，或全年不经历月经，或将月经缩短至数天。"——Victoria Stagg Elliott，AMNews 职员（2006年7月10日）

少数几种新的避孕药在过去几年内获得批准，这对于女性每月1次月经周期的观念提出了挑战。

芝加哥西北大学 Feinberg 医学院妇产科学教授LeRoy Sprang 博士说："没有任何证据表明女性每月必须有1次月经或要持续6天。"

美国 FDA 目前正在考虑是否批准使用 Lybrel®[*2]，它是一种激素避孕药，每天使用但没有突破性出血。Seasonale®使得每年只有4个月经周期，在2003年9月被批准。Seasonique®是第二代避孕药。优思悦®和Loestrin 24 FE 今年早些时候都获批上市，提供24天的性激素而不是传统的21天。结果是月经周期比传统

[*1] 译者注：优思明®/奥赛拉®/Zarah®或优思悦®/Gianvi®均为屈螺酮的商品名，由不同药厂生产。

[*2] 译者注：至本书中文版出版时，该药已被 FDA 批准上市。

配方时间缩短。

不是新功能

专家们将这种转变归结于药丸的传统 21/7 方案——长期以来被视为"金标准"。这种药已经存在了几十年，这意味着女性更有可能相信它能够在没有突破性出血的月度保证完成工作。

西雅图华盛顿大学妇产科副教授 Leslie Miller 博士说："它看起来很自然，并且你可以放心不会怀孕。""45 年后，我们就不需要它了。"

药物不仅可以治愈疾病，还可以改善人们的生活质量，并在可能的情况下提供其他益处。

"女性更积极、更多地参与进这个世界，"妇产科医生 Nancy Church 博士在芝加哥的 Wellness Connection 医院表示，"没有理由不去帮助她们。"

医生们说这种趋势是官方共识，许多女性一直在调控月经。有些人选择改变她们的用药剂量以便消除或缩短经期时间。其他人被医生建议持续服用避孕药来治疗偏头痛或月经痛。

生殖健康专业协会 2003 年的一项调查发现，近 3/4 的医生曾开具过抑制月经的处方。美国妇产科学院在 2003 年的另一项调查发现，半数的女性成员曾使用过避孕药以避开她们的月经周期。

"这并不是全新的想法，"Miller 医生说，"医生的朋友和家人都知道她们可以跳过月经周期。"

尽管使用避孕药来改变月经这种超适应证用药很常见，但许多医生对新批准的适应证持欢迎态度，因为可以让女性更容易改变自己的月经周期。

"这更容易被大众所接受，"Sprang 医生说，"女人知道她们可以这样做，但她们并不总是很自在。"

许多医生说，这些额外的选择引发了与患者进行更有趣的讨论。

"这的确需要占用额外的时间，因为要讨论更多的选择，但这给了我更多机会去了解我的患者。"Stephen A. Wilson 博士说。他同时是公共卫生硕士，担任匹兹堡大学医学中心 St. Margaret 医院的家庭医学住院医师计划副主任。

"如果不是因为这个，我们不会有这些不同类型的对话。"

但是，医生们指出，抑制月经并不适合每个人。即使是最积极的支持者也表示，如果女性目前的避孕措施维持良好，就没有必要采用更新的选择。

"我不认为每个人都应该没有月经周期，"Miller 医生说，"如果她是愉快的，我就不会浪费口舌。"

医生还说，有些女性仍然需要每月来月经以确认她们没有怀孕。其他人可能会在完全停止月经时观察到异常。她们可能更喜欢坚持使用传统治疗方案或改用不同版本的药物，以缩短月经周期。

"患者知道没有药物是 100% 有效的。每个人都有这种担心。"Tyrone Malloy 博士说。他是佐治亚州 Decatur 的一名产科医生，也是 Loestrin 24 FE 试验研究的研究员之一。"人们都觉得每个月来月经是自然而然的事。"

（董禹汐 译，丛林 审校）